全国中医药行业中等职业教育"十三五"规划教材

常见中成药用药指导

（供中药、中药制药专业用）

主 编◎张 彪

中国中医药出版社
·北 京·

图书在版编目（CIP）数据

常见中成药用药指导 / 张彪主编 . —北京：中国中医药出版社，2018.8（2023.11重印）
全国中医药行业中等职业教育"十三五"规划教材
ISBN 978 - 7 - 5132 - 4935 - 5

Ⅰ . ①常…　Ⅱ . ①张…　Ⅲ . ①中成药—用药法—中等专业学校—教材　Ⅳ . ① R286

中国版本图书馆 CIP 数据核字（2018）第 085986 号

中国中医药出版社出版
北京经济技术开发区科创十三街31号院二区8号楼
邮政编码　100176
传真　010-64405721
山东华立印务有限公司印刷
各地新华书店经销

开本 787×1092　1/16　印张 20.5　字数 422 千字
2018 年 8 月第 1 版　2023 年 11 月第 4 次印刷
书号　ISBN 978 - 7 - 5132 - 4935 - 5

定价　65.00 元
网址　www.cptcm.com

服 务 热 线　010-64405510
购 书 热 线　010-89535836
维 权 打 假　010-64405753

微信服务号　zgzyycbs
微商城网址　https://kdt.im/LIdUGr
官 方 微 博　http://e.weibo.com/cptcm
天猫旗舰店网址　https://zgzyycbs.tmall.com

如有印装质量问题请与本社出版部联系（010-64405510）
版权专有　侵权必究

全国中医药职业教育教学指导委员会

李伏君（千金药业有限公司技术副总经理）

李灿东（福建中医药大学校长）

李建民（黑龙江中医药大学佳木斯学院教授）

李景儒（黑龙江省计划生育科学研究院院长）

杨佳琦（杭州市拱墅区米市巷街道社区卫生服务中心主任）

吾布力·吐尔地（新疆维吾尔医学专科学校药学系主任）

吴　彬（广西中医药大学护理学院院长）

宋利华（连云港中医药高等职业技术学院教授）

迟江波（烟台渤海制药集团有限公司总裁）

张美林（成都中医药大学附属针灸学校党委书记）

张登山（邢台医学高等专科学校教授）

张震云（山西药科职业学院党委副书记、院长）

陈　燕（湖南中医药大学附属中西医结合医院院长）

陈玉奇（沈阳市中医药学校校长）

陈令轩（国家中医药管理局人事教育司综合协调处副主任科员）

周忠民（渭南职业技术学院教授）

胡志方（江西中医药高等专科学校校长）

徐家正（海口市中医药学校校长）

凌　娅（江苏康缘药业股份有限公司副董事长）

郭争鸣（湖南中医药高等专科学校校长）

郭桂明（北京中医医院药学部主任）

唐家奇（广东湛江中医学校教授）

曹世奎（长春中医药大学招生与就业处处长）

龚晋文（山西卫生健康职业学院/山西省中医学校党委副书记）

董维春（北京卫生职业学院党委书记）

谭　工（重庆三峡医药高等专科学校副校长）

潘年松（遵义医药高等专科学校副校长）

赵　剑（芜湖绿叶制药有限公司总经理）

梁小明（江西博雅生物制药股份有限公司常务副总经理）

龙　岩（德生堂医药集团董事长）

中医药职业教育是我国现代职业教育体系的重要组成部分，肩负着培养新时代中医药行业多样化人才、传承中医药技术技能、促进中医药服务健康中国建设的重要职责。为贯彻落实《国务院关于加快发展现代职业教育的决定》（国发〔2014〕19号）、《中医药健康服务发展规划（2015—2020年）》（国办发〔2015〕32号）和《中医药发展战略规划纲要（2016—2030年）》（国发〔2016〕15号）（简称《纲要》）等文件精神，尤其是实现《纲要》中"到2030年，基本形成一支由百名国医大师、万名中医名师、百万中医师、千万职业技能人员组成的中医药人才队伍"的发展目标，提升中医药职业教育对全民健康和地方经济的贡献度，提高职业技术院校学生的实际操作能力，实现职业教育与产业需求、岗位胜任能力严密对接，突出新时代中医药职业教育的特色，国家中医药管理局教材建设工作委员会办公室（以下简称"教材办"）、中国中医药出版社在国家中医药管理局领导下，在全国中医药职业教育教学指导委员会指导下，总结"全国中医药行业中等职业教育'十二五'规划教材"建设的经验，组织完成了"全国中医药行业中等职业教育'十三五'规划教材"建设工作。

中国中医药出版社是全国中医药行业规划教材唯一出版基地，为国家中医中西医结合执业（助理）医师资格考试大纲和细则、实践技能指导用书、全国中医药专业技术资格考试大纲和细则唯一授权出版单位，与国家中医药管理局中医师资格认证中心建立了良好的战略伙伴关系。

本套教材规划过程中，教材办认真听取了全国中医药职业教育教学指导委员会相关专家的意见，结合职业教育教学一线教师的反馈意见，加强顶层设计和组织管理，是全国唯一的中医药行业中等职业教育规划教材，于2016年启动了教材建设工作。通过广泛调研、全国范围遴选主编，又先后经过主编会议、编写会议、定稿会议等环节的质量管理和控制，在千余位编者的共同努力下，历时1年多时间，完成了50种规划教材的编写工作。

本套教材由50余所开展中医药中等职业教育院校的专家及相关医院、医药企业等单位联合编写，中国中医药出版社出版，供中等职业教育院校中医（针灸推拿）、中药、护理、农村医学、康复技术、中医康复保健6个专业使用。

本套教材具有以下特点：

1. 以教学指导意见为纲领，贴近新时代实际

注重体现新时代中医药中等职业教育的特点，以教育部新的教学指导意见为纲领，注重针对性、适用性以及实用性，贴近学生、贴近岗位、贴近社会，符合中医药中等职业教育教学实际。

2. 突出质量意识、精品意识，满足中医药人才培养的需求

注重强化质量意识、精品意识，从教材内容结构设计、知识点、规范化、标准化、编写技巧、语言文字等方面加以改革，具备"精品教材"特质，满足中医药事业发展对于技术技能型、应用型中医药人才的需求。

3. 以学生为中心，以促进就业为导向

坚持以学生为中心，强调以就业为导向、以能力为本位、以岗位需求为标准的原则，按照技术技能型、应用型中医药人才的培养目标进行编写，教材内容涵盖资格考试全部内容及所有考试要求的知识点，满足学生获得"双证书"及相关工作岗位需求，有利于促进学生就业。

4. 注重数字化融合创新，力求呈现形式多样化

努力按照融合教材编写的思路和要求，创新教材呈现形式，版式设计突出结构模块化，新颖、活泼，图文并茂，并注重配套多种数字化素材，以期在全国中医药行业院校教育平台"医开讲－医教在线"数字化平台上获取多种数字化教学资源，符合职业院校学生认知规律及特点，以利于增强学生的学习兴趣。

本套教材的建设，得到国家中医药管理局领导的指导与大力支持，凝聚了全国中医药行业职业教育工作者的集体智慧，体现了全国中医药行业齐心协力、求真务实的工作作风，代表了全国中医药行业为"十三五"期间中医药事业发展和人才培养所做的共同努力，谨此向有关单位和个人致以衷心的感谢！希望本套教材的出版，能够对全国中医药行业职业教育教学的发展和中医药人才的培养产生积极的推动作用。需要说明的是，尽管所有组织者与编写者竭尽心智，精益求精，本套教材仍有一定的提升空间，敬请各教学单位、教学人员及广大学生多提宝贵意见和建议，以便今后修订和提高。

国家中医药管理局教材建设工作委员会办公室

全国中医药职业教育教学指导委员会

2018 年 1 月

为了贯彻党中央"健康中国"的战略规划，进一步提升中医药服务人民健康的能力，满足中医药教育发展的需要，在总结汲取传统教材使用经验的基础上，在国家中医药管理局教材建设工作委员会办公室宏观指导下，中国中医药出版社组织编写了全国中医药行业中等职业教育"十三五"规划教材。随着我国医疗卫生体制改革的不断推进和中药产业的不断发展，中成药在古方发掘、剂型改革、新药开发等方面都取得了重要进展，为我国广大人民群众的健康做出了巨大贡献，不但成了医院的常用药，许多品种更是成了家庭必备药。但也必须认识到，在临床应用中成药治疗疾病的同时，不仅群众对中成药的认识和应用存在误区，许多临床医生、药师也存在培训不足的现象，从而使中成药的效果受到一定影响。中成药只有在中医药理论的指导下辨证施治，才能取得满意的效果。因此，在全国中医药行业中等职业教育"十二五"规划教材《中成药用药指导》的基础上，根据中成药的研发进展和临床使用情况编写了本教材，以期为医学生及临床医师、药房从业人员提供相对系统的中成药知识。

在编写过程中，编委们查阅了大量资料，主要依据人力资源和社会保障部发布的《国家基本医疗保险、工伤保险和生育保险药品目录（2017年版）》。本教材的中成药均从其甲类药品中选取。此外，编委们还参考了《中国药典（2015年版）》《国家基本药物目录》《国家基本药物临床应用指南》及其他相关书籍。为了保证本教材的科学性、规范性和安全性，教材仅选取了少量含西药成分的中成药，且未列选中药注射剂。

本教材共分为九个模块，第一、二模块介绍了中成药的基本知识及应用原则，第三至第九模块按内科、外科及皮肤科、妇科、儿科、眼科、耳鼻喉及口腔科、骨伤科常用中成药进行论述编写。模块下又按项目分类，共收录了272种常用中成药。同时将中医病证中成药用药推荐列入附录，作为教学及临床应用参考。

本教材的编写内容包括学习目标、正文、知识链接、复习思考四个部分，每种中成药按照处方、功用主治、配伍特点、剂型规格、用法用量、临床应用、使用注意、不良反应、现代研究等九个方面进行介绍，以利教师教学和学生学习。

　　教材编写的分配情况如下：模块一、模块二由曾富佳、谢卫洪、孙振国编写；模块三的项目一至项目四由安晏、张彪、张春梅编写，项目五至项目九由孙振国、张春梅、安晏编写，项目十、项目十一由谢卫洪、曾富佳、安晏编写，项目十二至项目十五由陈鹏、吉娜、曾富佳编写；模块四、模块五由张春梅、孙振国、吉娜编写；模块六至模块九由吉娜、陈鹏、张彪编写；附录部分由张彪、安晏编写。

　　由于中成药品种繁多，且各地用药习惯有差别，因此内容难免有疏漏，加之编者水平有限，难免有不适应教学和临床应用实际的地方，我们将在今后的教学和临床工作中不断征求意见，努力追踪学科建设进展，力争使本教材更加符合实际工作的需要，共同建设好常见中成药用药指导这门课程。

《常见中成药用药指导》编委会

2018 年 3 月

扫一扫，看课件

模块一

中成药的基本知识

【学习目标】

1. 掌握中成药贮藏与保管的知识，正确运用中成药质量检查的一般方法。

2. 熟悉中成药常见剂型的特点。

3. 了解中成药的历史发展沿革，以及中成药的命名、分类与组成知识。

项目一 中成药的发展沿革

一、中成药的概念

中成药是以中药材为原料，在中医药理论的指导下，按规定的处方和标准加工制成各种不同剂型，供临床医生辨证应用或患者自行使用的药物。中成药包括膏、丹、丸、散等传统剂型和胶囊、颗粒等现代剂型，具有明确的功效和主治、用法和用量和有效期，便于携带和贮存，是历代医家在长期的医疗实践中创造、总结的精华，和方剂学的发展一脉相承。

二、中成药的发展

中成药的发展和方剂一脉相承，历代医籍中记载的方剂除汤剂外，许多都是成药。

战国时代就有了中成药的记载，如我国现存最早的方剂学专著《五十二病方》中就记载有丸、散、膏、丹、饼、曲、酒等。

战国至秦汉时期，我国第一部医学经典《黄帝内经》中就提出了君臣佐使的组方原则，并记载了13首方剂，包括了丸、散、膏、丹、药酒等不同剂型。东汉末年，张仲景的《伤寒杂病论》收载的300多首方剂中，有60余种成药，如肾气丸、理中丸、五苓散等，剂型多样，有许多成药至今被广泛应用。

晋代葛洪的《肘后备急方》收录了方剂 101 首，其中半数是成药，剂型有铅硬膏、蜡丸、锭剂、条剂等，在制作方法上也有新的进展。陶弘景所著《神农本草经集注》也记载了汤剂、酒剂、丸剂、膏剂等剂型。

唐代孙思邈的《备急千金药方》《千金翼方》收载的成药更多，有汤、丸、散、膏、丹等剂型，如磁朱丸、紫雪、定志丸等，许多成药至今沿用。

宋金元时期中医药取得了较大发展，《太平惠民和剂局方》是世界上最早由政府编纂的成药典，收载成药 788 种，如逍遥丸、藿香正气丸、平胃散。钱乙的《小儿药证直诀》有中成药 90 余种。金元四大家均有成药的著名方，如刘河间的防风通圣丸，李东垣的补中益气丸，张子和的木香槟榔丸，朱丹溪的左金丸、保和丸，都沿用至今。

明清时代也有很多成药出现。如王肯堂所著《证治准绳》收录成方 2000 余首，其中的二至丸、水陆二仙丹等沿用至今；陈实功所著《外科正宗》收方 400 余首，包括成药 211 首，其中的冰硼散、如意金黄散卓有成效；吴鞠通所著《温病条辨》中的安宫牛黄丸、银翘散、桑菊饮等，现均已制成成药广泛使用；王孟英所著《温热经纬》中的神犀丹、甘露消毒丹等，也沿用至今。

中华人民共和国成立以后中成药得到了重要的发展，中成药的科学研究、教学、生产、应用和经营都成绩斐然，形成了专门的中成药学学科。《中国药典》历版中收录的成药品种不断增加，对传统方剂的发掘不断加强，新药研制取得巨大进展，中成药产业已经成为国民经济的重要组成部分。

项目二　中成药的命名、分类及处方来源

一、传统中成药的命名

中成药品种繁多，掌握其命名规律将有助于更好地理解和使用中成药。通过药物名称可了解该药的处方来源、主要药物、主要功效、主治病证、使用方法等某些特点。

1. 以处方组成、功效主治命名　如以主药命名的参芪丸、良附丸、三七片、益母草膏等；以功效命名的清热解毒颗粒、补中益气丸、通宣理肺丸等；以主药和功效命名的柏子养心丸、艾附暖宫丸、藿香正气胶囊等；以组成药物味数命名的二至丸、二冬膏、三黄片等；以组成药物味数及功效命名的十全大补丸、五子衍宗丸等；以主治病证命名的白带丸、风湿骨痛酒等；以方药相须配伍命名的香连丸、参茸片等；以药味加减命名的复方丹参片、加味逍遥丸等。

2. 以方源、创始人及产地命名　如以方源命名的局方牛黄清心丸、局方至宝丹、金匮

肾气丸、济生肾气丸等；以创始人命名的史国公药酒、季德胜蛇药、马应龙麝香痔疮膏等；以产地命名的云南白药、东阿阿胶等。

3. 以炮制方法、方药配比、服用剂量及服用方法命名　如以炮制方法命名的十灰散、九制大黄丸等；以方药配比命名的六一散、九一丹等；以服用剂量命名的十滴水、七厘散等；以服用方法命名的珠黄吹喉散、川芎茶调丸、牛黄噙化丸等。

4. 以外观性状命名　如以颜色命名的紫雪、白膏药等；以裱褙材料命名的狗皮膏、笋壳眼药等。

5. 以古代哲理或寓意夸张命名　如以古代哲理命名的左金丸、两仪膏、定坤丸等；以寓意夸张命名的失笑散、缩泉丸、逍遥丸、驻车丸等。

二、中成药通用名称命名指导原则

2017 年 11 月 28 日，国家食品药品监督管理总局（现国家药品监督管理局）发布了《中成药通用名称命名技术指导原则》，对中成药的命名进行了规范。中成药通用名称规范范围的基本原则如下：

1. "科学简明，避免重名"原则　①中成药通用名应科学、明确、简短，不易产生歧义和误导，一般不超过 8 个字（民族药除外）。②不采用低俗、迷信用语。③应明确剂型，且放在名称最后。④除剂型外，不应与已有的中成药通用名重复。

2. "规范命名，避免夸大疗效"原则　①一般不应采用人名、地名、企业名或濒危受保护动植物命名。②不用代号、固有特定含义的谐音命名。③不用现代医学药理学、解剖学、生理学、病理学或治疗学的相关用语命名。④不应采用夸大、自诩、不切实际的用语。

3. "体现传统文化特色"原则　名称中所采用的具有文化特色的用语应当具有明确的文献依据和公认的文化渊源，并避免夸大疗效。

此外，指导原则还就中成药更名和新药的命名程序做出了规定。

三、中成药的分类

根据不同的目的，对中成药进行分类，是为了更好地服务于临床，满足临床用药的需要。

1. 按功效分类　此种分类方法符合中医的理法方药特点，便于中医临床辨证应用，如解表剂、祛暑剂、清热剂、温里剂、泻下剂等。

2. 按病证分类　此种分类方法针对功效主治特点，便于临床对证应用，如感冒类、咳嗽类、补益类等。

3. 按剂型分类　此种分类方法有利于制剂生产和经营保管，如液体制剂包括合剂、酊剂、糖浆剂、洗剂、搽剂、滴眼剂、滴鼻剂等；固体或半固体制剂包括散剂、丸剂、片剂、胶囊、颗粒、煎膏剂等。

四、中成药的处方来源

中成药历史悠久，无论是传统的中成药还是近些年通过继承、研究、创制的中成药，他们的处方来源基本可归纳为历代医药文献、经验方和新研制方三个方面。

1. 历代医药文献 从历代医药文献中选录的处方具有药味少，组成严密，针对性强，疗效确切的特点。如《伤寒论》中的理中丸，具有温中散寒、补气健脾的作用，用于中焦虚寒证。

2. 经验方 是指历代医药文献中没有收载而在民间流传很广的有效处方。这类处方有的出自民间医生、百姓，也有的为后世经营药店者所拟定，内容丰富，世代相传沿用，都有一定的实践经验作基础。如季德胜蛇药就是根据长期实践经验创制的中成药。

3. 新研制方 是指 20 世纪 50 年代以来经临床、药理、药物化学等研究，被药政部门批准生产的一类成药。这类成药的特点是以临床实践为基础，以药理、药物化学研究为指导，药味少而精炼，如复方丹参滴丸等。

五、中成药的组方原则

中成药的组方，是在中医药理论的指导下，根据病情，在辨证论治的基础上选择合适的药物，遵循君、臣、佐、使的原则完成的。

中成药配伍组方的目的在于增强功效、降低毒性、扩大主治范围和产生新的功效。

项目三　中成药的常见剂型

中成药是中药材经过一系列的工艺加工而制成，因具有固定的形式和特性，所以其临床使用的形式称为剂型。剂型是根据中成药临床治疗疾病的需要及药物的性质，为提高中成药疗效，减少毒副作用而制定的。

一、固体制剂

1. 散剂 系指药材或药材提取物经粉碎、均匀混合而制成的粉末状制剂，有内服和外用之别。散剂粉末颗粒粒径小，易分散，起效快，外用覆盖面大，可同时发挥保护和收敛作用。

2. 颗粒 系指药材的提取物与适宜的辅料或药材细粉制成具有一定粒度的颗粒状剂型。颗粒既保持了汤剂作用迅速的特点，又克服了汤剂煎煮不便的缺点，且口味较好，体积小，易携带，服用方便，但易吸潮。

3. 胶囊 系指将药材用适宜方法加工后，加入适宜辅料，填充于空心胶囊或密封于软质胶囊中的制剂，可分为硬胶囊、软胶囊（胶丸）和肠溶胶囊等，主要供口服。胶囊可掩盖药物的不良气味，易于吞服，能提高药物的稳定性及生物利用度。药物颗粒进行不同程度包衣后，还能定时定位释放药物。

4. 丸剂 系指将药材细粉或药材提取物加适宜的黏合剂或其他辅料制成的球形或类球形制剂，分为蜜丸、水蜜丸、水丸、糊丸、蜡丸、浓缩丸、微丸等类型。蜜丸分为大蜜丸、小蜜丸；水蜜丸的含蜜量较少；水丸崩解较蜜丸快，便于吸收；糊丸释药缓慢，适用于含毒性成分或药性剧烈成分的处方；蜡丸缓释、长效，且可达到肠溶效果，适合含毒性和刺激性较大的处方；浓缩丸服用剂量较小。

5. 滴丸 系指药材经过适宜的方法提取、纯化、浓缩，并与适宜的基质加热熔融混匀后，滴入不相混溶的冷凝液中，收缩冷凝而制成的球形或类球形制剂。滴丸服用方便，可含化或吞服，起效迅速。

6. 片剂 系指将药材提取物，或药材提取物加药材细粉，或药材细粉与适宜辅料混匀压制成的片状制剂，主要供内服，也有外用或其他特殊用途者。片剂质量稳定，便于携带使用。按药材的处理过程可分为全粉末片、半浸膏片、浸膏片、提纯片。

7. 胶剂 系指以动物的皮、膏、甲、角等为原料，水煎取胶质，经浓缩干燥制成的固体块状内服制剂，含丰富的动物水解蛋白类等营养物质。胶剂作为传统的补益药，多烊化兑服。

8. 栓剂 系由药材提取物或药材细粉与适宜基质混合制成的供腔道给药的制剂，既可作为局部用药剂型，又可作为全身用药剂型。栓剂用于全身用药时，不经过胃，且无肝脏首过效应，生物利用度优，对胃的刺激性和肝的副作用小，适合不宜或不能口服药物的患者。

9. 丹剂 系指由汞及某些矿物药在高温下烧炼制成的不同结晶形状的无机化合物，毒性较大，只能外用。

10. 贴膏剂 系指将药材提取物、药材和化学药物与适宜的基质和基材制成的供皮肤贴敷，可产生局部或全身作用的一类片状外用剂型，包括橡胶膏剂、巴布膏剂和贴剂等。贴膏剂用法简便，兼有外治和内治功能。

11. 涂膜剂 系指由药材提取物或药材细粉与适宜的成膜材料加工制成的膜状制剂，可用于口腔科、眼科、耳鼻喉科、创伤科、烧伤科、皮肤科及妇科等。涂膜剂作用时间长，且可在创口形成一层保护膜，对创口具有保护作用。

二、半固体制剂

1. 煎膏剂 系指将药材加水煎煮，取煎煮液浓缩，加炼蜜或糖（或转化糖）制成的稠厚状半流体制剂。煎膏剂适用于慢性病或需要长期连续服药的疾病。

2. 软膏剂 系指将药材提取物或药材细粉与适宜基质混合制成的半固体外用制剂。软膏剂的常用基质分为油脂性、水溶性和乳剂基质。

3. 凝胶剂 系指将药材提取物与适宜的基质制成的,具有凝胶特性的半固体或稠厚流体制剂。按基质不同,凝胶剂分为水溶性凝胶和油性凝胶,适用于皮肤黏膜及腔道给药。

三、液体制剂

1. 合剂 系指药材用水或其他溶剂采用适宜的方法提取制成的口服液体制剂,是在汤剂的基础上改进的一种剂型,易吸收,能长时间贮存。

2. 口服液 系指在合剂的基础上,加入矫味剂,按单剂灌装、灭菌制成的口服液体制剂,口感较好。

3. 酒剂 系指将药材用蒸馏酒提取制成的澄清液体制剂。酒剂易吸收,小儿、孕妇及对酒精过敏者不宜服用。

4. 酊剂 系指将药材用规定浓度的乙醇提取或溶解制成的澄清液体制剂。酊剂的有效成分含量高,不易霉变,小儿、孕妇及对酒精过敏者不宜服用。

5. 糖浆剂 系指含药材提取物的浓蔗糖水溶液,比较适宜儿童使用。

6. 注射剂 系指药材经提取、纯化后制成的供注入体内的溶液、乳状液及供临用前配制成溶液的粉末或浓溶液的无菌制剂。注射剂的药效迅速,便于昏迷、重症、不能吞咽或消化系统障碍的患者使用。

四、气体制剂

气雾剂 系指将药材提取物、药材细粉与适宜的抛射剂共同封装在具有特殊阀门装置的耐压容器中,使用时借助抛射剂的压力将内容物喷出呈雾状、泡沫状或其他形态的制剂。其中以泡沫形态喷出的可称泡沫剂;不含抛射剂,借助手动泵的压力或其他方法将内容物以雾状等形态喷出的制剂称喷雾剂。气雾剂可用于呼吸道吸入,以及皮肤、黏膜或腔道给药。

项目四 中成药的贮藏保管与质量检查

一、中成药常见的变质现象

1. 虫蛀 其原因是多方面的,主要与原材料的性质有关,其次是生产和运输过程中的污染及包装封口的不善等因素。变异现象往往从发现蛀口、蛀粉、害虫的分泌排泄物开始,直至变质。易发生虫蛀的中成药剂型如蜜丸、水丸、散剂、茶曲剂等。

2. 霉变 即发霉，指中成药外表或内部生长霉菌的现象。易发生霉变的中成药剂型如蜜丸、膏滋、片剂等。

3. 发硬 多指蜜丸，由于长期储存使水分失去过多，导致失润变硬。此外，外用膏药储存过久也可干枯变硬，失去黏性而不能使用。

4. 粘连 是因受潮、受热而致变形粘在一起的现象。原呈块状或颗粒状的药物，一经粘连即失去原来的形状，结块成饼，影响质量。易发生粘连的中成药如阿胶、龟板胶、感冒清热冲剂等。

5. 发酵 是指内服膏药或糖浆之类的中成药因受热、受潮，在酵母菌的作用下膨胀、发酵、酸败、变质。易发生酸败的中成药剂型有合剂、酒剂、煎剂、糖浆剂等。

6. 返砂 又称"返糖"。一般是指内服膏药由于蔗糖转化不够而使结晶析出，影响膏药的质量，如益母草膏等。

7. 沉淀 是指液体制剂的一种常见变质现象。由于灭菌操作不严、过滤不清、储存过久、pH 酸碱度影响等因素，使药物产生絮状沉淀而变质，如药酒、口服液、针剂等。

8. 变色、开裂 一般是指各类片剂、丸剂等药品，由于受潮、受热和日光的影响，或贮存日久而使之变色、开裂乃至影响质量，如牛黄解毒片等。

9. 挥发 是指在高温下中成药所含的挥发油或乙醇散失，如芳香水剂、酊剂等。

二、引起中成药质量变化的外界因素

引起中成药质量变化的外界因素有温度、湿度、空气、日光、生物（霉菌）及害虫等。

1. 包装容器的影响 包装容器是直接盛装和保护药品的器具。合理选择适当的容器贮藏中成药，不仅可以保护中成药的完整和清洁，更重要的是能防止生物（霉菌）及害虫等的侵蚀，避免外界温度、湿度、有害气体、日光等的影响，保证药品质量。常用的包装有瓷制容器、玻璃容器、金属容器、纸及硬纸包装、塑料包装等。

2. 贮存时间的影响 中成药都有一定的有效期。在贮存过程中受内外因素的影响，药品质量会发生不同程度的变化。因此，为保证药品质量，减少损失，保证患者用药安全，不宜长时间贮存。

三、中成药的贮藏与保管

1. 丸剂 蜜丸是最不易保存的一种剂型。蜜丸中的蜂蜜及药材本身含水量少，而糖和某些药物又是害虫极好的营养物质。如果药物贮存环境潮湿，空气中的水被吸收，极易发霉生虫，如健脾丸、六味地黄丸等。贮存时为防潮，防霉变、虫蛀，应置于室内阴凉干燥处，注意包装完好。

水丸因颗粒比较疏松，与空气接触面积较大，能迅速吸收空气中的水，易造成霉变、虫蛀、松碎等。贮存时宜置于室内阴凉干燥处，通常能贮存2年左右。

糊丸因赋形剂是米糊或面糊，且剂量小，多半是小丸药，若吸潮变软后极易发霉、虫蛀，故宜置于室内阴凉干燥处。浓缩丸、微丸亦同水丸、糊丸一样保管。

2. 片剂 因含药材粉末或浸膏量较多，因此极易发生吸潮、松片、裂片、糖衣脱裂以致黏结、霉变等。若发现上述现象，则不宜继续使用。片剂常用无色或棕色玻璃瓶或塑料瓶加盖密封，亦有用塑料袋、铝塑泡罩包装密封，宜于室内凉爽通风、干燥、遮光处保存。

3. 散剂 散剂的吸湿性和风化性较显著，故贮存时须充分干燥，包装的防潮性能要好。一般散剂用防潮、韧性大的纸或塑料薄膜包装折口或熔封后，再装入外层袋内封口。含有挥发性成分的散剂，应用玻璃管或玻璃瓶装，塞紧，沾蜡封口。贮藏较大量散剂时，可酌加0.5%～1%苯甲酸为防腐剂，以防久贮变质发霉。散剂宜贮于室内阴凉干燥处。

4. 膏剂 煎膏（膏滋）若保管不当，可出现结皮、霉变、发酵、变酸、糖晶析出较多或有焦臭味，不宜药用。煎膏（膏滋）应在制成后待温度降至40～50℃时装入干燥洁净的玻璃瓶内，待蒸气彻底散发冷却后，瓶口用蜡纸或薄膜覆盖，加盖旋紧。煎膏（膏滋）宜密封于棕色玻璃瓶内，置于室内阴凉干燥处保存。

多种煎膏药中含有挥发性药物，宜贮于密闭容器内，置于干燥阴凉处，防潮、防热、避风。

软膏（油膏）的表面应平整光洁，色泽一致，由于其熔点较低，受热后易被熔化，质地变稀薄，出现外溢现象。软膏易受含水量、药品包装、贮存时间及温度的影响，应在遮光容器中密闭贮存，一般在不超30℃的阴凉干燥处贮存为宜。

5. 胶剂 胶剂在温度过高或受潮时会发软发黏，甚至会粘连成坨，有时会发霉败坏。胶剂应包妥装于盒内，置于室内阴凉干燥处。夏季或空气潮湿时，可贮于石灰缸内或干燥的稻糠内。

6. 胶囊 胶囊容易吸水，轻者可膨胀，表面浑浊；严重时可长霉、粘连，甚至软化、破裂。胶囊应贮于密闭的塑料袋或玻璃、塑料瓶中，置于阴凉干燥处，温度以不超过30℃为宜。

7. 颗粒 颗粒含有浸膏及一定量的蔗糖，极易受潮结块、发霉。因此，颗粒应装于铁罐或塑料盒内，置于室内阴凉、干燥处，遮光、防潮、防热，且不宜久贮，一般不超过1年。

8. 糖浆剂 蔗糖是一种营养物质，其水溶液很容易被霉菌、酵母菌等所污染，使糖浆被分解而酸败、混浊。糖浆系近饱和溶液，经过较长时间的贮存会产生糖分子与药液分离的现象，故一般贮藏1年为宜，如无变质方可使用。

9. 注射液 中药注射液在贮藏过程中如温度过高，会使某些高分子化合物的胶体状态受到破坏而出现凝聚现象；如温度降低，则某些成分的溶解度和稳定性随之降低，两者都会使药物发生沉淀、混浊等。注射剂应避光、防冻、防高热，贮于中性硬质玻璃安瓿中，置于室内阴凉干燥处，以室温 10 ～ 20℃为宜。

10. 酒剂　酒剂制成后应装于小口长颈的玻璃瓶或瓷瓶内，密封瓶口，置阴凉处保存。酒瓶封口必须严密，以防止挥发或溶媒浓度改变而产生沉淀、变色从而降低疗效。夏季尤应注意避光防热，置阴凉处保存。

11. 合剂　合剂成分复杂，久贮容易变质，故在制药中应讲究清洁卫生，必要时加防腐剂，灌装后密封。合剂应于防潮、遮光、凉爽处保存与养护。

12. 露剂　盛装露剂的容器洗净、烘干之后方可使用，有条件的单位最好进行灭菌处理。露剂应装于棕色的细口长颈瓶内密塞严封，夏季应防热防晒，置阴凉处保存，避免挥发性成分散失。露剂不宜大量配制和长期储存。

四、中成药的质量检查

中成药的质量检查方法主要包括性状鉴别、显微鉴别和理化鉴别。一般常用的是性状鉴别。

1. 性状鉴别　是指对中成药的外观形状、颜色、气味等进行鉴别。如七厘散为朱红色至紫红色的粉末或易松散的块状，气香，味辛苦，有清凉感；复方丹参片除去糖衣后，片芯为褐色，气香，味微苦。

对中成药进行性状鉴别前，首先要对包装的牢固度、完好度等进行检查；还要对生产厂家、注册商标、批准文号、生产批号、标签、说明书、检验合格证及其特殊标志进行核查，以确保中成药商品的合法性和准确性。

2. 显微鉴别　用药材粉末或药材提取物混合加工制成的中成药，由于中药材制粉后其细胞、组织、内含物等特征仍存在，所以中成药大多可以用显微鉴别的方法进行检查，定性分析。首先要确定该成药的处方组成，对处方中的植物药，应明确其所用部位，然后将成药用不同的试剂溶化后制片，再按各种药材的显微鉴别要点进行鉴别。显微鉴别主要是确定该成药中所含的成分。

3. 理化鉴别　利用药材所含某些化学成分的性质，通过化学的方法和仪器分析的方法，检测该成分在此成药中的存在与否。一般的理化鉴别方法有显微化学鉴定法、微量升华法、荧光鉴别法、层析法和颜色反应及沉淀反应。

复习思考

1. 简述中成药的分类。

2. 中成药常见的变质现象有哪些？

3. 简述中成药各类剂型的概念和优缺点。

扫一扫，知答案

扫一扫，看课件

模块二
中成药的应用原则

【学习目标】
1. 掌握中成药临床应用的基本原则及合理应用。
2. 熟悉中成药不良反应的常见类型。

项目一 中成药的临床应用原则

一、中成药临床应用的基本原则

1. 辨证用药 依据中医药理论，辨认、分析疾病的证候，针对证候确定具体治法，依据治法选定适宜的中成药。

2. 辨病辨证结合用药 在临床运用中成药时，要根据中医辨证与西医辨病相结合的原则，选用相应的中成药，切不可仅依据西医诊断选用中成药。

3. 剂型的选择 应根据患者的体质强弱、病情轻重缓急及各种剂型的特点选择适宜的中成药。

4. 使用剂量的确定 对于有明确使用剂量的，慎重超剂量使用；有使用剂量范围的，老年人使用剂量应取偏小值。

5. 合理选择给药途径 能口服的，不采用注射给药；能肌内注射给药的，不选用静脉给药。

二、联合用药原则

当一个中成药不能满足疾病的所有证候时，可以联合应用多个中成药；联合用药应遵循药效互补原则及增效减毒原则，功能相同或基本相同的中成药原则上不宜叠加使用；中成药药性峻烈或含毒性成分的药物应避免重复使用；注意中成药各药味、各成分间的配伍禁忌；一些病证可中成药内服与外用联合使用。

三、中成药与西药的联合使用

1. 中成药与西药如无明确禁忌，可以联合用药，给药途径应分开使用。

2. 应避免副作用相似的中西药联合使用，也应避免有不良相互作用的中西药联合用药。

四、孕妇使用中成药的原则

1. 妊娠期妇女必须用药时，应选择对胎儿无损害的中成药。

2. 妊娠期妇女使用中成药时，尽量采取口服途径给药，应谨慎使用中药注射剂；根据中成药治疗效果，尽量缩短妊娠期妇女的用药疗程，及时减量或停药。

3. 含有毒性较强或药性猛烈的药物，如砒霜、雄黄、轻粉、斑蝥、蟾酥、麝香、马钱子、乌头、附子、土鳖虫、水蛭、虻虫、三棱、莪术、商陆、甘遂、芫花、牵牛子、巴豆等，可能导致妊娠期妇女流产或对胎儿有致畸作用，为妊娠禁忌用药。

4. 成分中含有通经祛瘀作用的桃仁、红花、牛膝、蒲黄、五灵脂、穿山甲、王不留行、凌霄花、虎杖、卷柏、三七等，行气破滞作用的枳实、大黄、芒硝、番泻叶、郁李仁等，辛热燥烈的干姜、肉桂等，滑利通窍的冬葵子、瞿麦、木通、漏芦等可能导致妊娠期妇女流产等副作用的中成药，属于妊娠慎用药物。

五、儿童使用中成药的原则

1. 应注意儿童的生理特殊性，根据不同年龄阶段儿童的生理特点选择恰当的药物和给药方法，用药剂量必须兼顾有效性和安全性。

2. 宜优先选用儿童专用药，应根据推荐剂量选择相应的用药量。

3. 非儿童专用中成药应结合具体病情，在保证有效性和安全性的前提下，根据儿童年龄与体重选择相应的药量。一般 3 岁以内服 1/4 成人量，3～5 岁服 1/3 成人量，5～10 岁服 1/2 成人量，10 岁以上与成人量相差不大即可。

4. 含有加大毒副作用的成分，或对小儿有特殊毒副作用成分的中成药，应充分衡量其风险收益比，除没有其他治疗药物或方法而必须使用外，其他情况下不应使用。

5. 儿童患者使用中成药的种类不宜多，应尽量采取口服或外用途径给药，慎重使用中药注射剂。

6. 根据治疗效果，应尽量缩短儿童用药疗程，及时减量或停药。

项目二 中成药的合理应用及不良反应

一、中成药的合理应用

（一）辨证合理用药

1.辨证论治 辨证论治是中医诊断和治疗疾病的基本原则，中成药必须在中医药理论指导下辨证施用。即根据患者的临床症状进行综合分析，确定疾病的证候属性，进而确定治法选择用药。

同病异治：同样的疾病，由于发病的时间、地区、患者的体质或疾病所处的阶段不同，所表现的证候各异，因此治法也不一样。如感冒，由于感受邪气的性质有风寒、风热之别，所以临床表现的证候也不同，治法也就有辛温解表、辛凉解表的不同。又如麻疹，因病变发展的阶段不同，所表现的证候不一，因而治法也不一样。初期麻疹未透有表证，宜发表透疹；中期肺热壅盛，而用清热之法；后期余热未尽，阴液不足，故用养阴清热之法治疗。

异病同治：不同的疾病，在出现相同证候时，可采取同样的方法治疗。如脱肛、子宫脱垂、胃下垂等病，因其病因相同，都是由于气虚下陷所致，故都有中气不足之证候表现，治疗都可用"补中益气汤"以升提中气。

其实，异病同治与同病异治也可以说是证同治亦同，证异治亦异，关键在于辨证。二者表面上看似乎矛盾，其实质仍在于治病求本。

2.辨病辨证相结合 中成药是在中医药理论指导下应用的药品，辨证论治是中医理论的精华。中成药的应用应首先体现辨证论治，同时结合现代医学研究成果，做到既辨病，又辨证。

（二）配伍合理用药

中成药在临床应用时常需要联合用药，以提高疗效或扩大治疗范围。中成药配合使用的形式主要有中成药与汤剂配合使用、中成药与药引配合使用、中成药之间配合使用、中成药与西药配合使用。其配伍规律，就是中药配伍的七情。

（三）安全合理用药

严格按照说明书中的功用主治使用，辨证用药，禁止超范围用药。对于含有毒性中药材的成药，要注意用药方法、剂量疗程、配伍禁忌和患者个体差异。

（四）加强用药监护

在用药过程中应密切观察患者的用药反应，发现异常要及时处理。

二、中成药的不良反应

不良反应是指按正常用法、用量应用药物预防、诊断或治疗疾病的过程中，发生与治疗目的无关的有害反应。中成药使用中出现不良反应的主要原因有：中药自身的药理作用或所含毒性成分引起的不良反应；特异性体质对某些药物的不耐受、过敏等；辨证不当或适应证把握不准确，方药证候不符；长期或超剂量用药，特别是使用含有毒性中药材的中成药；不适当的中药或中西药的联合应用等。

（一）中成药不良反应的表现

中成药使用中出现的不良反应类型主要以消化系统症状、皮肤黏膜症状、泌尿系统症状、神经系统症状、循环系统症状、呼吸系统症状、血液系统症状、精神症状或过敏性休克等为主要表现，可表现为一种或几种症状。

1. 过敏反应 指少数患者由于体质特异，对某些药物产生病理性免疫反应，又称变态反应。轻者表现为药物热、皮疹、血管神经性水肿，重者可引起过敏性休克。如复方地龙注射液、云南白药、六神丸等能引起过敏性休克，极少数人口服藿香正气丸后引起过敏性药疹。过敏反应与用药剂量无关，不同的药物有时可出现相似的反应，故对易引起过敏反应的患者，应了解其用药史，注射液用药前应做过敏试验，以保证用药安全。

2. 毒性反应 指药物对机体产生的明显损害性反应。中成药中毒多因用药剂量过大或用药时间过长所致。因剂量过大而立即发生的中毒称为急性中毒，因长期服药逐渐产生的中毒称为慢性中毒。比如长期服用含雄黄的中成药，会逐渐引起皮肤角化及色素沉着（即砷角化病和砷黑变病），即为慢性中毒。在治疗中必须避免中成药的毒性反应，注意控制用药量和连续用药的时间，必要时应停止用药或改用其他中成药。

3. 副作用 系指药物在治疗量时所出现的与防治作用无关的作用，给患者带来一些轻微的不适。如牛黄解毒片、藿香正气丸等可引起胃肠道的不良反应，云南白药、复方斑蝥散等可引起肾脏的不良反应。含有西药的中成药如维生素 C 银翘片、感冒清片、感冒灵片、鼻炎康片等，因含抗组织胺药扑尔敏，常出现嗜睡等副作用。

（二）预防中成药不良反应的措施

加强用药观察及中药不良反应监测，完善中药不良反应报告制度；注意药物过敏史，对有药物过敏史的患者应密切观察其服药后的反应，如有过敏反应须及时处理，防止发生严重后果；辨证用药，采用合理的剂量和疗程，对特殊人群更应注意用药方案；注意药物间的相互作用，中、西药并用时尤其要注意避免因药物之间相互作用而可能引起的不良反应；长期服药的患者需要加强安全性指标的监测。

复习思考

1. 中成药联合应用的原则是什么？
2. 如何预防中成药的不良反应？
3. 简述中成药的合理应用原则。

扫一扫，知答案

扫一扫，看课件

内科常用中成药

项目一　解表类中成药

【学习目标】

1.掌握九味羌活丸（颗粒、口服液）、正柴胡饮颗粒、感冒清热颗粒（胶囊）、疏风解毒胶囊、银翘解毒丸（颗粒、胶囊、软胶囊、片）、小柴胡颗粒、玉屏风颗粒（口服液）的功用主治、配伍特点、临床应用、使用注意及不良反应。

2.熟悉午时茶颗粒、双黄连口服液（颗粒、胶囊、片）、桑菊感冒片、芎菊上清丸（片）、牛黄清感胶囊、防风通圣丸（颗粒）、参苏丸（颗粒、胶囊）的功用主治、临床应用、使用注意及不良反应。

凡是以解表药为主组成，具有发散表邪的作用，用于治疗表证的中成药，称为解表类中成药。

服用本类中成药时不宜同时服用滋补类药物，饮食应忌生冷、油腻、辛辣及忌烟酒等。

一、辛温解表类中成药

本类中成药具有辛温解表的作用，用于治疗外感风寒所致的表证。

九味羌活丸（颗粒、口服液）

【处方】羌活、防风、苍术、细辛、川芎、白芷、黄芩、甘草、生地黄。

【功用主治】疏风解表，散寒除湿。用于外感风寒夹湿所致的感冒。症见恶寒、发热、无汗、头重而痛、肢体酸痛。

【配伍特点】方中羌活上行发散，解表散寒，祛风除湿，宣痹止痛，善散在表之风寒湿邪，为君药。防风祛风除湿，苍术辛苦温燥，除湿力强，二药共助羌活以发汗除风湿，合为臣药。细辛散寒止痛；白芷祛风散寒、宣痹止痛；川芎祛风散寒除湿以除表邪，行气通络以止头身痛；生地黄、黄芩清泄里热，并有防诸辛温燥烈之品伤津之弊。上药均为佐药。使以甘草调和诸药。诸药相配，共奏发汗祛湿，兼清里热之功。

【剂型规格】

丸剂：水丸，每袋装 9g。

颗粒：每袋装 15g。

口服液：每支装 10mL。

【用法用量】

丸剂：姜葱汤或温开水送服。一次 6 ～ 9g，一日 2 ～ 3 次。

颗粒：姜汤或温开水冲服。一次 15g，一日 2 ～ 3 次。

口服液：口服。一次 20 mL，一日 2 ～ 3 次。

【临床应用】

1. 感冒　由外感风寒湿邪所致。症见恶寒发热，肌表无汗，头痛项强，肢体酸痛，口苦而黏；上呼吸道感染见上述证候者。

2. 头痛　因外感风邪所致之头痛，兼见恶风，无汗，口渴，舌苔白滑，脉象浮紧。

3. 痹证　症见关节作痛，痛无定处，局部怕冷，但扪之发热，舌苔薄润，脉象弦涩。

【使用注意】忌生冷、辛辣、油腻之物，饮食宜清淡。孕妇慎用。

【不良反应】服用后偶见过敏反应。

【现代研究】本品具有解热、镇痛、抗炎等作用。

正柴胡饮颗粒

【处方】柴胡、防风、陈皮、生姜、赤芍、甘草。

【功用主治】发散风寒，解热止痛。用于外感风寒所致的发热恶寒、无汗、头痛、鼻塞、喷嚏、咽痒咳嗽、四肢酸痛。

【配伍特点】方中以柴胡为君药，芳香疏泄，辛散解表，行气止痛。防风为臣药，疏风解表，发散风寒，善治外感风邪之头痛，配君药疏散外感风寒之邪。生姜既助柴胡、防风解表透邪、发散风寒，又可和胃降逆止呕；陈皮疏畅气机，祛邪外出；赤芍益阴和营，柔肝止痛，防辛散太过而伤阴。三药共为佐药。甘草益胃和中，又能调和诸药，为使药。诸药相合，共奏发散风寒、解热止痛之功。

【剂型规格】颗粒：每袋装 10g；每袋装 3g（无蔗糖）。

【用法用量】温开水冲服。一次 10g 或 3g(无蔗糖)，一日 3 次，小儿用量酌减或遵医嘱。

【临床应用】

感冒　因外感风寒所致。症见发热恶寒，头痛，鼻塞流涕，无汗，咽痒咳嗽，四肢酸痛，舌质淡红，苔薄白，脉浮或浮紧；流感初起、轻度上呼吸道感染见上述证候者。

【使用注意】孕妇禁用。风热感冒者不宜用。

【现代研究】本品具有解热、镇静、镇痛、抗炎、抗病毒、抗过敏等作用。

午时茶颗粒

【处方】苍术、柴胡、羌活、防风、白芷、川芎、广藿香、前胡、连翘、陈皮、山楂、枳实、炒麦芽、甘草、桔梗、炒六曲、紫苏叶、厚朴、红茶。

【功用主治】祛风解表，化湿和中。用于外感风寒、内伤食积证。症见恶寒发热、头痛身楚、胸脘满闷、恶心呕吐、腹痛腹泻。

【配伍特点】方中以羌活、枳实、防风、白芷、柴胡、藿香、苏叶疏风解表，散寒止痛为君药；苍术、陈皮、枳实、厚朴、川芎理气行滞，健脾化湿为臣药。佐以前胡、桔梗宣肺化痰止咳，连翘清热散结。麦芽、六曲（神曲）、山楂、红茶健脾消食、和中调药，共为使药。诸药合用，共奏解表化湿和中之效。

【剂型规格】颗粒：每袋装6g。

【用法用量】温开水冲服。一次6g，一日1～2次。

【临床应用】

1. 感冒　因外感风寒所致。症见恶寒发热，头痛身楚，胸脘满闷，恶心呕吐，腹痛腹泻；胃肠型感冒见上述证候者。

2. 泄泻　因外感表邪，内伤食滞所致。症见恶寒发热，呕恶，腹泻；急性胃肠炎、胃肠功能紊乱、消化不良等见上述证候者。

【现代研究】本品具有解热、抑菌作用，并能促进肠蠕动、增加消化液的分泌。

二、辛凉解表类中成药

本类中成药具有辛凉解表的作用，用于治疗外感风热所致的表证或温病初起。

疏风解毒胶囊

【处方】虎杖、连翘、板蓝根、柴胡、败酱草、马鞭草、芦根、甘草。

【功用主治】疏风清热，解毒利咽。用于急性上呼吸道感染属风热证者。症见发热、恶风、咽痛、头痛、鼻塞、流浊涕、咳嗽等。

【配伍特点】方中柴胡解表退热，连翘疏散风热、清热解毒，共为君药。虎杖、板蓝根、败酱草、马鞭草清热解毒、凉血利咽、消肿止痛，共为臣药。芦根清宣肺热、生津止渴，为佐药。甘草调和诸药，为使药。诸药合用，共奏疏风清热、解毒利咽之功。

【剂型规格】胶囊：每粒装 0.52g。

【用法用量】口服。一次 4 粒，一日 3 次。

【临床应用】

感冒 因风热侵袭所致。症见发热恶风，咽喉红肿疼痛，头痛，鼻塞，流浊涕；急性上呼吸道感染见上述证候者。

【不良反应】偶见恶心。

【使用注意】对本品过敏者禁用。脾胃虚寒者慎用。

【现代研究】本品具有抗病毒、抗炎、提高机体免疫功能等作用。

感冒清热颗粒（胶囊）

【处方】荆芥穗、薄荷、防风、柴胡、紫苏叶、葛根、桔梗、苦杏仁、白芷、苦地丁、芦根。

【功用主治】疏风散寒，解表清热。用于风寒感冒之头痛发热、恶寒身痛、鼻流清涕、咳嗽咽干。

【配伍特点】方中荆芥穗、防风辛温，祛风解表，发散在表之风寒，为君药。紫苏叶、白芷、苦杏仁散寒解表、降气止咳，以增强君药发散风寒之功，为臣药。柴胡、薄荷、葛根发表解肌、清散伏热，助君、臣药解表退热，芦根清热生津止渴，苦地丁清热解毒，桔梗祛痰宣肺利咽，共为佐药。诸药合用，共奏疏风散寒、解表清热之效。

【剂型规格】

颗粒：每袋装 3g（含乳糖）；每袋装 6g（无蔗糖）；每袋装 12g。

胶囊：每粒装 0.45g。

【用法用量】

颗粒：温开水冲服。一次 1 袋，一日 2 次。

胶囊：口服。一次 3 粒，一日 2 次。

【临床应用】

感冒 因外感风寒化热或兼有郁热所致。症见头痛发热，恶寒身痛，鼻流清涕，咳嗽，咽干，舌红，苔薄白或薄黄，脉浮；上呼吸道感染见上述证候者。

【不良反应】本品与环孢素同用，可能引起环孢素血药浓度升高。

【现代研究】本品具有解热、抗病毒等作用。

双黄连口服液（颗粒、胶囊、片）

【处方】金银花、黄芩、连翘。

【功用主治】疏风解表，清热解毒。用于外感风热所致的感冒。症见发热、咳嗽、咽痛。

【配伍特点】方中金银花性味甘寒，轻宣疏散，解肺经热邪，清心胃热毒，为君药。黄芩苦寒，清肺热与上焦实火，并能清热燥湿、泻火解毒；连翘味苦，性微寒，能清热解毒、透表达邪，清心火而散上焦之热。二药共为臣药。三药相合，共奏疏风解表、清热解毒之功。

【剂型规格】

口服液：每支装 10mL 或者 20mL。

颗粒：每袋装 5g，相当于净饮片 15g，或相当于净饮片 30g（无蔗糖）。

胶囊：每粒装 0.4g。

片剂：每片重 0.53g。

【用法用量】

口服液：口服。一次 20mL，一日 3 次，小儿用量酌减或遵医嘱。

颗粒：温开水冲服。一次 10g，一日 3 次；6 个月以下，一次 2～3g；6 个月至 1 岁，一次 3～4g；1 岁至 3 岁，一次 4～5g；3 岁以上儿童用量酌减或遵医嘱。无蔗糖颗粒服用量减半。

胶囊：口服。一次 4 粒，一日 3 次，小儿用量酌减或遵医嘱。

片剂：口服。一次 4 片，一日 3 次，小儿用量酌减或遵医嘱。

【临床应用】

感冒　因外感风热所致。症见发热，微恶风，汗泄不畅，头胀痛，鼻塞，流黄浊涕，咳嗽，舌红，苔薄黄，脉浮数；上呼吸道感染见上述证候者。

【使用注意】对本品过敏者禁用。脾胃虚寒者、过敏体质者慎用。

【不良反应】有服用本品后发生皮肤瘙痒及皮疹不良反应的报道。

【现代研究】本品具有解热、抗炎、抗病原微生物等作用。

银翘解毒丸（颗粒、胶囊、软胶囊、片）

【处方】金银花、连翘、薄荷、荆芥、淡豆豉、牛蒡子（炒）、桔梗、淡竹叶、甘草。

【功用主治】辛凉解表，清热解毒。用于风热感冒。症见发热头痛、咳嗽、口干、咽喉疼痛。

【配伍特点】方中重用银花、连翘为君，既能辛凉透表、清热解毒，又可因二者气味芳香从而辟秽化浊。薄荷、牛蒡子为辛凉之品，能疏散风热、清利头目、解毒利咽。荆芥穗、淡豆豉辛散解表、透热外出。此二者虽属辛温，但辛而不烈，温而不燥，性较平和，既能散风寒，又能散风热，配入辛凉解表方中，增强辛散透表之力。以上四药俱为臣药。

佐以淡竹叶清热生津,桔梗宣肺利咽止咳。甘草调和药性,清热解毒、利咽止咳,属佐使之用。诸药合用,共奏疏散风热、清热解毒之功。

【剂型规格】

丸剂:每丸重 3g。

颗粒:每袋装 15g 或 2.5g(含乳糖)。

胶囊:每粒装 0.4g。

软胶囊:每粒装 0.5g。

片剂:素片,每片重 0.3g;薄膜片,每片重 0.52g。

【用法用量】

丸剂:用芦根汤或温开水送服。一次 1 丸,一日 2～3 丸。

颗粒:温开水冲服。一次 15g 或 5g(含乳糖),一日 3 次,重症者加服 1 次。

胶囊:口服。一次 4 粒,一日 2～3 次。

软胶囊:口服。一次 2 粒,一日 3 次。

片剂:口服。一次 4 片,一日 2～3 次。

【临床应用】

感冒 因外感风热所致。症见发热,微恶风寒,头痛口渴,咳嗽咽痛,舌尖红,苔薄白或薄黄,脉浮数;上呼吸道感染见上述证候者。

【不良反应】服用本品后有发生过敏反应的个案报道。

【现代研究】本品有解热、抗病原微生物、抗炎、镇痛等作用。

芎菊上清丸(片)

【处方】川芎、菊花、黄芩、栀子、炒蔓荆子、黄连、薄荷、连翘、荆芥穗、羌活、藁本、桔梗、防风、甘草、白芷。

【功用主治】清热解表,散风止痛。用于外感风邪引起的恶风身热、偏正头痛、鼻流清涕、牙疼喉痛。

【配伍特点】方中川芎辛散上行,行气活血,祛风止痛,善治少阳、厥阴头痛;菊花疏散上焦风邪,解表止痛,清利头目。二者共为君药。薄荷、连翘、蔓荆子疏散风热、清利头目、祛风止痛,羌活、白芷、藁本、防风、荆芥穗疏风散邪、通络止痛,上药有增强君药解表散风止痛之功,共为臣药。黄芩、栀子、黄连既清泻内热积火,又可制约风药温燥升散之性,为佐药。桔梗清热宣肺利咽,载药上行头面,甘草调和诸药,共为使药。全方共奏清热解表、散风止痛之功。

【剂型规格】

丸剂:水蜜丸,每 10 丸重 1g;水蜜丸,每 15 丸重 3g;大蜜丸,每丸重 9g;水丸,每袋装 6g。

片剂：糖衣片，片芯重 0.25g 或 0.3g。

【用法用量】

丸剂：口服。水丸，一次 6g，一日 2 次；大蜜丸，一次 1 丸，一日 2 次；水蜜丸，一次 1g（每 10 丸重 1g）或 3g（每 15 丸重 3g），一日 2 次。

片剂：口服。一次 4 片，一日 2 次。

【临床应用】

1. 感冒　因外感风邪所致。症见鼻塞流涕，喷嚏，发热恶风，头疼，头晕，口苦咽干，舌质红，苔薄黄，脉浮数；上呼吸道感染见上述证候者。

2. 偏正头痛　因感受风邪，清阳受阻，脉络不畅所致。症见头痛，头晕目眩，头目不清，恶风，苔薄黄，脉浮数。

3. 眩晕　因感受风邪，上扰清窍所致。症见头晕目眩，恶风，或鼻塞流涕，耳鸣，口苦咽干等。

4. 鼻渊　因肺胃郁热，外感风邪所致。症见鼻流清涕或浊涕，喷嚏，或鼻塞，或兼头痛，头目不清，口苦咽干等。

5. 牙痛　因肺胃郁热，外感风邪所致。症见牙龈肿痛，遇冷热尤甚，牵引头痛，兼头晕、口苦，舌苔薄黄，脉浮数。

【现代研究】本品具有解热、镇痛、抗菌及抗炎等作用。

牛黄清感胶囊

【处方】黄芩、金银花、连翘、人工牛黄、珍珠母。

【功用主治】疏风解表，清热解毒。用于外感风热，内郁化火所致的感冒发热、咳嗽、咽痛。

【配伍特点】方中人工牛黄苦凉，气芳香，善清心肝实火。银花、连翘清轻疏散，既能辛凉透表、疏散风热，又能清热解毒、清利咽喉。黄芩为苦寒之品，能清热泻火。珍珠母味咸性寒，可潜肝阳、清肝火。诸药合用，共奏疏风解表、清热解毒之功。

【剂型规格】胶囊：每粒装 0.3g。

【用法用量】口服。一次 2～4 粒，一日 3 次。

【临床应用】

感冒　因外感风热，内郁化火所致。症见发热重，微恶寒，咽喉肿痛，咳嗽，舌红苔黄，脉浮数；上呼吸道感染、流行性感冒见上述证候者。

【使用注意】对本品过敏者、孕妇禁用。

【现代研究】本品具有抑制流感病毒、抗菌、抗炎、解热等作用。

桑菊感冒片

【处方】桑叶、菊花、连翘、薄荷素油、苦杏仁、桔梗、甘草、芦根。

【功用主治】疏风清热，宣肺止咳。用于风热感冒初起。症见头痛、咳嗽、口干、咽痛。

【配伍特点】方中桑叶疏散上焦风热，清宣肺热而止咳嗽；菊花疏散风热，清利头目而肃肺。二药轻清灵动，疏散肺中风热，共为君药。薄荷疏散风热，杏仁肃降肺气，桔梗开宣肺气，与杏仁相合，一宣一降，以复肺脏宣降而能止咳，三者共为臣药。连翘辛散透邪、清热解毒，芦根清热生津止渴，为佐药。甘草调和诸药为使。诸药相伍，使上焦风热得以疏散，肺气得以宣降，则表证解、咳嗽止，共奏疏风清热、宣肺止咳之功。

【剂型规格】片剂：每片重 0.5g。

【用法用量】口服。一次 4～8 片，一日 2～3 次。

【临床应用】

1. 感冒 因外感风热所致。症见发热，微恶风寒，头痛口渴，咳嗽咽痛，舌尖红，苔薄白或薄黄，脉浮数；上呼吸道感染、急性支气管炎见上述证候者。

2. 迎风热泪 因肝经风热所致。症见迎风则流热泪，两目赤涩，口鼻干燥，头晕耳鸣，舌质红，苔薄白，脉弦或细数；急性结膜炎、角膜炎见上述证候者。

【现代研究】本品具有发汗、解热、抗菌、抗炎、镇咳等作用。

三、表里双解类中成药

本类中成药具有表里双解的作用，用于表证未解，里证又急之证。

防风通圣丸（颗粒）

【处方】防风、荆芥穗、薄荷、麻黄、大黄、芒硝、栀子、滑石、桔梗、石膏、川芎、当归、白芍、黄芩、连翘、甘草、白术（炒）。

【功用主治】解表通里，清热解毒。用于外寒内热、表里俱实证。症见恶寒壮热、头痛咽干、小便短赤、大便秘结、风疹湿疮。

【配伍特点】方中麻黄、防风、荆芥、薄荷疏风解表，使外感风邪从表而散；大黄、芒硝泄热通便，滑石、栀子清利湿热，使里热从二便分消。以上共为君药。石膏、连翘、黄芩、桔梗清热泻火解毒，以清肺胃之热，此则上下分消，内外同治，为臣药。火热之邪灼血耗气，故用当归、白芍、川芎养血和血祛风，使风去而正不伤；白术健脾燥湿，令通利而不伤中。上药共为佐药。甘草益气和中，调和诸药为使药。全方汗、下、清、利四法俱备，上中下三焦并治，共奏解表通里、清热解毒之功。

【剂型规格】

丸剂：每20丸重1g。

颗粒：每袋装3g。

【用法用量】

丸剂：口服。一次6g，一日2次。

颗粒：温开水冲服。一次3g，一日2次。

【临床应用】

1. 感冒　因外感风寒，内有蕴热所致。症见恶寒壮热，头痛，咽干，小便短赤，大便秘结，舌红，苔黄厚，脉浮紧或弦数；上呼吸道感染见上述证候者。

2. 湿疹湿疮　因内蕴湿热，复感风邪所致。症见恶寒发热，头痛，咽干，风疹瘙痒，疹块色红，湿疹瘙痒不止，渗液流汁，小便短赤，大便秘结；荨麻疹、湿疹见上述证候者。

3. 瘰疬　因痰火凝聚所致。症见颈部一侧或两侧结块肿大如豆，或兼见恶寒发热，小便短赤，大便秘结；淋巴结结核早期见上述证候者。

【使用注意】对本品过敏者禁用。体弱便溏者、孕妇慎用。

【现代研究】本品具有通便、解热、抗炎、抑菌等等作用。

小柴胡颗粒

【处方】柴胡、姜半夏、黄芩、党参、甘草、生姜、大枣。

【功用主治】解表散热，疏肝和胃。用于外感病，邪犯少阳证。症见寒热往来、胸胁苦满、食欲不振、心烦喜呕、口苦咽干。

【配伍特点】方中柴胡透散少阳之邪，兼能疏解气机之郁滞，为君药。黄芩清少阳半里之热，为臣药。二药配伍，清透少阳半表半里之邪，是和解少阳常用的基本对药。半夏、生姜和胃降逆以止呕吐；党参、大枣、甘草益气和中，扶正以祛邪。上药共为佐药。甘草又可调和诸药，为使药。诸药配伍，共奏和解少阳、补中扶正、和胃降逆之功。

【剂型规格】颗粒：每袋装10g，或4g（无蔗糖），或2.5g（无蔗糖）。

【用法用量】温开水冲服。一次1～2袋，一日3次。

【临床应用】

1. 感冒　因邪犯少阳，表里同病所致。症见寒热往来，口苦咽干，目眩，舌苔薄白，脉弦；上呼吸道感染见上述证候者。

2. 疟疾、黄疸　因邪犯少阳所致。症见寒热往来，胸胁苦满，食欲不振，心烦喜呕，口苦咽干，或见身目俱黄，舌红苔黄或黄腻，脉弦；肝炎、胆囊炎、胆结石见上述证候者。

3. 产后感染或经期感冒　因热入血室所致。症见妇女伤寒中风，经水时来时断，寒热往来，胸胁苦满，舌苔薄白，脉弦。

【使用注意】肝火偏盛、肝阳上亢者忌服。

【现代研究】本品具有解热、抗病原微生物、抗炎、保肝利胆、增强免疫功能等作用。

四、扶正解表类中成药

本类中成药具有扶正解表的作用，用于治疗体虚复感外邪之证。

玉屏风颗粒（口服液）

【处方】黄芪、白术（炒）、防风。

【功用主治】益气，固表，止汗。用于表虚不固所致的自汗恶风、面色㿠白，或体虚易感风邪者。

【配伍特点】黄芪内可补益脾肺之气，外可固表止汗，尤宜于肌表卫气不固导致的体虚汗出，是为君药。白术健脾益气，以增黄芪益气固表之功，为臣药。佐以防风解表祛风，防风为风药中的润剂，黄芪得防风，则固表而不留邪，防风得黄芪，则祛邪而不伤正。诸药合用，共奏益气固表止汗之功。

【剂型规格】

颗粒：每袋装 5g。

口服液：每支装 10mL。

【用法用量】

颗粒：温开水冲服。一次 1 袋，一日 3 次。

口服液：口服。一次 10mL，一日 3 次。

【临床应用】

1.自汗 多由气虚卫外不固所致。症见自汗，恶风，气短，乏力，舌淡，脉虚弱。

2.体虚易感 由表虚不固所致。症见神疲乏力，自汗恶风，反复感冒，舌淡，脉虚。

【使用注意】热病汗出、阴虚盗汗者忌用。感冒发热患者不宜用。

【现代研究】本品具有增强机体免疫功能和抗变态反应等作用。

参苏丸（颗粒、胶囊）

【处方】党参、紫苏叶、葛根、前胡、茯苓、半夏、陈皮、炒枳壳、桔梗、甘草、木香。

【功用主治】益气解表，疏风散寒，祛痰止咳。用于体虚外感风寒。症见恶寒发热、头痛鼻塞、咳嗽痰多、胸闷呕逆、乏力气短。

【配伍特点】方以紫苏叶、葛根发散风寒、解肌透表为君；前胡、桔梗、半夏宣降肺气、化痰止咳，陈皮、枳壳宽胸理气为臣。君臣相配，有治痰先治气之义。佐以党参益气扶正，茯苓健脾渗湿，木香行气醒脾。甘草调和诸药为使。诸药相合，共奏益气解表、疏风散寒、祛痰止咳之功。

【剂型规格】

丸剂：水丸，每袋装 6g。

颗粒：每袋装 20g。

胶囊：每粒装 0.45g。

【用法用量】

丸剂：口服。一次 6～9g，一日 2～3 次。

颗粒：温开水冲服。一次 1 包，一日 2 次。

胶囊：口服。一次 4 粒，一日 2 次。

【临床应用】

感冒 因体虚外感风寒所致。症见恶寒发热，头痛鼻塞，咳嗽痰多，胸闷呕逆，乏力气短；上呼吸道感染、急性支气管炎见上述证候者。

【使用注意】痰热咳嗽气喘者不宜用。

【现代研究】本品具有解热、镇痛、镇咳、祛痰、抗病毒、提高非特异性免疫功能等作用。

复习思考

1. 简述解表类中成药的分类及适应证。

2. 简述九味羌活丸（颗粒、口服液）的功用主治。

3. 简述感冒清热颗粒（胶囊）的功用主治和用法用量。

4. 简述银翘解毒丸（颗粒、胶囊、软胶囊、片）的功用主治。

5. 简述防风通圣丸（颗粒）的功用主治和用法用量。

6. 问病荐药

病例 1：患者某，女，30 岁，于 2012 年 7 月 26 日就诊。症见发热头痛，微恶风寒，咳嗽，口干口渴，咽喉疼痛，舌尖红，苔薄白或薄黄，脉浮数。

病例 2：患者某，男，21 岁，于 2012 年 4 月 26 日就诊。症见面部痤疮，瘙痒难忍，恶寒壮热，头痛，口渴，咽痛，大便秘结，小便赤涩等。

要求：（1）根据症状做出初步诊断。

（2）根据诊断推荐适宜的中成药。

（3）向患者介绍所推荐中成药的用法用量和注意事项。

扫一扫，知答案

项目二　祛暑类中成药

凡以清热解暑祛湿药为主组成，具有解暑退热的作用，用于治疗夏季暑病的中成药，称为祛暑类中成药。

保济丸（口服液）

【处方】钩藤、菊花、蒺藜、厚朴、木香、苍术、天花粉、广藿香、葛根、化橘红、白芷、薏仁、稻芽、薄荷、茯苓、广东神曲。

【功用主治】解表，祛湿，和中。用于暑湿感冒。症见发热头痛，腹痛腹泻，恶心呕吐，肠胃不适；亦可用于晕车晕船。

【配伍特点】方中广藿香芳香辛散，解表化湿；苍术、白芷解表散寒，燥湿宽中。三药共为君药。化橘红、厚朴燥湿除满、下气和中，菊花、蒺藜、钩藤、薄荷清宣透邪，共为臣药。茯苓、薏苡仁淡渗利湿，神曲、稻芽、木香醒脾开胃、行气和中，葛根升清止泻，天花粉清热生津，共为佐药。诸药相合，共奏解表祛湿和中之功。

【剂型规格】

丸剂：每瓶装 1.85g 或 3.7g。

口服液：每支装 10mL。

【用法用量】

丸剂：口服。一次 1.85～3.7g，一日 3 次。

口服液：口服。一次 10～20mL，一日 3 次，儿童用量酌减。

【临床应用】

1. 感冒　因外感表邪，脾胃失和所致。症见发热头痛，腹痛腹泻，嗳食嗳酸，恶心呕吐，肠胃不适，消化不良，舌质淡，苔腻，脉浮；胃肠型感冒见上述证候者。

2. 呕吐　因外感表邪，胃失和降所致。症见呕吐不止，胸膈满闷，胃脘疼痛，苔白腻，脉濡缓；急性胃炎见上述证候者。

3. 泄泻 因外感表邪，脾失运化所致。症见下利清稀或如米泔水，腹痛或不痛，胸膈痞闷，呕恶；急性肠炎见上述证候者。

4. 晕车晕船 乘坐交通工具时出现头晕，恶心，呕吐，面色苍白，汗出肢冷；晕动症见上述证候者。

【使用注意】对本品过敏者、孕妇禁用。外感燥热者，以及急性肠道传染病之剧烈恶心、呕吐、水泻不止者不宜用。哺乳期妇女慎用。

【现代研究】本品具有抗炎、抗菌、镇痛及调节胃肠运动等作用。

藿香正气水（胶囊、颗粒、口服液、软胶囊）

【处方】苍术、陈皮、厚朴（姜制）、白芷、茯苓、大腹皮、生半夏、甘草浸膏、广藿香油、紫苏叶油。

【功用主治】解表化湿，理气和中。用于外感风寒，内伤湿滞或夏伤暑湿所致的感冒。症见头痛昏重、胸膈痞闷、脘腹胀痛、呕吐泄泻。

【配伍特点】方中广藿香油为君药，味辛，性微温，既能外散风寒，又能和中降浊，为治霍乱吐泻之要药。紫苏叶油、白芷辛温发散，助藿香解表化湿，为臣药。厚朴、大腹皮行气燥湿，除满消胀；生半夏、陈皮燥湿和胃，降逆止呕；苍术、茯苓燥湿健脾，和中止泻。以上共为佐药。甘草浸膏调和脾胃，调和诸药。诸药配伍，内外兼治，表里双解，风寒得解，湿滞可化，清升浊降，气机通畅，共奏解表化湿、理气和中之功。

【剂型规格】

酊剂及口服液：每支装 10mL。

胶囊：每粒装 0.3g。

颗粒：每袋装 6g。

软胶囊：每粒装 0.45g。

【用法用量】

酊剂及口服液：口服。一次 5 ～ 10mL，一日 2 次，用时摇匀。

胶囊：口服。一次 4 粒，一日 2 次。

颗粒：温开水冲服。一次 1 袋，一日 2 次。

软胶囊：口服。一次 2 ～ 4 粒，一日 2 次。

【临床应用】

1. 感冒 因外感风寒、内伤湿滞所致。症见恶寒发热，头身困重疼痛，胸脘满闷，恶心纳呆，舌质淡红，舌苔白腻，脉浮缓；胃肠型感冒见上述证候者。

2. 呕吐 因湿阻中焦所致。症见呕吐，脘腹胀痛，伴恶寒发热，周身酸困，头身疼痛；胃肠型感冒见上述证候者。

3. 泄泻　因湿阻气机所致。症见泄泻暴作，便下清稀，肠鸣腹痛，脘闷纳呆，伴见恶寒发热，周身酸楚；胃肠型感冒见上述证候者。

4. 中暑　因外感暑湿，气机受阻所致。症见突然恶寒发热，头晕昏沉，胸脘满闷，恶心呕吐，甚则昏仆，舌苔白厚腻。

【使用注意】对本品过敏者、孕妇禁用。外感风热者不宜用。

【不良反应】有服用酊剂后发生药疹、紫癜等个案报道。

【现代研究】具有解痉、镇痛、推进胃肠运动、镇吐、抗过敏等作用。

十滴水（软胶囊）

【处方】樟脑、干姜、大黄、小茴香、肉桂、辣椒、桉油。

【功用主治】健胃，祛暑。用于因中暑，所致的头晕、恶心、腹痛、胃肠不适。

【配伍特点】方中樟脑辛香辟秽，开窍祛暑，为君药。干姜温脾和中、化湿除满，桉油透邪疏风、清热解暑，共为臣药。小茴香理气开胃，辛香止痛；肉桂温中理气；辣椒消食破结，辟毒开胃；大黄荡涤实浊。四药共为佐药。诸药配伍，共收健胃祛暑之功。

【剂型规格】

酊剂：每瓶装 5mL 或 10mL。

软胶囊：每粒装 0.425g。

【用法用量】

酊剂：口服。一次 2 ～ 5mL，儿童用量酌减。

软胶囊：口服。一次 1 ～ 2 粒，儿童用量酌减。

【临床应用】

中暑　因夏秋季节感受暑湿所致。症见头晕，头重如裹，恶心，脘腹胀痛，胃肠不适或泄泻，身热不扬，舌苔白腻，脉濡缓。

【使用注意】对本品及酒精过敏者、孕妇禁用。驾驶员及高空作业者慎用。

【不良反应】有服用本品后发生猩红热样药疹、接触性皮炎等不良反应的报道。

【现代研究】本品具有抑制胃肠运动、镇痛、止吐等作用。

甘露消毒丸

【处方】滑石、茵陈、石菖蒲、木通、射干、豆蔻、连翘、黄芩、川贝母、藿香、薄荷。

【功用主治】芳香化湿，清热解毒。用于暑湿蕴结。症见身热肢酸、胸闷腹胀、身黄、目黄、尿赤。

【配伍特点】方中滑石清热解暑，茵陈清利湿热，黄芩清热燥湿，共为君药，清热利湿退黄之功甚强。木通清热利湿，川贝母、射干化痰散结、消肿利咽，连翘清热解毒，薄荷疏表透热兼利咽喉，共为臣药。藿香、豆蔻、石菖蒲芳香化浊、宣畅气机，为佐药。

【剂型规格】丸剂：水丸，每 50 丸重 3g。

【用法用量】口服。一次 6～9g，一日 2 次。

【临床应用】

黄疸 因肝胆湿热所致。症见起病急，食欲减退，厌油，乏力，上腹不适，肝区隐痛，恶心，呕吐，部分患者畏寒发热，继而尿色加深，巩膜、皮肤发黄；急性肝炎、胆囊炎见上述证候者。

【现代研究】本品具有调理胃肠、利尿、保肝利胆及解热、抗炎、抑菌、抗病毒等作用。

清暑益气丸

【处方】人参、黄芪（蜜炙）、炒白术、苍术（米泔炙）、麦冬、泽泻、醋五味子、当归、黄柏、葛根、醋青皮、陈皮、六神曲（麸炒）、升麻、甘草。

【功用主治】祛暑利湿，补气生津。用于中暑受热，气津两伤。症见头晕身热、四肢倦怠、自汗心烦、咽干口渴。

【配伍特点】方中葛根辛凉解表，清热祛暑，为君药。黄芪、人参益气健脾，麦冬、五味子、当归养阴生津，共为臣药。苍术、炒白术燥湿健脾，醋青皮、陈皮理气和中，黄柏清热燥湿，泽泻清热利湿，六神曲健脾消积，升麻发散暑热、升阳止泻，共为佐药。甘草益胃和中，调和诸药，兼为佐使。诸药相合，共奏祛暑利湿、补气生津之功。

【剂型规格】丸剂：大蜜丸，每丸重 9g。

【用法用量】姜汤或温开水送服。一次 1 丸，一日 2 次。

【临床应用】

中暑 因感受暑热，气津两伤所致。症见身热汗多，口渴心烦，体倦少气，精神不振，小便短赤，脉虚数；小儿夏季热、热射病、功能性发热等见上述证候者。

【现代研究】本品具有增强机体免疫功能、抗炎、抑菌、改善胃肠功能等作用。

六合定中丸

【处方】广藿香、紫苏叶、香薷、木香、檀香、姜厚朴、枳壳（炒）、陈皮、桔梗、甘草、茯苓、木瓜、炒白扁豆、炒山楂、六神曲（炒）、炒麦芽、炒稻芽。

【功用主治】祛暑除湿，和中消食。用于夏伤暑湿，宿食停滞。症见寒热头痛、胸闷恶心、吐泻腹痛。

【配伍特点】方中香薷清暑化湿，有"夏月之麻黄"之谓，为君药。广藿香、紫苏叶芳香化浊，炒白扁豆、茯苓健脾化湿，炒麦芽、炒稻芽、炒六神曲、炒山楂消食导滞，共为臣药。炒枳壳、姜厚朴、陈皮、木香行气化湿，檀香宽胸行气，桔梗开宣肺气，木瓜化湿舒筋，共为佐药。甘草调和诸药，为使药。诸药配伍，共奏祛暑除湿、和中消食之功。

【剂型规格】丸剂：水丸，每袋装 15g。

【用法用量】口服。一次 3～6g，一日 2～3 次。

【临床应用】

感冒 因夏令时节感受暑湿所致。症见恶寒发热，头痛，身体酸楚，心烦口渴，食滞纳呆，胸闷泛恶，吐泻腹痛，小便短赤；夏季热、急性肠胃炎、胃肠型感冒、消化不良等见上述证候者。

【现代研究】本品具有抑制胃肠功能、解痉等作用。

复习思考

扫一扫，知答案

1. 叙述藿香正气水（胶囊、颗粒、口服液、软胶囊）的组成、功用主治、临床应用、使用注意及不良反应。

2. 叙述保济丸（口服液）的组成、功用主治、临床应用、使用注意及不良反应。

3. 叙述十滴水（软胶囊）的组成、功用主治、临床应用、使用注意及不良反应。

4. 简述清暑益气丸的功用主治及临床应用。

5. 简述甘露消毒丸的功用主治及临床应用。

项目三　泻下类中成药

【学习目标】

1. 掌握三黄片、麻仁润肠丸（软胶囊）、麻仁丸（胶囊、软胶囊）的功用主治、配伍特点、临床应用、使用注意及不良反应。

2. 熟悉通便灵胶囊、通便宁片、苁蓉通便口服液的功用主治及临床应用。

3. 了解泻下类中成药的概念、适用范围和注意事项。

泻下类中成药以泻下药为主组成，具有通导大便、排除胃肠积滞、荡涤实热、攻逐水饮等作用，用于治疗里实证。

使用泻下剂应中病即止，不可久服，以免过泻伤正。作用猛烈的泻下剂，孕妇、产妇、月经期妇女、失血患者及年老体弱者应慎用或禁用。

一、攻下类中成药

本类中成药具有清热泻火、攻下积滞的作用，用于治疗热结里实证。

三黄片

【处方】大黄、盐酸小檗碱、黄芩浸膏。

【功用主治】清热解毒，泻火通便。用于三焦热盛所致的目赤肿痛、口鼻生疮、咽喉肿痛、牙龈肿痛、心烦口渴、尿黄、便秘，亦用于急性胃肠炎、痢疾。

【配伍特点】方中大黄通肠中积滞，泻内结热毒，降妄行之火，为君药。黄芩、黄连为臣，分清上、中二焦之实火。三药相合，共奏清热解毒、泻火通便之效。

组方中盐酸小檗碱又名盐酸黄连素，有明显的抑菌作用，特别是对痢疾杆菌作用最强，常用于治疗细菌性痢疾和胃肠炎。因盐酸小檗碱主要从中药黄连中提取，故配伍特点中以黄连论之。

【剂型规格】片剂：薄膜衣小片，每片重0.26g；薄膜衣大片，每片重0.52g。

【用法用量】口服。小片一次4片，大片一次2片，一日2次，小儿用量酌减。

【临床应用】

1. 泄泻 因火毒内郁胃肠所致。症见腹痛腹泻，脘腹胀满，腹痛拒按，泻后痛减，小便不利，舌红苔黄，脉数；急性胃肠炎、肠易激综合征见上述证候者。

2. 便秘 因火毒内蕴胃肠所致。症见大便秘结难下，面红身热，口干口臭；习惯性便秘见上述证候者。

3. 口疮 因火热内盛，循经上扰所致。症见口舌生疮，疮面红肿灼痛，口渴口臭，咽痛或干，大便燥结，小便短赤，舌红苔黄燥或腻，脉洪数；口腔溃疡见上述证候者。

4. 牙宣 因火热内盛，循经上扰所致。症见牙龈红肿疼痛，出血溢脓，烦渴喜冷饮，多食易饥，胃脘嘈杂，口干口臭，大便秘结，尿黄，舌红苔黄厚，脉滑数；牙龈炎、牙周炎见上述证候者。

5. 带下 因火毒内盛，下注胞宫所致。症见带下色黄质黏，味臭秽，口燥咽干，小便黄赤，舌红苔黄，脉弦数；慢性盆腔炎、阴道炎、宫颈糜烂见上述证候者。

【使用注意】孕妇慎用。

【现代研究】本品具有促进胃肠运动、抗炎、抑菌等作用。

通便灵胶囊

【处方】番泻叶、当归、肉苁蓉。

【功用主治】泄热导滞,润肠通便。用于热结便秘、长期卧床性便秘、一时性腹胀便秘、老年习惯性便秘。

【配伍特点】方中番泻叶泻下导滞,清导实热,为君药。当归补血养血、润肠通便,肉苁蓉补益精血、润燥滑肠,共为臣药。全方共奏泄热导滞、滑肠通便之功。

【剂型规格】胶囊:每粒装 0.25g。

【用法用量】口服。一次 5 ~ 6 粒,一日 1 次。

【临床应用】

便秘 因实热积滞于胃肠,或年老气虚津亏所致大便秘结难下诸症。

【使用注意】孕妇及哺乳期、月经期妇女禁用。

【现代研究】本品主要有通便和抗炎的作用。

通便宁片

【处方】番泻叶干膏粉、牵牛子、白豆蔻、砂仁。

【功用主治】宽中理气,泻下通便。用于实热便秘。

【配伍特点】番泻叶泻下导滞,清导实热,为君药。牵牛子为峻下之品,为臣药。白豆蔻行气温中止呕,砂仁化湿开胃、理气止泻,二者共为佐药,既能行气宽中,又防君臣药寒下太过,损伤正气。诸药合用,共奏宽中理气、泻下通便之功。

【剂型规格】片剂:每片重 0.48g。

【用法用量】口服。一次 4 片,轻者及初次服用者一次 1 ~ 2 片,一日 1 次。

【临床应用】

便秘 因实热积滞所致。症见大便秘结难下,腹痛拒按,腹胀纳呆,口干口苦,小便短赤,舌红苔黄,脉弦滑数;单纯性肠梗阻、习惯性便秘等见上述证候者。

【使用注意】孕妇禁服。体虚者忌长期服用。

二、润下类中成药

本类中成药有润燥滑肠的作用,用于治疗肠燥便秘之证。

麻仁润肠丸(软胶囊)

【处方】火麻仁、炒苦杏仁、大黄、木香、陈皮、白芍、蜂蜜。

【功用主治】润肠通便。用于肠胃积热所致的胸腹胀满、大便秘结。

【配伍特点】方中以质润多脂之火麻仁润肠通便为君药；臣以杏仁降气润肠，白芍养阴濡坚；佐以木香、陈皮行肠胃气滞，大黄泄热通便；使以蜂蜜润燥滑肠。诸药合而为丸，具有润肠、通便、缓下之功。

【剂型规格】

丸剂：大蜜丸，每丸重 6g；小蜜丸，每袋装 6g；水蜜丸，每 10 粒重 1.6g。

软胶囊：每粒装 0.5g。

【用法用量】

丸剂：口服。大蜜丸，一次 1～2 丸，一日 2 次；小蜜丸，一次 1～3 袋，一日 2 次；水蜜丸，一次 3.2～6.4g，一日 2 次。

软胶囊：口服。一次 8 粒，一日 2 次，年老、体弱者酌情减量使用。

【临床应用】

便秘　因胃肠积热所致。症见大便秘结，胸腹胀满，口苦，尿黄，舌红苔黄或黄燥，脉滑数；功能性便秘见上述证候者。

【使用注意】孕妇忌服。虚寒性便秘者慎用。

【不良反应】少数患者服用本品后出现腹痛、大便次数过多、大便偏稀，可酌情减量服用或停药。

【现代研究】本品具有通便、促进肠道运动等作用。

苁蓉通便口服液

【处方】肉苁蓉、何首乌、枳实、蜂蜜。

【功用主治】润肠通便。用于老年便秘、产后便秘。

【配伍特点】方中肉苁蓉补肾阳、益精血，何首乌补肝肾、益精血、强筋骨，两者共为主药；枳实行气宽中，蜂蜜润肠通便，为辅药。诸药相合，共奏润肠通便之效。

【剂型规格】口服液，每支 10mL。

【用法用量】口服。一次 1～2 支，一日 1 次，睡前或清晨服。

【临床应用】

便秘　因气血不足，精血亏耗所致。症见大便艰涩难下，腹胀纳呆，气虚乏力等；老年性便秘、产后便秘等见上述证候者。

【使用注意】孕妇慎用。

麻仁丸（胶囊、软胶囊）

【处方】火麻仁、苦杏仁、大黄、枳实、厚朴、白芍。

【功用主治】润肠通便。用于肠燥津亏所致的便秘。

【配伍特点】方中火麻仁润肠通便为君药；杏仁降气润肠，白芍养阴和里，共为臣药；枳实顺气除痞，厚朴调中除满，大黄通便泻积，共为佐药；蜂蜜润燥滑肠，意在缓下，为使药。诸药炼蜜为丸，有润肠通便之功。

【剂型规格】

丸剂：大蜜丸，每丸重 9g；小蜜丸，每袋装 9g；水蜜丸，每袋装 6g。

胶囊：每粒装 0.35g。

软胶囊：每粒装 0.6g。

【用法用量】

丸剂：口服。大蜜丸一次 1 丸，小蜜丸一次 9g，水蜜丸一次 6g，一日 1～2 次。

胶囊：口服。一次 2～4 粒，早、晚各一次，或睡前服。

软胶囊：口服。一次 3～4 粒，早、晚各一次，用开水搅拌溶解并加适量蜂蜜后服用。

【临床应用】

便秘 因肠燥津亏，肠胃燥热所致。症见大便干结难下、腹部胀满不适；习惯性便秘、老年性便秘、多种手术后便秘见上述证候者。

【使用注意】孕妇、虚寒性便秘者慎用。

【现代研究】本品具有通便、促进胃肠运动的作用。

复习思考

1. 叙述三黄片的功用主治、用法用量、临床应用及使用注意。

2. 叙述麻仁丸（胶囊、软胶囊）的功用主治、用法用量、临床应用及使用注意。

3. 简述苁蓉通便口服液的功用主治和临床应用。

4. 技能测试

病例：患者钱某，男，60 岁，于 2011 年 8 月 27 日就诊。症见大便秘结，胸腹胀满，口苦，尿黄等。

（1）根据上述症状做出初步诊断。

（2）根据诊断推荐适宜的中成药。

（3）向患者介绍所推荐中成药的用法用量和注意事项。

扫一扫，知答案

项目四 清热类中成药

清热类中成药以清热药物为主组成，具有清热、泻火、凉血、解毒等作用，用以治疗里热证。

里热证表现多端，有在气在血之别、实热虚热之分、在脏在腑之辨，必须明虚实、定病位、辨真假，辨证审因，才能取得良好疗效。

一、清热泻火类中成药

本类中成药具有清热泻火、凉血解毒的作用，用于治疗里热证。

黄连上清丸（片）

【处方】黄连、栀子、连翘、炒蔓荆子、防风、荆芥穗、白芷、黄芩、菊花、薄荷、大黄、黄柏、桔梗、川芎、石膏、旋覆花、甘草。

【功用主治】散风清热，泻火止痛。用于风热上攻、肺胃热盛所致的头晕目眩、暴发火眼、牙齿疼痛、口舌生疮、咽喉肿痛、耳痛耳鸣、大便秘结、小便短赤。

【配伍特点】方中黄连、黄芩、黄柏、石膏清热泻火，燥湿解毒；栀子、大黄清热凉血解毒，引热毒从二便而出。六味药共为君药。连翘、菊花、荆芥穗、川芎、防风疏散风热，共为臣药。白芷通窍止痛，为阳明经引药；蔓荆子轻浮升散，清利头目；薄荷清香升散，散风热，清头目；旋覆花下气行水；桔梗清热利咽，载药上行。上药共为佐药。甘草清热解毒，调和诸药，为佐使药。

【剂型规格】

丸剂：水丸，每袋装 6g；水蜜丸，每 40 丸重 3g；大蜜丸，每丸重 6g。

片剂：薄膜衣片，每片重 0.31g；糖衣片，每片重 0.3g。

【用法用量】

丸剂：口服。水丸或水蜜丸一次 3～6g，大蜜丸一次 1～2 丸，一日 2 次。

片剂：口服。一次 6 片，一日 2 次。

【临床应用】

1. 暴风客热 因风热上入，肺胃热盛，引动肝火上蒸头目所致。症见眼内刺痒交作，羞明流泪，眵多，白睛红赤，头痛，身热，口渴，尿赤，舌苔黄，脉浮数；急性结膜炎见上述证候者。

2. 聤耳 因风热邪毒上犯，肺胃热盛，毒热结聚，循经上蒸耳窍，气血相搏，化腐成脓所致。症见急剧发作，耳痛显著，眩晕，耳部流脓，重听耳鸣，头痛发热，鼻塞流涕，舌红苔薄黄，脉浮数；急性化脓性中耳炎见上述证候者。

3. 口疮 因风热邪毒内侵，或肺胃热盛，循经上攻于口所致。症见口腔黏膜充血发红，水肿破溃，渗出疼痛，口热口臭，身痛不适，口干口渴，便干尿黄，舌红苔黄，脉浮滑数；急性口炎、复发性口疮见上述证候者。

4. 牙宣 因肺胃火盛，风热内侵，火热蕴郁，循经上蒸所致。症见牙龈红肿，出血渗出，疼痛，口干口渴，口臭口黏，便秘尿黄，舌苔黄，脉浮弦数；急性牙龈（周）炎见上述证候者。

5. 尽牙痛 因风热邪毒侵袭，肺胃火盛，火毒循经郁结牙龈冠周所致。症见冠周牙龈充血肿胀，渗出化脓，疼痛剧烈，口热口臭，口渴口干，张口可受限，便秘，尿黄，舌苔黄厚，脉弦实数；急性智齿冠周炎见上述证候者。

6. 喉痹 因风热邪毒内侵，肺胃热盛，火热循经上蒸咽喉所致。症见咽喉红肿疼痛，头痛，身热，尿黄便干，舌苔黄，脉弦数；急性咽炎见上述证候者。

【不良反应】有服用本品发生急性肝损害的个案报道。

【使用注意】对本品过敏者、孕妇禁用。脾胃虚寒者不宜用。阴虚火旺者慎用。

【现代研究】本品具有解热、抗炎、镇痛及通便等作用。

牛黄解毒丸（胶囊、软胶囊、片）

【处方】人工牛黄、雄黄、石膏、大黄、黄芩、桔梗、冰片、甘草。

【功用主治】清热解毒。用于火热内盛所致的咽喉肿痛、牙龈肿痛、口舌生疮、目赤肿痛。

【配伍特点】方中人工牛黄苦凉，入肝、心经，为清热解毒的良药，且能化痰开窍，清肝定惊，为君药。生石膏辛散大寒，可清胃泻火、除烦止渴；黄芩苦寒，清热燥湿、泻火解毒；大黄苦寒沉降，清热泻火、凉血解毒、泻下通便、导实热下行。三药共为臣药。雄黄内服可解毒疗疮；冰片清热解毒，消肿止痛；桔梗苦辛，归肺经，宣肺利咽，载药上行。三药共为佐药。甘草调和诸药，为使药。诸药合用，共奏清热解毒之效。

【剂型规格】

丸剂：大蜜丸每丸重 3g，水蜜丸每 100 丸重 5g，水丸每袋装 4g。

胶囊：①每粒相当于饮片 0.78g，每粒装 0.3g、0.4g、0.5g。②每粒相当于饮片 0.52g，每粒装 0.3g。

软胶囊：每粒装 0.4g。

片剂：小片每片 0.3g，大片每片 0.6g。

【用法用量】

丸剂：口服。大蜜丸一次 1 丸，水蜜丸一次 2g，水丸一次 2g，一日 2～3 次。

胶囊：口服。一次 2 粒（规格①），或一次 3 粒（规格②），一日 2～3 次。

软胶囊：口服。一次 4 粒，一日 2～3 次。

片剂：口服。小片一次 3 片，大片一次 2 片，一日 2 次。

【临床应用】

1.口疮 因胃炎亢盛所致。症见口舌生疮，疼痛剧烈，或此起彼伏，反复发作，口干喜饮，大便秘结，舌质红苔黄，脉沉实有力；口腔炎见上述证候者。

2.牙痛 因三焦火甚所致。症见牙龈疼痛，发热，甚则牵引头痛，日轻夜重，口渴引饮，大便燥结，小便黄赤，或面颊、颌下瘰疬疼痛，苔黄，脉滑数有力；急性牙周炎、牙龈炎见上述证候者。

3.急喉痹 因火毒内盛，火热上攻所致。症见咽痛，壮热烦渴，大便秘结，腹胀胸满，小便黄赤，舌红苔黄，脉滑数有力；急性咽炎见上述证候者。

【使用注意】孕妇禁用。阴虚火旺所致口疮、牙痛、喉痹者不宜单用。脾胃虚弱者慎用。不宜过量、久服。不宜与四环素、磷酸盐及硫酸盐类药物同用。

【不良反应】有服用本品后发生药疹、过敏性休克、肝脏损害、砷中毒等个案报道。

【现代研究】本品具有抑菌、抗炎、抗病毒、解热、镇痛等作用。

知识链接

本方的组成药物中有雄黄（α-As_4S_4），又称作石黄、黄金石、鸡冠石，是一种含硫和砷的矿石，质软，性脆，通常为粒状、紧密状块，或者粉末，条痕呈浅橘红色。雄黄主要产于低温热液矿床中，常与雌黄（As_2S_3）、辉锑矿、辰砂共生；产于温泉沉积物和硫质火山喷气孔内沉积物的雄黄，则常与雌黄共生。雄黄不溶于水和盐酸，可溶于硝酸，溶液呈黄色，置于阳光下曝晒，会变为黄色的雌黄和砷华，所以保存应避光以免受风化。雄黄加热到一定温度后在空气中可以被氧化为剧毒成分三氧化二砷，即砒霜。

牛黄上清丸（片、胶囊）

【处方】人工牛黄、薄荷、菊花、荆芥穗、白芷、川芎、栀子、黄连、黄柏、黄芩、大黄、连翘、赤芍、当归、生地黄、桔梗、甘草、石膏、冰片。

【功用主治】清热泻火，散风止痛。用于热毒内盛、风火上攻所致的头痛眩晕、目赤耳鸣、咽喉肿痛、口舌生疮、牙龈肿痛、大便秘结。

【配伍特点】方中人工牛黄苦凉，功能清热解毒、消肿止痛，为君药。菊花、连翘辛凉散风，清热解毒；荆芥穗、白芷解表散风，消肿止痛；薄荷疏风清热，利咽解毒。上药共为臣药。黄芩、黄连、黄柏、大黄、栀子苦寒清热燥湿，解毒泻火，凉血消肿，能清泻三焦实火；石膏清解阳明经实热火邪；赤芍、生地黄、当归、川芎凉血活血，上行头目，祛风止痛；冰片疏散郁火，通关开窍，清利咽喉，聪耳明目，助清上焦热邪，透发火郁。上药共为佐药。桔梗载药上行，甘草调和诸药，共为使药。诸药合用，共奏清热泻火、散风止痛之功。

【剂型规格】

丸剂：水丸，每16粒重3g；大蜜丸，每丸重6g。

片剂：薄膜衣片，每片重0.265g。

胶囊：每粒装0.3g。

【用法用量】

丸剂：口服。水丸一次3g，大蜜丸一次1丸，一日2次。

片剂：口服。一次4片，一日2次。

胶囊：口服。一次3粒，一日2次。

【临床应用】

1. 头痛　因热毒内盛，风火上攻所致。症见头痛，伴头晕，面红目赤，口干口苦；原发性高血压、血管神经性头痛见上述证候者。

2. 眩晕　因热毒内盛，风火上攻所致。症见眩晕，面红，目赤，耳鸣，耳聋；原发性高血压见上述证候者。

3. 暴风客热　因热毒内盛，风火上攻，引动肝火，上犯头目所致。症见眼内刺痒交作，羞明流泪，眵多，白睛红赤，头痛，身热，口渴，尿赤，舌苔黄，脉浮数；急性结膜炎见上述证候者。

4. 喉痹　因热毒内盛，风火上攻，循经上蒸咽喉所致。症见咽喉红肿疼痛，头痛，身热，尿黄，便干，舌苔黄，脉弦数；咽炎见上述证候者。

5. 口疮、口糜 因热毒内盛，风火上攻，热毒结聚口腔所致。症见黏膜充血发红、水肿破溃、渗出疼痛，口干口渴，身痛乏力，便干尿黄，舌红苔黄，脉弦洪数；急性口炎、复发性口疮见上述证候者。

6. 牙宣 因热毒内盛，风火上攻，火热相搏，蕴结上犯牙龈所致。症见牙龈红肿、出血、渗出、疼痛，口干口渴，口臭口热，便秘，尿黄，舌苔黄，脉浮弦滑；急性牙龈（周）炎见上述证候者。

7. 牙痈 因热毒内盛，复感风火上攻，蕴热化炎结毒，循经上攻冠周牙龈所致。症见牙龈充血肿胀、渗出化脓、疼痛剧烈，口热口臭，张口可受限，便秘，尿黄，舌苔黄厚，脉弦实数；急性智齿冠周炎见上述证候者。

【使用注意】对本品过敏者禁用。小儿，年老体弱，大便溏软者，以及阴虚火旺所致头痛、眩晕、牙痛、咽痛者不宜用。孕妇慎用。用本品治疗急性咽炎、急性口炎、复发性口疮、牙龈炎、牙周炎、急性智齿冠周炎时可配合使用外用药物，以增强疗效。

【不良反应】有服用本品后发生药疹及过敏性休克的报道。

【现代研究】本品具有解热、抗炎、镇痛、通便、利尿及降压的作用。

牛黄至宝丸

【处方】连翘、栀子、大黄、芒硝、石膏、青蒿、陈皮、木香、广藿香、人工牛黄、冰片、雄黄。

【功用主治】清热解毒，泻火通便。用于胃肠积热所致的头痛眩晕、目赤耳鸣、口燥咽干、大便燥结。

【配伍特点】方中人工牛黄味苦性凉，清热解毒，化痰开窍，故为君药。大黄、芒硝苦寒泄降，清热泻火，通腑泄热；冰片辛凉清热，开窍醒神；石膏、栀子、连翘、青蒿清热解毒，泻火除烦。上药共为臣药。木香、广藿香理气和中，陈皮理气调中、燥湿化痰，雄黄辟秽解毒，共为佐药。全方配伍，共奏清热解毒、泻火通便之功。

【剂型规格】丸剂：大蜜丸，每丸重6g。

【用法用量】口服。一次1～2丸，一日2次。

【临床应用】

便秘 因胃肠积热，肝火上扰所致。症见头痛眩晕，目赤耳鸣，口燥咽干，大便秘结，舌红苔黄，脉弦；功能性便秘见上述证候者。

【使用注意】孕妇禁用。脾胃虚寒性便秘者、肝肾功能不全者慎用。不宜久服。

【现代研究】本品具有改善胃肠功能及通便的作用。

一清颗粒（胶囊）

【处方】黄连、大黄、黄芩。

【功用主治】清热泻火解毒，化瘀凉血止血。用于火毒血热所致的身热、目赤口疮、咽喉牙龈肿痛、大便秘结、吐血、咯血、衄血、痔血。

【配伍特点】方中大黄苦寒泄降，主入脾、胃、大肠经，泄热通便，引火下行，以泻为清，善清三焦气分实热火毒，有上病下治之效，且兼入肝、心包二经，又能清血分实热，化瘀凉血止血，是治血热妄行出血诸症的良药，故为君药。黄连大苦大寒，主入心经，兼入肝、胃二经，善清心火，除中焦实火郁结，有清热泻火、凉血解毒之效；黄芩药性苦寒，主清肺火，善除上焦实火热毒，是清热解毒的佳品，且能凉血止血。二药相伍，辅助大黄增强清热泻火解毒、凉血化瘀止血之效，共为臣药。三药合用，使火毒去而疮肿消，血热清则出血止，共奏清热泻火解毒、化瘀凉血止血之功。

【剂型规格】

颗粒：每袋装 7.5g。

胶囊：每粒装 0.5g。

【用法用量】

颗粒：温开水冲服。一次 1 袋，一日 3～4 次。

胶囊：口服。一次 2 粒，一日 3 次。

【临床应用】

1. 吐血　因胃热炽盛所致。症见脘腹胀闷或作痛，吐血鲜红，口臭口干，大便色黑，舌红苔黄，脉滑数；上消化道出血见上述证候者。

2. 咯血　因肺火炽盛所致。症见痰黄稠而带血，面赤心烦，发热咳嗽，舌红苔黄，脉弦数；支气管扩张咯血见上述证候者。

3. 衄血　因肺胃热盛，迫血妄行所致。症见血色鲜红，鼻燥口臭，口渴喜冷饮，烦躁不安，胃脘灼热，小便短赤，大便燥结，舌红苔黄，脉洪数；鼻出血见上述证候者。

4. 便秘　因肠胃积热所致。症见大便干结，腹胀腹痛，面红身热，口干口臭，心烦不安，小便短赤，舌红苔黄燥，脉滑数；功能性便秘见上述证候者。

5. 痔血　因血热肠燥所致。症见口渴喜饮，唇燥咽干，大便秘结，小便短赤，便血较多，色鲜红，或夹瘀块，肛门灼热肿痛，舌红苔黄，脉弦数；痔疮出血见上述证候者。

6. 喉痹　因风邪热毒或肺胃热盛所致。症见咽部干燥灼热、疼痛、吞咽不适，发热，头痛，口渴喜饮，口气臭秽，大便秘结，小便短赤，舌红苔黄，脉洪数；急、慢性咽炎见上述证候者。

7. 乳蛾　因风邪热毒或脾胃热盛所致。症见咽部疼痛剧烈，痛连耳窍，吞咽不畅，高热神烦，口渴喜饮，咳嗽痰黄稠，大便燥结，小便短赤，舌红苔黄，脉洪数；扁桃体炎见上述证候者。

8. 牙宣 因胃火上蒸所致。症见牙龈红肿疼痛，出血溢脓，烦渴喜冷饮，多食易饥，胃脘嘈杂，口干口臭，大便秘结，尿黄，舌红苔黄厚，脉滑数；牙龈炎、牙周炎见上述证候者。

9. 口疮 因火热内盛所致。症见口舌生疮，疮面红肿灼痛，口渴口臭，咽痛或干，大便燥结，小便短赤，舌红苔黄燥或腻，脉洪数；口腔溃疡见上述证候者。

10. 目赤 因外感风热或火热内盛所致。症见目赤肿痛，羞明，流泪，眵多，舌红苔黄，脉浮数；结膜充血或急性结膜炎见上述证候者。

【使用注意】阴虚火旺、脾胃虚寒者及孕妇慎用。出现腹泻时，可酌情减量；出血量多者，应采取综合急救措施。

【不良反应】偶见皮疹、恶心、腹泻、腹痛。

【现代研究】本品具有抗炎、退热、镇痛、抗菌、抗病毒、止血、降压、降脂、通便、改善微循环等作用。

二、清热解毒类中成药

本类中成药具有清热解毒的作用，用于治疗火毒内盛所致诸疾。

板蓝根颗粒

【处方】板蓝根。

【功用主治】清热解毒，凉血利咽。用于肺胃热盛所致的咽喉肿痛、口咽干燥、腮部肿胀。

【配伍特点】板蓝根性味苦寒，归心、胃经，苦能降泄，寒能清热，有清热解毒、消肿利咽之功。火毒内蕴、肺胃热盛所致的急喉痹、急乳蛾、瘟疫时毒，热毒蕴结所致的痄腮、咽喉肿痛，皆可用之。

【剂型规格】每袋装5g（相当于饮片7g），或10g（相当于饮片14g），或3g（无蔗糖，相当于饮片7g）。

【用法用量】温开水冲服。一次5～10g，或一次3～6g（无蔗糖），一日3～4次。

【临床应用】

1. 急喉痹 因火毒炽盛，上灼于咽而致。症见咽部红肿疼痛，发热，舌红苔黄，脉数；急性咽炎见上述证候者。

2. 急乳蛾 因肺胃热毒壅盛，上蒸喉核所致。症见喉核红肿、疼痛剧烈，或化脓、吞咽困难，发热，舌红，苔黄，脉数；急性扁桃体炎见上述证候者。

3. 痄腮 因瘟疫时毒，热毒蕴结所致。症见发热，腮部肿胀，舌红，苔黄，脉数；急性腮腺炎见上述证候者。

【不良反应】有服用本品引起血小板减少性紫癜、全身不良反应的个案报道。

【使用注意】对本品过敏者禁用。风寒感冒、阴虚火旺者不宜用。

【现代研究】本品具有抗病原微生物、抗炎、抗内毒素和增强机体免疫功能、抑制血小板聚集等作用。

穿心莲片（胶囊）

【处方】穿心莲。

【功用主治】清热解毒，凉血消肿。用于邪毒内盛所致的感冒发热，咽喉肿痛，口舌生疮，顿咳劳嗽，泄泻痢疾，热淋涩痛，痈肿疮疡，毒蛇咬伤。

【配伍特点】穿心莲苦、寒，归心、肺、大肠、膀胱经，功能清热解毒、凉血消肿。

【剂型规格】

片剂：小片含穿心莲干浸膏 0.105g，大片含 0.210g。

胶囊：每粒装 0.19g 或 0.38g。

【用法用量】

片剂：口服。小片一次 2～3 片，一日 3～4 次；大片一次 1～2 片，一日 3 次。

胶囊：口服。一次 2～3 粒，一日 3～4 次。

【临床应用】

1. 感冒 因感受风热之邪所致。症见发热重，微恶寒，头胀痛，面赤，痰黏或黄，口干咽燥，鼻塞，流黄浊涕，舌红苔薄黄，脉浮数；上呼吸道感染见上述证候者。

2. 泄泻 因火毒炽盛于胃肠所致。症见腹痛腹泻，泻下痛减，粪色黄褐，肛门灼热，烦热口渴，小便短赤，舌红苔黄，脉数；急性胃肠炎见上述证候者。

【使用注意】年老体弱、大便溏软者忌用。

【现代研究】本品具有解热、抑菌、抗炎、抗病毒等作用。

清开灵口服液（颗粒、泡腾片、软胶囊、胶囊、片）

【处方】胆酸、珍珠母、猪去氧胆酸、栀子、水牛角、板蓝根、黄芩苷、金银花。

【功用主治】清热解毒，镇静安神。用于外感风热时毒，火毒内盛所致的高热不退，烦躁不安，咽喉肿痛，舌质红绛，苔黄，脉数者；上呼吸道感染、病毒性感冒、急性化脓性扁桃体炎、急性咽炎、急性气管炎、高热等属上述证候者。

【配伍特点】方中胆酸、猪去氧胆酸清热解毒、化痰开窍、凉肝息风，为君药。黄芩苷、水牛角、金银花、板蓝根、栀子清热泻火、凉血解毒，共为臣药。珍珠母平肝潜阳、镇惊安神，为佐使药。诸药相配，共奏清热解毒、镇静安神之功。

【剂型规格】

口服液：每支装 10mL。

颗粒：每袋装 3g（含黄芩苷 20mg）。

泡腾片：每片重 1g。

软胶囊：①每粒装 0.4g（含黄芩苷 20mg）；②每粒装 0.2g（含黄芩苷 10mg）。

胶囊：每粒装 0.25g（含黄芩苷 10mg）。

片剂：每片重 0.5g（含黄芩苷 20mg）。

【用法用量】

口服液：口服。一次 20～30mL，一日 2 次；儿童用量酌减或遵医嘱。

颗粒：温开水冲服。一次 1～2 袋，一日 2～3 次；儿童用量酌减或遵医嘱。

泡腾片：热水中泡腾溶解后服用。一次 2～4 片，一日 3 次；儿童用量酌减或遵医嘱。

软胶囊：口服。规格①一次 1～2 粒，规格②一次 2～4 粒，一日 3 次；儿童用量酌减或遵医嘱。

胶囊：口服。一次 2～4 粒，一日 3 次；儿童用量酌减或遵医嘱。

片剂：口服。一次 1～2 片，一日 3 次；儿童用量酌减或遵医嘱。

【临床应用】

1.感冒　由外感风热所致。症见发热，微恶风，或高热不退，烦躁不安，咳嗽痰黄，咽喉肿痛，大便秘结，小便短赤，舌红绛苔黄，脉浮数；上呼吸道感染、病毒性感冒见上述证候者。

2.乳蛾　由外感风热，肺胃热盛所致。症见咽喉肿痛，喉核红肿，发热；急性化脓性扁桃体炎见上述证候者。

3.喉痹　由外感风热时毒，火毒炽盛所致。症见咽喉红肿疼痛，发热；急性咽炎见上述证候者。

4.咳嗽　由感受风热，肺失宣肃，痰热阻肺所致。症见咳嗽，胸闷，痰多色黄；上呼吸道感染、急性气管炎见上述证候者。

【使用注意】对本品过敏者、孕妇禁用。久病体虚便溏者、高血压或心脏病患者，以及过敏体质者慎用。

【现代研究】本品具有解热、利胆、抗炎、抑菌等作用。

清热解毒颗粒（口服液）

【处方】石膏、金银花、玄参、地黄、连翘、栀子、甜地丁、黄芩、龙胆、板蓝根、知母、麦冬。

【功用主治】清热解毒。用于热毒壅盛所致的发热面赤、烦躁口渴、咽喉肿痛等症；

流行性感冒、上呼吸道感染见上述证候者。

【配伍特点】方中石膏、知母清热泻火，除烦止渴，重在解气分实热；玄参、地黄凉血解毒，重在清血分之热。金银花、连翘轻扬疏泄，疏散表热，清热解毒，兼透营分热邪。栀子苦寒，泻三焦之火。黄芩清上焦邪热，龙胆泻下焦肝胆实火。甜地丁、板蓝根增强清热解毒利咽之功。玄参、地黄、知母、麦冬养阴生津，除烦止渴。诸药合用，气血两清，兼顾三焦，并顾护正气，养阴生津，共奏清热解毒之功。

【剂型规格】

颗粒：每袋装 5g。

口服液：每支装 10mL。

【用法用量】

颗粒：温开水冲服。一次 5 ～ 10g，一日 3 次，或遵医嘱。

口服液：口服。一次 10 ～ 20mL，一日 3 次，儿童用量酌减，或遵医嘱。

【临床应用】

1. 时行感冒 由外感时行疫毒之邪，内郁化火所致。症见发热较重，发病较急，身热面赤，烦躁口渴，咽喉肿痛，舌红，脉浮数；流行性感冒见上述证候者。

2. 感冒 由外感风热，内郁化火所致。症见发热重，微恶风寒，身热面赤，烦躁口渴，咽喉肿痛，舌红，脉浮数；急性上呼吸道感染见上述证候者。

【使用注意】对本品过敏者禁用。脾胃虚寒者不宜用。

【现代研究】本品具有解热、抑菌、抗炎、抗病毒等作用。

三、清脏腑热类中成药

本类中成药用于热邪偏胜于某一脏腑的火热病证。

连花清瘟片（胶囊、颗粒）

【处方】连翘、金银花、炙麻黄、炒苦杏仁、石膏、板蓝根、绵马贯众、鱼腥草、广藿香、大黄、红景天、薄荷脑、甘草。

【功用主治】清瘟解毒，宣肺泄热。用于热毒袭肺证。症见发热恶寒、肌肉酸痛、鼻塞流涕、咳嗽、头痛、咽干咽痛、舌偏红、苔黄或黄腻。

【配伍特点】方中金银花、连翘清热解毒、疏散风热，为君药。炙麻黄宣肺平喘，杏仁降气止咳，石膏清泄肺热，合为臣药。板蓝根、绵马贯众、鱼腥草清解瘟热时毒，薄荷疏散风热，广藿香和中祛湿，大黄通里泄热，红景天清肺止咳，共为佐药。甘草益气和中，调和诸药，为使药。诸药相合，共奏清瘟解毒、宣肺泄热之功。

【剂型规格】

片剂：每片重 0.35g。

胶囊：每粒装 0.35g。

颗粒：每袋装 6g。

【用法用量】

片剂：口服。一次 4 片，一日 3 次。

胶囊：口服。一次 4 粒，一日 3 次。

颗粒：温开水冲服。一次 6g，一日 3 次。

【临床应用】

1. 时行感冒 因瘟热毒邪所致。症见发热甚或高热，恶寒，肌肉酸痛，咳嗽，头痛，舌偏红，苔黄或黄腻；流行性感冒见上述证候者。

2. 喉痹 因感受风热毒邪所致。症见咽干，咽痛，咳嗽，或有发热，舌偏红，苔黄或黄腻；急性咽炎见上述证候者。

【使用注意】对本品过敏者禁用。孕妇、哺乳期妇女，心脏病患者、高血压病患者，以及年老体弱、脾虚便溏者慎用。不宜长期使用。

【不良反应】有服用本品偶见胃肠道不适、腹胀、腹泻的文献报道。

【现代研究】本品具有抗病毒、抗炎及调节机体免疫功能等作用。

银黄片（胶囊、口服液、颗粒）

【处方】金银花提取物（以绿原酸计）、黄芩提取物（以黄芩苷计）。

【功用主治】清热疏风，利咽解毒。用于外感风热、肺胃热盛所致的咽干、咽痛、喉核肿大、口渴、发热。

【配伍特点】方中金银花性寒泄降，功善清热解毒，兼能疏风散热，透散表邪，为主药。黄芩味苦气寒，除上焦湿热火毒，清肺热，泻胃火，为辅药。二药合用，共奏清热解毒、疏风散热之效。

【剂型规格】

片剂：每片重 0.33g。

胶囊：每粒装 0.3g。

口服液：每支装 10mL。

颗粒：每袋装 4g 或 2g（无蔗糖）。

【用法用量】

片剂：口服。一次 2 ～ 4 片，一日 4 次。

胶囊：口服。一次 2 ～ 4 粒，一日 4 次。

口服液：口服。一次 10～20mL，一日 3 次；小儿用量酌减。

颗粒：温开水冲服。一次 1～2 袋，一日 2 次。

【临床应用】

1. 急、慢性乳蛾 因外感风热，邪热入里，肺胃热盛所致。症见咽喉疼痛剧烈，咽痛连及耳根及颌下，吞咽困难，喉核红肿较盛，表面有黄白色脓点，可连成伪膜，高热，渴饮，口臭，舌质红赤，苔黄厚，脉洪大而数；急性扁桃体炎、慢性扁桃体炎急性发作见上述证候者。

2. 急、慢性喉痹 因外感风热，邪热入里，肺胃热盛所致。症见咽部红肿，疼痛较剧，发热较高，口干，大便秘结，小便黄，舌赤，苔黄，脉洪数；急性咽炎、慢性咽炎急性发作见上述证候者。

3. 感冒 因外感风热，邪热入里化热，肺胃热盛所致。症见身热较著，微恶风，头胀痛，咳嗽，痰黏或黄，咽燥，或咽喉红肿疼痛，鼻塞，流黄浊涕，口渴欲饮，舌苔黄，脉浮数；上呼吸道感染见上述证候者。

【不良反应】有服用本品引起药疹的个案报道。

【使用注意】对本品过敏者禁用。阴虚火旺、脾胃虚寒、大便溏者慎用。

【现代研究】本品具有抑菌、抗炎、抗病毒、抗细菌内毒素等作用。

清肺抑火丸（片、胶囊）

【处方】黄芩、栀子、知母、黄柏、浙贝母、苦参、桔梗、前胡、天花粉、大黄。

【功用主治】清肺止咳，化痰通便。用于痰热阻肺所致的咳嗽诸症。

【配伍特点】方中黄芩清泄上焦，栀子通泄三焦，知母、黄柏清下焦热，大黄、苦参清热泻火通便，浙贝母、前胡化痰止咳，桔梗宣降肺气，天花粉润肺生津。诸药合用，清泄肺热之力甚强，故能清肺止咳、化痰通便。

【剂型规格】

丸剂：大蜜丸，每丸重 9g；水丸，每 100 粒重 6g。

片剂：每片重 6g。

胶囊：每粒装 0.5g。

【用法用量】

丸剂：口服。水丸一次 6g，大蜜丸一次 1 丸，一日 2～3 次。

片剂：口服。一次 4 片，一日 2 次。

胶囊：口服。一次 4 粒，一日 2 次。

【临床应用】

咳嗽 因痰热阻肺所致。症见咳嗽，痰黄质黏，口干咽痛，大便干燥等；急性上呼吸

45

道感染、急性支气管炎见上述证候者。

【使用注意】孕妇慎用。

【现代研究】本品具有抗菌、抗炎、祛痰止咳、止血等作用。

护肝片（颗粒、胶囊）

【处方】柴胡、茵陈、板蓝根、绿豆、五味子、猪胆粉。

【功用主治】疏肝理气，健脾消食，具有降低转氨酶的作用。用于慢性肝炎及早期肝硬化。

【配伍特点】方中柴胡苦辛微寒，疏肝理气，解郁止痛。茵陈苦辛微寒，清热除湿，利胆退黄。板蓝根、猪胆粉、绿豆均能清热解毒，绿豆还可健脾和中。五味子健脾益气，护肝降酶。诸药合用，共奏疏肝健脾、清热解毒、保肝降酶之功。

【剂型规格】

片剂：糖衣片，片芯重 0.35g；薄膜衣片，每片重 0.36g。

颗粒：每袋装 1.5g 或 2g。

胶囊：每粒装 0.35g。

【用法用量】

片剂：口服。一次 4 片，一日 3 次。

颗粒：温开水冲服。一次 1 袋，一日 3 次。

胶囊：口服。一次 4 粒，一日 3 次。

【临床应用】

1.胁痛 因肝郁脾虚，情志不遂，郁热夹毒所致。症见两胁窜痛，舌苔黄，脉弦；急、慢性肝病见上述证候者。

2.黄疸 因肝胆湿毒蕴结所致。症见身目发黄，尿黄，舌苔黄腻，脉滑数；急、慢性肝病见上述证候者。

【使用注意】本品药性偏寒，脾胃虚寒者不宜用。本品降酶时，一般疗程为 1 个月，在 ALT 指标下降时应注意 AST 是否下降，并全面观察肝功能及相应体征是否好转，以免延误病情。停用本品时应递减剂量，不宜骤停，以免 ALT 反跳。重症肝炎、肝衰竭及肝硬化失代偿期患者不宜用。服药期间忌食辛辣、油腻食物，绝对戒酒。

【现代研究】本品具有保肝、抗炎、抗肝纤维化等作用。

益肝灵片（胶囊）

【处方】水飞蓟宾。

【功用主治】益肝滋肾，解毒祛湿。用于肝肾阴虚、湿毒未清所致的胁痛、纳差、腹胀、腰酸乏力、尿黄等。

【配伍特点】本品是从菊科水飞蓟属植物水飞蓟果实中提取分离而得的黄酮类化合物，具有明显的保护及稳定肝细胞的作用。

【剂型规格】

片剂：每片 0.24g（含水飞蓟宾 38.5mg）。

胶囊：每粒装 0.192g（含水飞蓟宾 38.5mg）。

【用法用量】

片剂：口服。一次 2 片，一日 3 次。

胶囊：口服。一次 2 粒，一日 3 次。

【临床应用】

肝着　因肝肾不足，湿热未清所致。症见胁痛，纳差，厌油，腹胀，腰酸，尿黄等；急慢性肝炎、迁延性肝炎转氨酶升高见上述证候者。

【使用注意】孕妇及过敏体质者慎用。

【不良反应】个别患者用后有轻微腹泻。

【现代研究】本品具有改善肝功能、保护肝细胞的作用。

龙胆泻肝丸

【处方】龙胆、柴胡、黄芩、栀子（炒）、泽泻、木通、盐车前子、酒当归、地黄、炙甘草。

【功用主治】清肝胆，利湿热。用于肝胆湿热所致的头晕目赤、耳鸣耳聋、耳肿疼痛、胁痛口苦、尿赤涩痛、湿热带下。

【配伍特点】方中龙胆上清肝胆实火，下泄肝经湿热，为君药。黄芩、栀子苦寒泻火，燥湿清热，为臣药。泽泻、木通、车前子清热利湿，地黄、当归滋阴养血，柴胡疏畅肝胆，共为佐药。甘草调和诸药，为使药。

【剂型规格】丸剂：水丸，每 100 粒重 6g；大蜜丸，每丸重 6g。

【用法用量】口服。水丸一次 3～6g，大蜜丸一次 1～2 丸，一日 2 次。

【临床应用】

1.头痛　因肝胆实火上炎所致。症见头痛目赤，耳鸣耳聋，胁痛口苦，舌红苔黄，脉弦数有力；高血压见上述证候者。

2.胁痛　因肝胆热盛所致。症见高热烦躁，胁痛，口苦，纳呆，腹胀，尿赤，便结，或见黄疸，舌红苔黄，脉弦数；急性肝炎、急性胆囊炎见上述证候者。

3.热淋　因肝经湿热下注所致。症见小便频数短赤，灼热刺痛，少腹拘急胀痛，口苦呕恶，舌红苔黄腻，脉滑数；泌尿系感染、急性膀胱炎、尿道炎、阴道炎见上述证候者。

47

4. 目赤 因肝胆实火上炎所致。症见目赤肿痛，羞明流泪，舌红苔黄，脉弦数；急性结膜炎、虹膜睫状体炎见上述证候者。

5. 阴肿、阴痒、阴汗 因肝经湿热下注所致。症见阴囊或外阴皮肤增厚，局部瘙痒、潮湿，或伴胁痛胁胀，舌红苔黄，脉弦数；睾丸炎、外阴炎、阴囊湿疹、腹股沟淋巴结炎见上述证候者。

6. 带下 因湿热下注所致。症见带下量多，色黄或呈脓性，质黏稠，味臭秽，或带下色白，呈豆渣样，外阴瘙痒，小便黄短，口苦口腻，舌苔黄腻，脉滑数；急性盆腔炎、宫颈糜烂见上述证候者。

【使用注意】孕妇慎用。

【现代研究】本品具有抗菌、抗炎、增强免疫、抗过敏及利尿等作用。

知识链接

  龙胆泻肝丸事件起源于 20 世纪 90 年代初。在比利时，1990 年、1992 年有 100 多人服用减肥药 1 年后，数十名减肥者被查出肾脏受到损伤，研究认为是减肥药中关木通所含的马兜铃酸所致。1998 年，英国报告两例服用含马兜铃酸的中药引起肾衰。2002 年 6 月，美国食品药品监督管理局宣布禁售 70 多种含马兜铃酸的中成药，龙胆泻肝丸为其中一种。国内现已有 100 多例此类患者，其中最多的就是服用龙胆泻肝丸导致的肾损害患者。

  研究表明：龙胆泻肝丸导致肾损害的原因是，药中的关木通成分含马兜铃酸，马兜铃酸可导致肾损害。张伯礼教授领导的课题组在 1997 年就对"关木通"的肾脏毒性进行了系统研究，发现"关木通"确有肾脏损害作用，并向国家药品监督管理局进行了汇报，建议用木通科木通（如白木通）代替关木通。关木通的化学成分中含有马兜铃酸。马兜铃酸虽具有抗感染和增加吞噬细胞活性的作用，但对肾脏有较强的毒性，可以损害肾小管功能，导致肾功能衰竭。而白木通却不含有马兜铃酸，不会引起类似的副作用。

茵栀黄口服液（颗粒）

【处方】茵陈提取物、栀子提取物、黄芩提取物（以黄芩苷计）、金银花提取物。

【功用主治】清热解毒，利湿退黄。用于肝胆湿热所致的黄疸。症见面目悉黄、胸胁胀痛、恶心呕吐、小便黄赤。

【配伍特点】方中茵陈味苦微寒，清热利湿，利胆退黄，为治疗黄疸之要药，为君药。

栀子苦寒，清三焦火邪，除肝胆湿热而退黄，为臣药。黄芩苦寒，清热燥湿，泻火解毒，利胆退黄；金银花甘寒，清热凉血解毒。二药共为佐药。诸药合用，共奏清热解毒、利湿退黄之功。

【剂型规格】

口服液：每支装 10mL（含黄芩苷 0.4g）。

颗粒：每袋装 3g。

【用法用量】

口服液：口服。一次 10mL，一日 3 次。

颗粒：温开水冲服。一次 6g，一日 3 次。

【临床应用】

黄疸　因湿热瘀毒蕴结肝胆，胆汁外溢所致。症见身目俱黄，黄色鲜明，发热，胸闷，胁痛，恶心呕吐，口苦，二便不畅，舌质红，苔黄腻，脉弦滑；急、慢性肝炎见上述证候者。

【使用注意】阴黄证不宜用；肝衰竭所致的黄疸、梗阻性黄疸及残留黄疸不宜用；自身免疫性肝炎、原发性胆汁性肝硬化和原发性硬化性胆管炎所致的黄疸应慎用。新生儿黄疸禁用。妊娠及哺乳期妇女慎用。本品应中病即止，黄疸消退后应考虑停用，不宜久服。

【现代研究】本品具有保肝、抗菌等作用。

复方黄连素片

【处方】盐酸小檗碱、木香、吴茱萸、白芍。

【功用主治】清热燥湿，行气止痛，止痢止泻。用于大肠湿热所致的赤白下痢、里急后重或暴注下泻、肛门灼热。

【配伍特点】本方中盐酸小檗碱有较强的抑菌作用，用于多种肠道细菌感染。木香行气止痛，吴茱萸温中燥湿止泻，白芍养血和血、缓急止痛。诸药合用，具有清热燥湿、行气止痛、止痢止泻的功效。

【剂型规格】片剂：每片含盐酸小檗碱 30mg。

【用法用量】口服。一次 4 片，一日 3 次。

【临床应用】

1. 痢疾　因饮食不洁，大肠湿热所致。症见腹泻黏液脓血样大便，里急后重，腹痛，恶心，呕吐，发热，舌质红，苔黄，脉滑数；痢疾见上述证候者。

2. 泄泻　因大肠湿热所致。症见大便稀软，甚则如稀水，次数明显增加，味酸腐臭，或大便完谷不化，腹痛，恶心呕吐，不思饮食，口干渴，舌质红，苔黄，脉滑数；急性肠炎见上述证候者。

【使用注意】虚寒性泻痢者、妊娠期妇女及过敏体质者慎用。不宜与含鞣质的中药合用。严重脱水者，应采取相应的治疗措施。

【不良反应】有服用本品发生过敏反应的个案报道。

【现代研究】本品具有较强的抗菌、抗炎、调理肠道运动等作用。

香连丸（片）

【处方】萸黄连、木香。

【功用主治】清热化湿，行气止痛。用于大肠湿热所致的痢疾。症见大便脓血、里急后重、发热腹痛。

【配伍特点】方中大量黄连清热燥湿，解毒止痢，为君药。少量木香行气止痛以缓解腹痛、里急后重症状，为臣药。用吴茱萸制黄连，既制黄连之苦寒，又能调和肝胃，是为佐药。诸药相合，共奏清热化湿、行气止痛之功。

【剂型规格】

丸剂：浓缩丸，每 10 丸重 1.7g 或 2g。

片剂：薄膜衣大片，每片重 0.3g（相当于饮片 1g）；薄膜衣小片，每片重 0.1g（相当于饮片 0.35g）；糖衣小片，片芯重 0.1g（相当于饮片 0.35g）；糖衣大片，片芯重 0.3g（相当于饮片 1g）。

【用法用量】

丸剂：口服。一次 6 ～ 12 丸，一日 2 ～ 3 次，小儿用量酌减。

片剂：口服。一次 3 片（大片），一日 3 次；小儿一次 2 ～ 3 片（小片），一日 3 次。

【临床应用】

1. 痢疾 因湿热下注所致。症见赤白下痢，腹痛，小便短赤，舌质红，苔黄腻，脉滑数；细菌性痢疾见上述证候者。

2. 泄泻 因湿热下注所致。症见泻下急迫或不爽，腹痛，小便短赤，舌质红，苔黄腻，脉滑数；急性肠炎见上述证候者。

【使用注意】对本品过敏者禁用。寒湿及虚寒下痢、泄泻者，以及孕妇慎用。

【不良反应】有服用本品后出现恶心、胃部嘈杂、上腹部不适的文献报道。

【现代研究】本品具有抗菌、止泻、抗炎、镇痛等作用。

复习思考

1. 简述黄连上清丸（片）的功用主治、用法用量、临床运用和使用注意。

2. 简述牛黄解毒丸（胶囊、软胶囊、片）的功用主治、用法用量、临床

扫一扫，知答案

运用和使用注意。

3. 简述牛黄上清丸（片、胶囊）的功用主治、用法用量、临床运用和使用注意。

4. 简述清开灵口服液（颗粒、泡腾片、软胶囊、胶囊、片）的剂型规格和用法用量。

5. 简述龙胆泻肝丸的功用主治、用法用量、临床运用及使用注意。

6. 技能测试

病例1：患者某，男，18岁，于2012年6月5日就诊。症见身目俱黄，黄色鲜明如橘色，伴发热，胸闷，胁痛，厌油，口苦，恶心欲吐，二便不畅，舌质红，苔黄腻，脉弦滑。

病例2：患者某，15岁，于2017年12月10日就诊。症见发热恶寒，肌肉酸痛，咳嗽，头痛，舌偏红，苔黄或黄腻。

要求：（1）根据症状做出初步诊断。

（2）根据诊断推荐适宜的中成药及用法用量。

（3）向患者介绍所推荐中成药的用法用量和注意事项。

项目五　止咳化痰平喘类中成药

【学习目标】

1. 掌握通宣理肺丸（片、胶囊、颗粒）、小青龙颗粒（合剂、胶囊）、杏苏止咳颗粒（口服液、糖浆）、清宣止咳颗粒、橘红丸（片、胶囊、颗粒）、急支糖浆（颗粒）、肺力咳胶囊（合剂）、蛤蚧定喘丸（胶囊）、固本咳喘片（胶囊、颗粒）、人参保肺丸的功用主治、配伍特点、临床应用、使用注意及不良反应。

2. 熟悉蛇胆陈皮散（片、胶囊）、蛇胆川贝胶囊（散、软胶囊）、强力枇杷膏（露、胶囊、颗粒）、复方鲜竹沥液、二母宁嗽丸（片、颗粒）、桂龙咳喘宁胶囊（颗粒、片）、蜜炼川贝枇杷膏、消咳喘糖浆（片、胶囊、颗粒）、祛痰止咳颗粒、养阴清肺丸（口服液、膏、颗粒）、清气化痰丸、蠲哮片、降气定喘丸的功用主治、临床应用、使用注意及不良反应。

3. 了解止咳化痰平喘类中成药的概念、适用范围和注意事项。

凡以化痰或止咳平喘药为主组成，具有祛痰，减轻或制止咳嗽、气喘的作用，用于治疗咳喘病证的中成药，称为止咳化痰平喘类中成药。

服本类中成药期间忌烟酒及辛辣、生冷、鱼腥、油腻类食物。

一、温化寒痰类中成药

本类中成药具有温化寒痰、止咳平喘的作用，用于治疗寒痰咳喘证。

通宣理肺丸（片、胶囊、颗粒）

【处方】紫苏叶、前胡、桔梗、苦杏仁、麻黄、甘草、陈皮、半夏（制）、茯苓、枳壳（炒）、黄芩。

【功用主治】解表散寒，宣肺止嗽。用于风寒束表，肺气不宣所致的感冒咳嗽。症见发热恶寒、咳嗽、鼻塞流涕、头痛、无汗、肢体酸痛。

【配伍特点】方中紫苏、麻黄性温辛散，既解表散寒，又宣肺止咳，共为君药。前胡、苦杏仁肃降肺气，化痰止咳；桔梗宣肺化痰利咽；半夏、陈皮燥湿化痰，理气宽胸；茯苓健脾渗湿。上药共为臣药。黄芩清泄肺热，以防外邪内郁化热，并防麻黄、半夏温燥太过；枳壳理气，使气行则痰易化。两药共为佐药。甘草化痰止咳，调和诸药，为佐使药。诸药相合，共奏解表散寒、宣肺止咳之功。

【剂型规格】

丸剂：水蜜丸，每100丸重10g；大蜜丸，每丸重6g；浓缩丸，每8丸相当于原药材3g。

片剂：薄膜衣片，每片重0.3g；糖衣片，片芯重0.29g。

胶囊：每粒装0.36g。

颗粒：每袋装9g或3g（无蔗糖）。

【用法用量】

丸剂：口服。水蜜丸一次7g，大蜜丸一次2丸，浓缩丸一次8～10丸，一日2～3次。

片剂：口服。一次4片，一日2～3次。

胶囊：口服。一次2粒，一日2～3次。

颗粒：温开水冲服。一次1袋，一日2次。

【临床应用】

咳嗽　因风寒外束，肺气不宣，气逆痰阻所致。症见恶寒发热，寒甚热轻，头痛鼻塞，咳嗽痰白，无汗而喘，肢体酸痛，舌苔薄白，脉浮紧；感冒、急性支气管炎见上述证候者。

【使用注意】对本品过敏者禁用。风热感冒及阴虚咳嗽者忌用。过敏体质者慎用。

【现代研究】本品具有镇咳、祛痰、平喘、解热、抗炎等作用。

小青龙颗粒（合剂、胶囊）

【处方】麻黄、桂枝、白芍、干姜、细辛、炙甘草、法半夏、五味子。

【功用主治】解表化饮，止咳平喘。用于风寒水饮所致的恶寒发热、无汗、咳喘痰稀。

【配伍特点】方中麻黄、桂枝发汗解表，散寒平喘，共为君药。干姜、细辛温肺化饮，半夏燥湿化痰，共为臣药。白芍益阴，防温燥伤阴；五味子敛肺止咳，防散邪伤正。二药同为佐药。炙甘草调和药物，为使药。诸药合用，共奏解表化饮、止咳平喘之效。

【剂型规格】

颗粒：每袋装 6g（无蔗糖）或 13g。

合剂：每支装 10mL；每瓶装 100mL 或 120mL。

胶囊：每粒装 0.45g。

【用法用量】

颗粒：温开水冲服。一次 1 袋，一日 3 次。

合剂：口服。一次 10～20mL，一日 3 次，用时摇匀。

胶囊：口服。一次 3～6 粒，一日 3 次。

【临床应用】

1.咳嗽　因外感风寒所致。症见恶寒发热，无汗，咳嗽，痰多而稀，鼻塞流涕，舌苔白滑，脉浮滑；支气管炎见上述证候者。

2.喘证　因风寒束表，水饮内停所致。症见恶寒发热，无汗，喘咳，痰多而稀，鼻塞流涕，舌苔白滑，脉浮滑；喘息型支气管炎见上述证候者。

【使用注意】内热咳喘及虚喘者、孕妇，以及高血压、青光眼者慎用。

【现代研究】本品具有止咳、平喘、抗炎、抗过敏、抑菌等作用。

杏苏止咳颗粒（口服液、糖浆）

【处方】苦杏仁、陈皮、紫苏叶、前胡、桔梗、甘草。

【功用主治】宣肺散寒，止咳祛痰。用于风寒感冒所致的咳嗽、气逆。

【配伍特点】杏仁肃降肺气而止咳，苏叶散寒解表，共为君药。前胡降气化痰兼散表邪，桔梗宣肺化痰止咳，共为臣药。陈皮理气燥湿化痰，为佐药。甘草调和药物，为使药。诸药同用，共奏宣肺散寒、止咳祛痰之功。

【剂型规格】

颗粒：每袋装 12g。

口服液：每支装 10mL。

糖浆剂：每瓶装 100mL。

【用法用量】

颗粒：温开水冲服。一次 1 袋，一日 3 次；小儿用量酌减。

口服液：口服。一次 10mL，一日 3 次。

糖浆剂：口服。一次 10 ～ 15mL，一日 3 次；小儿用量酌减。

【临床应用】

咳嗽 因风寒外束，肺气壅滞，宣降失常所致。症见发热恶寒，咳嗽，鼻塞流涕，舌淡苔薄白，脉浮紧；上呼吸道感染、支气管炎见上述证候者。

【使用注意】风热、燥热及阴虚干咳者慎用。

二、理肺止咳类中成药

本类中成药具有理肺止咳的作用，用于治疗邪郁于肺所致的咳喘证。

祛痰止咳颗粒

【处方】党参、芫花（醋制）、甘遂（醋制）、水半夏、紫花杜鹃、明矾。

【功用主治】健脾燥湿，祛痰止咳。用于脾胃虚弱，水饮内停所致的咳嗽痰多、喘息；慢性支气管炎、慢性阻塞性肺疾病、肺源性心脏病见上述证候者。

【配伍特点】方中党参益气健脾，复其运化，以绝生痰之源，为君药。甘遂、芫花泻水逐饮，使水饮下泻；水半夏燥湿化痰，和胃降逆。三药共为臣药。紫花杜鹃止咳祛痰，明矾消痰，共为佐药。诸药相合，共具健脾燥湿、祛痰止咳之功。

【剂型规格】颗粒：每袋装6g。

【用法用量】温开水冲服。一次12g，一日2次；小儿用量酌减。

【临床应用】

1.咳嗽 因脾胃虚弱，聚湿生痰，痰饮阻肺所致。症见咳嗽，痰多，痰稀色白，胸脘痞闷，食少纳差，或气促喘息，舌淡苔白或腻，脉弦滑；慢性支气管炎见上述证候者。

2.喘证 因脾胃虚弱，痰浊内生，上犯阻肺所致。症见呼吸困难，甚则张口抬肩，鼻翼扇动，呕吐痰涎，胸脘憋闷，舌淡苔白滑，脉弦滑；慢性阻塞性肺疾病、肺源性心脏病见上述证候者。

【使用注意】孕妇禁用。外感咳嗽、阴虚久咳及肾虚作喘者慎用。不宜久用。

【不良反应】有使用本品后致支气管哮喘急性发作的个案报道。

蛇胆陈皮散（片、胶囊）

【处方】蛇胆汁、陈皮。

【功用主治】理气化痰，祛风和胃。用于痰浊阻肺，胃失和降所致的咳嗽、呕逆。

【配伍特点】方中蛇胆汁味苦性凉，清肺化痰，祛风止咳，为君药；陈皮苦温，理气降逆，燥湿化痰，为臣药。君臣合用，共奏理气化痰、祛风和胃之效。

【剂型规格】

散剂：每瓶装 0.3g 或 0.6g。

片剂：素片，每片重 0.22g 或 0.32g；薄膜衣片，每片重 0.4g。

胶囊：每粒装 0.3g。

【用法用量】

散剂：口服。一次 0.3 ～ 0.6g，一日 2 ～ 3 次。

片剂：口服。一次 2 ～ 4 片（素片）或一次 1 ～ 2 片（薄膜衣片），一日 3 次。

胶囊：口服。一次 1 ～ 2 粒，一日 2 ～ 3 次。

【临床应用】

1. 咳嗽　因痰浊阻肺所致。症见咳嗽痰多，质稠厚或黄，量多宜咯，胸闷脘痞，呕恶，苔腻或黄腻，脉滑；支气管炎见上述证候者。

2. 呕吐　因脾不运化，痰饮内停，或痰郁化热致胃气上逆所致。症见恶心呕吐，胸膈烦闷，口苦，失眠或眩晕，舌苔黄腻，脉滑；慢性胃炎见上述证候者。

3. 呃逆　因痰浊中阻，胃失和降所致。症见呃逆连声，恶心，饮食不下，头晕目眩，舌苔薄腻，脉弦而滑。

【不良反应】有服用本品后引起全身多处黏膜溃烂的个案报道。

消咳喘糖浆（片、胶囊、颗粒）

【处方】满山红。

【功用主治】止咳，祛痰，平喘。用于寒痰阻肺所致的咳嗽气喘，咯痰色白；慢性支气管炎、感冒咳嗽等见上述证候者。

【配伍特点】方中满山红辛开苦降，入肺、脾经，可宣降肺气而善止咳祛痰平喘。

【剂型规格】

糖浆剂：每瓶装 50mL 或 100mL。

片剂：薄膜衣片，每片重 0.31g。

胶囊：每粒装 0.35g。

颗粒：每袋装 2g。

【用法用量】

糖浆剂：口服。一次 10mL，一日 3 次，小儿用量酌减。

片剂：口服。一次 4 ～ 5 片，一日 3 次。

胶囊：口服。一次 2 粒，一日 3 次，小儿用量酌减。

颗粒：温开水冲服。一次 1 袋，一日 3 次。

【临床应用】

1.咳嗽　因痰浊阻肺所致。症见咳嗽咯痰，量多色白，舌淡苔白，脉滑或缓；急慢性支气管炎、感冒见上述证候者。

2.喘证　因痰浊阻肺所致。症见气喘胸闷，咳嗽痰多，色白易咯，舌淡苔白，脉滑或缓；喘息型支气管炎见上述证候者。

【使用注意】糖尿病患者及过敏体质者慎用。

【不良反应】偶见口干、恶心、呕吐及头昏等，一般 1～3 日后可自行消失。

【现代研究】本品具有镇咳的作用。

强力枇杷膏（露、胶囊、颗粒）

【处方】枇杷叶、罂粟壳、百部、白前、桑白皮、桔梗、薄荷脑。

【功用主治】养阴敛肺，镇咳祛痰。用于久咳劳嗽，支气管炎等。

【配伍特点】方中枇杷叶清热润肺、降气止咳，罂粟壳敛肺止咳，共为君药。百部润肺止咳，白前降肺止咳祛痰，桑白皮清肺化痰止咳，共为臣药。桔梗宣肺利咽祛痰，薄荷脑祛风利咽，共为佐使。诸药合用，共奏养阴敛肺、镇咳祛痰之功。

【剂型规格】

膏剂：每瓶装 180g，或 240g，或 300g。

露剂：每瓶装 100mL。

胶囊：每粒装 0.3g。

颗粒：每袋装 1.5g。

【用法用量】

膏剂：口服。一次 20g，一日 3 次；小儿用量酌减。

露剂：口服。一次 15mL，一日 3 次。

胶囊：口服。一次 2 粒，一日 2 次。

颗粒：温开水冲服。一次 1.5g，一日 3 次。

【临床应用】

咳嗽　因燥热伤肺，肺阴不足所致。症见咳嗽经久不愈，痰少或干咳无痰，口干咽燥，胸闷气短；急、慢性支气管炎见上述证候者。

【使用注意】外感咳嗽及痰浊壅盛者慎用。本品含罂粟壳，不宜久服。

清宣止咳颗粒

【处方】桑叶、薄荷、苦杏仁（炒）、桔梗、白芍、枳壳、陈皮、紫菀、甘草。

【功用主治】疏风清热，宣肺止咳。用于小儿外感风热咳嗽。症见咳嗽，咯痰，发热或鼻塞，流涕，微恶风寒，咽红或痛，苔薄黄等。

【配伍特点】方中桑叶疏风散邪，宣肺止咳，为君药。薄荷疏散风热利咽，杏仁、桔梗宣降肺气、祛痰止咳，共为臣药。陈皮、枳壳理气化痰；紫菀润肺下气，化痰止咳；白芍养血敛阴，防散邪伤阴。四药共为佐药。甘草调和诸药，为使药。诸药合用，共奏疏风清热、宣肺止咳之功。

【剂型规格】颗粒：每袋装10g。

【用法用量】温开水冲服。1～3岁一次5g，4～6岁一次7.5g，7～14岁一次10g，一日3次。

【临床应用】

咳嗽　因外感风热，肺失宣降所致。症见咳嗽有痰，发热，微恶风寒，鼻塞流涕，咽红或痛，苔薄黄；上呼吸道感染、急性支气管炎见上述证候者。

【现代研究】本品具有镇咳、祛痰、抗炎等作用。

急支糖浆（颗粒）

【处方】鱼腥草、金荞麦、四季青、麻黄、紫菀、前胡、枳壳、甘草。

【功用主治】清热化痰，宣肺止咳。用于外感风热所致的咳嗽。症见发热，恶寒，胸膈满闷，咳嗽咽痛；急性支气管炎、慢性支气管炎急性发作见上述证候者。

【配伍特点】鱼腥草清肺解毒，化痰排脓，为君药。金荞麦、四季青清热解毒，利咽消肿；麻黄发散解表，宣肺平喘。三药共为臣药。紫菀、前胡肃降肺气、化痰止咳，前胡兼疏散风热，枳壳理气除痰，共为佐药。甘草调和诸药为使药。诸药合用，共奏清热化痰、宣肺止咳之功。

【剂型规格】

糖浆剂：每瓶装100mL或200mL。

颗粒：每袋装4g。

【用法用量】

糖浆剂：口服。一次20～30mL，一日3～4次；儿童周岁以内一次5mL，1～3岁一次7mL，3～7岁一次10mL，7岁以上一次15mL，一日3～4次。

颗粒：温开水冲服。一次4g，一日3～4次。

【临床应用】

咳嗽 因外感风热或痰热壅肺所致。症见发热恶寒，咳嗽痰黄，口渴咽痛，舌边尖红，苔薄黄，脉浮数；或咳嗽胸闷，痰多黄稠，小便短赤，舌红苔黄，脉滑数；急性支气管炎、慢性支气管炎急性发作见上述证候者。

【使用注意】寒证咳嗽、孕妇及高血压患者慎用。

【不良反应】有使用本品后出现药疹、痉挛性咳嗽、呼吸困难等过敏反应的个案报道。

【现代研究】本品具有抗炎、抗病原微生物、镇咳，祛痰、平喘等作用。

三、清热化痰类中成药

本类中成药具有清热化痰、止咳平喘之功，用于治疗痰热壅肺所致的咳喘证。

肺力咳胶囊（合剂）

【处方】黄芩、前胡、百部、红花龙胆、梧桐根、白花蛇舌草、红管药。

【功用主治】止咳平喘，清热解毒，降气祛痰。用于咳喘痰多，呼吸不畅；急、慢性支气管炎见上述证候者。

【配伍特点】方中前胡降气化痰、止咳平喘，黄芩清泄肺热，共为君药。百部止咳化痰；红管药苦寒，止咳化痰，清热解毒。二药共为臣药。红花龙胆、白花蛇舌草药性苦寒，均能清热利湿、解毒利咽；梧桐根甘平，除湿，解毒。三药共为佐药。诸药相合，共具止咳平喘、清热解毒、降气祛痰之功。

【剂型规格】

胶囊：每粒装 0.3g。

合剂：每瓶装 100mL。

【用法用量】

胶囊：口服。一次 3～4 粒，一日 3 次。

合剂：口服。7 岁以内一次 10mL，7～14 岁一次 15mL，一日 3 次。

【临床应用】

1. 咳嗽 因痰热犯肺所致。症见咳嗽，痰稠色黄，呼吸不畅，舌红，苔黄腻，脉滑数；急慢性支气管炎、小儿细菌性肺炎、小儿病毒性肺炎见上述证候者。

2. 喘证 因痰热内蕴，肺气上逆所致。症见喘息气急，咯痰色黄质稠，呼吸不畅，胸闷，舌红，苔黄腻，脉滑数；喘息型支气管炎见上述证候者。

【使用注意】孕妇及脾虚易腹泻者慎服，婴儿及糖尿病患儿应在医师指导下服用合剂。

橘红丸（片、胶囊、颗粒）

【处方】化橘红、陈皮、半夏、茯苓、甘草、桔梗、苦杏仁、紫苏子、紫菀、款冬花、瓜蒌皮、浙贝母、地黄、麦冬、石膏。

【功用主治】清肺，化痰，止咳。用于痰热咳嗽，痰多，色黄黏稠，胸闷口干。

【配伍特点】方中化橘红理气宽中，燥湿化痰；浙贝母清肺泄热，化痰止咳。二药共为君药。陈皮、半夏、茯苓、甘草合用，取二陈汤之义，健脾燥湿，理气祛痰，使湿去脾旺，痰生无源，共为臣药。杏仁、紫苏子、紫菀、款冬花肃降肺气，化痰止咳；桔梗、瓜蒌皮宣肺止咳，清热化痰，理气宽胸；石膏、地黄、麦冬清肺养阴，防痰热伤阴。上药共为佐药。全方共奏清肺、化痰、止咳之功。

【剂型规格】

丸剂：大蜜丸，每丸重 3g 或 6g；水蜜丸，每 100 丸重 10g。

片剂：每片重 0.6g。

胶囊：每粒装 0.5g。

颗粒：每袋装 11g。

【用法用量】

丸剂：口服。大蜜丸，一次 4 丸（每丸重 3g），或一次 2 丸（每丸重 6g），一日 2 次；水蜜丸，一次 7.2g，一日 2 次。

片剂：口服。一次 6 片，一日 2 次。

胶囊：口服。一次 5 粒，一日 2 次。

颗粒：温开水冲服。一次 1 袋，一日 2 次。

【临床应用】

咳嗽　因痰浊阻肺，郁而化热，肺失宣肃所致。症见咳嗽，痰多色黄，不易咯出，胸闷，口干，纳呆，舌红苔黄腻，脉弦数；急慢性气管炎见上述证候者。

【使用注意】气虚喘咳及阴虚燥咳者不宜用。脾胃虚寒便溏者、过敏体质者慎用。

【现代研究】本品具有镇咳、祛痰、抗炎等作用。

蛇胆川贝胶囊（散、软胶囊）

【处方】蛇胆汁、川贝母。

【功用主治】清肺，止咳，除痰。用于肺热所致的咳嗽痰多。

【配伍特点】方中蛇胆汁功善清热祛风，化痰止咳；川贝母长于润肺止咳，清肺化痰。两药同用，共奏清肺、止咳、除痰之功。

【剂型规格】

胶囊：每粒装 0.3g。

散剂：每瓶装 0.3g 或 0.6g。

软胶囊：每粒装 0.3g。

【用法用量】

胶囊：口服。一次 1～2 粒，一日 2～3 次。

散剂：口服。一次 0.3～0.6g，一日 2～3 次。

软胶囊：口服。一次 2～4 粒，一日 2～3 次。

【临床应用】

咳嗽　因风热犯肺，或风寒郁肺化热所致。症见咳嗽，气短，痰稠黄，咯吐不爽，发热，咽喉疼痛，舌红苔黄腻，脉滑数；支气管炎见上述证候者。

【使用注意】风寒咳嗽、痰湿犯肺者，孕妇、体质虚弱者，以及过敏体质者慎用。

【不良反应】有服用本品出现全身荨麻疹样药疹的个案报道。

【现代研究】本品具有止咳、祛痰、平喘等作用。

复方鲜竹沥液

【处方】鲜竹沥、鱼腥草、生半夏、生姜、枇杷叶、桔梗、薄荷素油。

【功用主治】清热化痰止咳。用于痰热咳嗽，痰黄黏稠。

【配伍特点】方中鲜竹沥性寒，清热润肺，化痰止咳，为君药。鱼腥草性寒入肺，清热解毒，消痈排脓；枇杷叶清肺化痰，降气止咳。二药共为臣药。桔梗宣肺止咳，祛痰宽胸；生半夏燥湿化痰；生姜既制半夏之毒，又可防寒药伤胃。三药共为佐药。诸药合用，共具清热化痰止咳之效。

【剂型规格】10mL、20mL、30mL、100mL、120mL、20mL（无蔗糖）。

【用法用量】口服。一次 20mL，一日 2～3 次。

【临床应用】

咳嗽　因感受外邪，入里化热，肺失宣肃，痰浊内生所致。症见咳嗽，痰多黏稠色黄，舌淡，苔薄腻，脉滑；急性支气管炎见上述证候者。

【使用注意】寒痰及脾虚便溏者、孕妇慎用。

【现代研究】本品具有祛痰、止咳的作用。

清气化痰丸

【处方】酒黄芩、瓜蒌仁霜、半夏（制）、胆南星、陈皮、苦杏仁、枳实、茯苓。

【功用主治】清肺化痰。用于痰热阻肺所致的咳嗽痰多、痰黄黏稠、胸腹满闷。

【配伍特点】方中胆南星味苦性凉，善清热化痰，为君药；黄芩、瓜蒌仁清肺化痰，以助胆南星之力，为臣药；杏仁降气止咳，半夏、茯苓祛湿化痰，枳实、陈皮理气消痞化痰，共为佐药。诸药相合，则热清火降，气顺痰消，共达清肺化痰、顺气止咳之效。

【剂型规格】丸剂：水丸，每袋装6g。

【用法用量】口服。一次6～9g，一日2次；小儿用量酌减。

【临床应用】

咳嗽　因痰热壅肺，肺失宣肃所致。症见咳嗽，痰多色黄黏稠，胸膈痞闷，甚则气促息粗，口干欲饮，舌红，苔黄或黄腻，脉滑数；急性支气管炎、慢性支气管炎急性发作见上述证候者。

【现代研究】本品具有镇咳、祛痰、平喘、解热、抗炎及镇静、利尿等作用。

四、润肺化痰类中成药

本类中成药具有养阴润肺、化痰止咳等作用，用于治疗燥热咳嗽或阴虚咳嗽。

二母宁嗽丸（片、颗粒）

【处方】川贝母、知母、石膏、炒栀子、黄芩、蜜桑白皮、茯苓、炒瓜蒌子、陈皮、麸炒枳实、炙甘草、五味子（蒸）。

【功用主治】清肺润燥，化痰止咳。用于燥热蕴肺所致的咳嗽，痰黄而黏，不易咳出，胸闷气促，久咳不止，声哑喉痛。

【配伍特点】方中川贝母清热化痰、润肺止咳，知母清肺润肺，共为君药；臣以石膏、黄芩、栀子清泄肺热，桑白皮清肺止咳，瓜蒌子润肺化痰；佐以五味子敛肺止咳，枳实、陈皮理气宽胸化痰，茯苓健脾渗湿，则痰无由可生；再以甘草调和药性而为使。诸药共奏清肺润燥、化痰止咳之功。

【剂型规格】

丸剂：大蜜丸，每丸重9g；水蜜丸，每100丸重10g。

片剂：每片重0.55g。

颗粒：每袋装10g或3g（无蔗糖）。

【用法用量】

丸剂：口服。大蜜丸一次1丸，水蜜丸一次6g，一日2次。

片剂：口服。一次4片，一日2次。

颗粒：温开水冲服。一次1袋，一日2次。

【临床应用】

咳嗽　因燥热蕴肺所致。症见咳嗽咯痰，痰黄而黏，不易咯出，胸闷气促，久咳不止，声哑喉痛，舌红，苔黄，脉滑数；急、慢性支气管炎见上述证候者。

【使用注意】孕妇、风寒咳嗽者慎用。

【现代研究】本品具有镇咳、祛痰、抗菌、解热等作用。

养阴清肺丸（口服液、膏、颗粒）

【处方】生地黄、麦冬、玄参、川贝母、白芍、牡丹皮、薄荷、甘草。

【功用主治】养阴润燥，清肺利咽。用于阴虚肺燥所致的咽喉干痛，干咳少痰或痰中带血。

【配伍特点】方中生地黄清热凉血，养阴生津，为君药。麦冬、玄参养阴润燥，清肺解毒；川贝母润肺止咳，清热化痰。三药共为臣药。白芍养阴敛阴，丹皮清热凉血、散瘀消肿，薄荷散热利咽，共为佐药。甘草调和诸药为使药。诸药相配，有养阴润燥、清肺利咽之效。

【剂型规格】

丸剂：大蜜丸，每丸重 9g；水蜜丸，每 100 粒重 10g。

口服液：每支装 10mL。

膏剂：每瓶装 100mL。

颗粒：每袋装 15g。

【用法用量】

丸剂：口服。大蜜丸一次 1 丸，水蜜丸一次 6g，一日 2 次。

口服液：口服。一次 10mL，一日 2～3 次。

膏剂：口服。一次 10～20mL，一日 2～3 次。

颗粒：温开水冲服。一次 1 袋，一日 2 次。

【临床应用】

1. 咳嗽　因阴虚肺燥所致。症见干咳无痰或痰少而黏，或痰中带血，舌质红，脉细数；慢性支气管炎见上述证候者。

2. 慢喉痹　因阴虚火旺所致。症见咽部干痒不适，有异物感，或灼热微痛，舌红少苔，脉细数；慢性咽炎见上述证候者。

【现代研究】本品具有镇咳、祛痰、抗炎、增强机体免疫功能等作用。

蜜炼川贝枇杷膏

【处方】枇杷叶、水半夏、川贝母、陈皮、杏仁、款冬花、北沙参、五味子、薄荷脑、桔梗。

【功用主治】清热润肺，化痰止咳。用于肺燥咳嗽。症见痰黄而黏、胸闷、咽喉疼痛或痒、声音嘶哑。

【配伍特点】方中枇杷叶苦寒，长于清肺化痰止咳，为君药。川贝母甘苦而寒，能清热化痰、润肺止咳；水半夏、陈皮化痰止咳，理气宽胸。三药共为臣药。杏仁降肺止咳；款冬花、北沙参化痰止咳，养阴润肺；五味子敛肺止咳；薄荷脑疏风利咽。上药共为佐药。桔梗宣肺化痰止咳，并具舟楫之用，为佐使药。诸药合用，共达清热润肺、化痰止咳之功。

【剂型规格】膏剂：每瓶装 75mL 或 100mL。

【用法用量】口服。一次 15mL，一日 3 次；小儿用量酌减。

【临床应用】

咳嗽　因外感燥邪，入里犯肺，肺气上逆所致。症见咳嗽，痰黄而黏，咯痰不爽，口渴咽干，咽喉疼痛或痒，声音嘶哑，舌苔薄黄，脉数；急慢性支气管炎、咽喉炎见上述证候者。

五、平喘类中成药

本类中成药具有肃降肺气、补肾纳气、化痰止咳平喘等作用，主要用于治疗哮喘证。

桂龙咳喘宁胶囊（颗粒、片）

【处方】桂枝、龙骨、白芍、生姜、大枣、炙甘草、牡蛎、黄连、法半夏、瓜蒌皮、炒苦杏仁。

【功用主治】止咳化痰，降气平喘。用于外感风寒、痰湿阻肺引起的咳嗽，气喘，痰涎壅盛；急、慢性支气管炎见上述证候者。

【配伍特点】方中桂枝解肌散寒，温肺化饮，为君药。苦杏仁肃降肺气、止咳平喘，瓜蒌皮化痰理气、宽胸散结，法半夏燥湿化痰，共为臣药。龙骨、牡蛎重镇降逆，敛肺纳气，止咳平喘；白芍敛阴和营，合桂枝调和营卫；黄连清热燥湿，防诸药之温燥；生姜、大枣并用，助桂芍调和营卫，兼能调和脾胃。上药均为佐药。甘草调和诸药，为使药。诸药相合，共奏止咳化痰、降气平喘之功。

【剂型规格】

胶囊：每粒装 0.5g（相当于饮片 1.67g）。

颗粒：每袋装 6g。

片剂：每片重 0.41g。

【用法用量】

胶囊：口服。一次 3 粒，一日 3 次。

颗粒：温开水冲服。一次 1 袋，一日 3 次。

片剂：口服。一次 4 片，一日 3 次。

【临床应用】

1.咳嗽　因外感风寒，痰湿阻肺所致。症见咳嗽，气喘，痰涎壅盛，胸膈痞闷，苔白滑腻，脉浮滑；急、慢性支气管炎见上述证候者。

2.喘证　因外感风寒，痰湿阻肺，肺气上逆所致。症见呼吸急促，痰涎壅盛，胸膈痞闷，甚则呼吸困难，张口抬肩，苔白滑腻，脉浮滑；喘息型支气管炎见上述证候者。

此外有用本品治疗慢性咽炎、矽肺、空调病、咳嗽变异型哮喘的文献报道。

【使用注意】孕妇慎用。服药期间忌烟、酒、猪肉和生冷食物。

【不良反应】有使用本品后出现心慌、胸闷、憋气、呼吸困难等过敏反应的个案报道。

【现代研究】本品具有抗炎、止咳、化痰、平喘、抗氧化和提高机体免疫功能的作用。

蛤蚧定喘丸（胶囊）

【处方】蛤蚧、瓜蒌子、紫菀、麻黄、醋鳖甲、黄芩、甘草、麦冬、黄连、百合、炒紫苏子、石膏、炒苦杏仁、煅石膏。

【功用主治】养阴清肺，止咳平喘。用于肺肾两虚，阴虚肺热所致的虚劳久咳，年老哮喘，兼见气短烦热、胸满郁闷、自汗盗汗。

【配伍特点】方中蛤蚧补肺益肾，纳气定喘；麻黄、苦杏仁宣降肺气，止咳定喘。三药共为君药。瓜蒌子、紫菀润肺化痰；紫苏子降气化痰，止咳平喘；百合、麦冬、鳖甲养阴清热，润肺止咳。上药共为臣药。黄芩、黄连、生石膏清泄肺热，煅石膏收湿止汗，共为佐药。甘草调和诸药，为使药。诸药合用，共奏滋阴清肺、止咳平喘之功。

【剂型规格】

丸剂：小蜜丸，每60丸重9g；大蜜丸，每丸重9g。

胶囊：每粒装0.5g。

【用法用量】

丸剂：口服。小蜜丸一次9g，大蜜丸一次1丸，一日2次。

胶囊：口服。一次3粒，一日2次；或遵医嘱。

【临床应用】

1.喘证　因肺肾两虚，阴虚肺热所致。症见气喘胸闷，动则尤甚，干咳少痰或无痰，自汗盗汗，不思饮食，舌质红，苔薄黄，脉细数；喘息型支气管炎见上述证候者。

2.咳嗽　因肺肾两虚，阴虚内热所致。症见干咳无痰或痰少而黏，气短烦热，兼见喘息胸闷，动则尤甚，自汗盗汗，舌质红，苔薄黄，脉细数；慢性支气管炎见上述证候者。

【使用注意】对本品过敏者禁用。咳嗽新发者，过敏体质者，儿童、孕妇，有青光眼、高血压病、心脏病者慎用。

【现代研究】本品具有平喘、祛痰、镇咳、抗炎、抗过敏等作用。

人参保肺丸

【处方】人参、五味子（醋炙）、罂粟壳、川贝母、苦杏仁（去皮炒）、麻黄、石膏、玄参、枳实、砂仁、陈皮、甘草。

【功用主治】益气补肺，止嗽定喘。用于肺气亏虚，肺失宣降所致的虚劳久嗽、气短喘促。

【配伍特点】方中人参大补元气，补气益肺，为君药。五味子、罂粟壳敛肺止咳，川贝母、杏仁润肺化痰、止咳平喘，共为臣药。麻黄宣肺平喘，石膏、玄参清热养阴，枳实、砂仁、陈皮理气宽胸，共为佐药。甘草调和药物，为使药。诸药合用，共奏益气补肺、止嗽定喘之效。

【剂型规格】丸剂：每丸重 6g。

【用法用量】口服。一次 2 丸，一日 2 ～ 3 次。

【临床应用】

1. 咳嗽　因久咳不愈，肺气耗散所致。症见咳声低微，咯痰无力，或痰黏咯吐不爽，咽干口燥，神疲乏力；慢性支气管炎、慢性阻塞性肺疾病见上述证候者。

2. 喘病　因久病肺虚，宣降不利所致。症见喘息气短，语声低微，自汗，心悸，神疲乏力，或口干；喘息型支气管炎见上述证候者。

【使用注意】高血压病和心脏病者慎用。不宜长期、过量服用。

固本咳喘片（胶囊、颗粒）

【处方】党参、白术（麸炒）、茯苓、麦冬、盐补骨脂、炙甘草、醋五味子。

【功用主治】益气固表，健脾补肾。用于脾虚痰盛，肾气不固所致的咳嗽，痰多，喘息气促，动则喘剧；慢性支气管炎、肺气肿、支气管哮喘见上述证候者。

【配伍特点】方中党参、白术益气固表，健脾燥湿，为君药。补骨脂温肾暖脾；茯苓渗湿健脾，使湿除痰无源可生。二药共为臣药。麦冬、五味子补肺滋肾，敛肺止咳，为佐药。炙甘草益气健脾，调和诸药，为佐使药。诸药合用，共具益气固表、健脾补肾之功。

【剂型规格】

片剂：每片重 0.4g。

胶囊：每粒装 0.4g。

颗粒：每袋装 2g。

【用法用量】

片剂：口服。一次 3 片，一日 3 次。

胶囊：口服。一次 3 粒，一日 3 次。

颗粒：温开水冲服。一次 1 袋，一日 3 次。

【临床应用】

1. 咳嗽 因脾虚失运，痰浊内阻所致。症见咳嗽痰多，气短乏力，纳差，舌淡，苔薄白水滑，脉弱；慢性支气管炎、慢性阻塞性肺疾病见上述证候者。

2. 虚喘 因肾不纳气所致。症见喘息，声低气短，动则尤甚，咯痰无力，口唇青紫，舌质紫暗，脉弱；慢性支气管炎、肺气肿、支气管哮喘见上述证候者。

【使用注意】外感咳嗽者及慢性支气管炎和支气管哮喘急性发作期慎用。

降气定喘丸

【处方】麻黄、葶苈子、桑白皮、紫苏子、白芥子、陈皮。

【功用主治】降气定喘，祛痰止咳。用于痰浊阻肺所致的咳嗽痰多、气逆喘促，慢性支气管炎、支气管哮喘见上述证候者。

【配伍特点】麻黄辛苦而温，长于宣肺平喘，为君药。葶苈子、桑白皮性寒降泄，善泻肺饮而平喘；紫苏子降气消痰，止咳平喘。三药共为臣药。白芥子、陈皮理气化痰，为佐药。诸药寒温并用，宣降结合，共奏降气定喘、祛痰止咳之功。

【剂型规格】丸剂：浓缩水丸，每袋装 7g。

【用法用量】口服。一次 7g，一日 2 次。

【临床应用】

1. 咳嗽 因痰浊阻肺，肺失宣降所致。症见咳嗽痰多，痰黏难出，舌淡，苔白腻，脉滑；慢性支气管炎见上述证候者。

2. 哮病 因痰浊伏肺，外感风寒，痰气交阻所致。症见气逆喘促，喉中有声，咳嗽痰多；支气管哮喘见上述证候者。

【使用注意】孕妇禁用。虚喘及年老体弱者，高血压病、心脏病、青光眼者慎用。

蠲哮片

【处方】葶苈子、青皮、陈皮、黄荆子、槟榔、大黄、生姜。

【功用主治】泻肺除壅，涤痰去瘀，利气平喘。用于支气管哮喘急性发作期热哮痰瘀伏肺证。症见气粗痰涌、痰鸣如吼、咳呛阵作、痰黄稠厚。

【配伍特点】方中葶苈子苦辛大寒，长于清肺泻饮，祛痰平喘，为君药。黄荆子祛风化痰、止咳平喘，青皮、陈皮理气祛痰，共为臣药。大黄、槟榔通腑祛瘀，引热、痰、瘀得以下泄；生姜温胃和中，防寒药伤胃。三药共为佐药。全方合用，共奏泻肺除壅、涤痰去瘀、利气平喘之功。

【剂型规格】片剂：每片重 0.3g。

【用法用量】口服。一次 8 片，一日 3 次，饭后服用，7 天为一个疗程。

【临床应用】

哮病　因痰热壅肺，气机不利，肺失宣降所致。症见气粗痰涌，痰鸣作喘，咳呛阵作，咳痰黄稠，腹胀便秘，舌红苔黄腻，脉滑数；支气管哮喘急性发作期见上述证候者。

【使用注意】孕妇禁用。虚证哮喘患者慎用。

【不良反应】服药后可致大便偏稀，次数增多及轻度腹痛。

复习思考

1. 简述蛇胆川贝胶囊（散、软胶囊）的功用主治以及使用注意。

2. 简述养阴清肺丸（口服液、膏、颗粒）的功用主治以及使用注意。

3. 简述桂龙咳喘宁胶囊（颗粒、片）的功用主治以及使用注意。

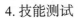

扫一扫，知答案

4. 技能测试

病例 1：患者某，男，47 岁，于 2015 年 8 月 12 日就诊。症见咳嗽，发热恶寒，鼻塞流涕，头痛无汗，肢体酸痛。

病例 2：患者某，男，36 岁，于 2016 年 7 月 15 日就诊。症见咳嗽痰多，痰不易出，胸闷口干，痰多色黄，舌红苔黄腻。

病例 3：患者某，男，32 岁，于 2017 年 9 月 12 日就诊。症见痰黄而黏，不易咳出，胸闷气促，久咳不止，声哑喉痛。

要求：（1）根据症状做出初步诊断。

（2）根据诊断推荐适宜的中成药。

（3）向患者介绍所推荐中成药的注意事项。

项目六　温中类中成药

【学习目标】

1. 掌握附子理中丸（片）、小建中合剂（胶囊、颗粒、片）、香砂养胃丸（片、胶囊、颗粒）的功用主治、配伍特点、临床应用、使用注意及不良反应。

2. 熟悉理中丸、香砂平胃丸的功用主治及临床应用。

3. 了解温中类中成药的概念、适用范围和注意事项。

凡以温里药或化湿药为主组成，具有温中散寒、化湿和胃的作用，用于治疗中焦虚寒证或寒湿中阻证的中成药，称为温中类中成药。

本类中成药多由辛苦温燥之品组成，临床使用时必须辨证准确，真热假寒证禁用，素体阴虚或失血之人亦应慎用，以免重伤阴血。此外，对于生冷、油腻等易伤阳、助湿之品亦应慎用。

一、温中散寒类中成药

本类中成药具有温中助阳、散寒止痛的作用，主要适用于中焦虚寒证。

附子理中丸（片）

【处方】附子（制）、党参、炒白术、干姜、甘草。

【功用主治】温中健脾。用于脾胃虚寒所致的脘腹冷痛，呕吐泄泻，手足不温。

【配伍特点】方中附子、干姜大辛大热，温肾暖脾，散寒止痛，共为君药。党参甘温入脾，益气补中，复脾升清降浊之功，为臣药。白术健脾燥湿为佐药。甘草缓急止痛，调和诸药，为佐使药。全方合用，可使寒去阳复，中气得补，共奏温中健脾之功。

【剂型规格】

丸剂：大蜜丸，每丸重9g；小蜜丸，每100丸重20g。

片剂：片芯重0.25g。

【用法用量】

丸剂：口服。大蜜丸一次1丸，小蜜丸一次9g，一日2～3次。

片剂：口服。一次6～8片，一日1～3次。

【临床应用】

1.胃痛　因脾胃虚寒，凝滞不通所致。症见胃脘冷痛，喜温喜按，畏寒肢冷，食少乏力，舌淡苔白，脉细弦；急慢性胃炎、胃及十二指肠溃疡见上述证候者。

2.泄泻　因脾肾虚寒，脾失升清所致。症见大便时溏时泻，迁延反复，稍进寒凉、油腻食物，大便次数则明显增加，腰酸肢冷，舌质淡胖，苔薄白，脉沉细；慢性肠炎、肠功能紊乱见上述证候者。

【使用注意】对本品过敏者禁用。孕妇及哺乳期妇女慎用。

【不良反应】有服用本品后发生心律失常的个案报道。

【现代研究】本品具有增强机体抗寒能力、镇静、抑制肠道平滑肌运动等作用。

理中丸

【处方】党参、土白术、炙甘草、炮姜。

【功用主治】温中散寒,健胃。用于脾胃虚寒所致的呕吐泄泻,胸满腹痛,消化不良。

【配伍特点】方中炮姜辛热,温中散寒,健运脾阳,为君药。党参甘温入脾,补中益气,为臣药。白术苦温,健脾燥湿,为佐药。炙甘草补脾益气,调和诸药,为使药。诸药合用,共奏温中散寒健胃之功。

【剂型规格】丸剂:大蜜丸,每丸重9g;浓缩丸,每8丸相当于原药材3g。

【用法用量】口服。大蜜丸一次1丸,一日2次,小儿用量酌减;浓缩丸一次8丸,一日3次。

【临床应用】

1.胃痛 因脾胃阳虚,寒凝失温所致。症见胃脘冷痛,喜温喜按,畏寒肢冷,舌淡苔白,脉细弦;胃及十二指肠溃疡、慢性胃炎见上述证候者。

2.呕吐 因脾胃虚寒,中气升降失常,胃气上逆所致。症见呕吐,恶心,胃脘痞闷,口淡乏味,不思饮食,肢倦乏力,大便溏薄,舌淡苔白,脉沉细;慢性胃炎、消化不良、胃肠功能紊乱见上述证候者。

3.泄泻 因脾胃虚寒,升降失常,清浊不分所致。症见大便溏泻,腹中冷痛,喜温恶食,畏寒肢冷,舌淡苔白,脉沉细;慢性结肠炎见上述证候者。

【使用注意】对本品过敏者禁用。忌生冷油腻、不宜消化的食物。

【现代研究】本品具有抑制胃肠道运动、止泻、抗胃溃疡等作用。

小建中合剂(胶囊、颗粒、片)

【处方】饴糖、桂枝、白芍、炙甘草、生姜、大枣。

【功用主治】温中补虚,缓急止痛。用于脾胃虚寒所致的脘腹疼痛、喜温喜按、嘈杂吞酸、食少;胃及十二指肠溃疡见上述证候者。

【配伍特点】方中饴糖甘温质润,温中补虚,缓急止痛,为君药。桂枝温经通阳,合饴糖辛甘化阳以补中阳;白芍酸甘养血,合饴糖酸甘化阴、缓急止痛。二药共为臣药。炙甘草、大枣补中益气,以复脾胃之纳运;生姜温中和胃。三药共为佐药。炙甘草兼调和药物,为使药。诸药合用,共奏温中补虚、缓急止痛之效。

【剂型规格】

合剂:每瓶装180mL。

胶囊:每粒装0.4g。

颗粒:每袋装15g。

片剂:薄膜衣片,每片重0.6g。

【用法用量】

合剂：口服。一次 20 ～ 30mL，一日 3 次。

胶囊：口服。一次 2 ～ 3 粒，一日 3 次。

颗粒：温开水冲服。一次 1 袋，一日 3 次。

片剂：口服。一次 2 ～ 3 片，一日 3 次。

【临床应用】

胃痛　因脾胃虚寒，失于温养所致。症见腹痛隐隐，绵绵不休，喜温喜按，空腹痛甚，得食则减，劳累或遇冷后发作或痛甚，泛吐清水，食少纳呆，神疲乏力，四肢倦怠，手足不温，大便溏薄，舌淡苔白，脉虚弱或迟缓；胃及十二指肠溃疡见上述证候者。

【使用注意】阴虚内热之胃痛者慎用。

二、温中除湿类中成药

本类中成药具有温中除湿、理气和胃的作用，用于治疗寒湿困阻中焦证。

香砂养胃丸（片、胶囊、颗粒）

【处方】木香、砂仁、白术、陈皮、茯苓、半夏（制）、醋香附、枳实（炒）、豆蔻（去壳）、姜厚朴、广藿香、甘草、生姜、大枣。

【功用主治】温中和胃。用于胃阳不足，湿阻气滞所致的胃痛、痞满。症见胃痛隐隐、脘闷不舒、呕吐酸水、嘈杂不适、不思饮食、四肢倦怠。

【配伍特点】方中白术补益中气，燥湿健脾；木香、砂仁行气止痛，化湿和胃。三药共为君药。藿香、豆蔻化湿行气，温中止呕；陈皮、厚朴理气畅中，苦温燥湿；香附理气止痛。上药共为臣药。佐以半夏燥湿消痞，茯苓渗湿健脾，枳实行气消积。甘草益气补中、调和诸药，姜、枣调和脾胃，共为使药。诸药相合，共奏温中和胃之功。

【剂型规格】

丸剂：浓缩丸，每 8 丸相当于饮片 3g；水丸，每袋装 9g。

片剂：每片重 0.6g。

胶囊：每粒装 0.35g。

颗粒：每袋装 5g。

【用法用量】

丸剂：口服。浓缩丸，一次 8 丸，一日 3 次；水丸，一次 9g，一日 2 次。

片剂：口服。一次 4 ～ 8 片，一日 2 次。

胶囊：口服。一次 3 粒，一日 3 次。

颗粒：温开水冲服。一次 1 袋，一日 2 次。

【临床应用】

1. 胃痛 因胃阳不足，寒湿气滞所致。症见胃脘胀痛，痛窜胁背，脘闷不适，呕吐酸水，畏寒肢冷，舌质淡，苔薄白，脉弦紧；急慢性胃炎、胃及十二指肠溃疡见上述证候者。

2. 痞满 因脾虚不运，胃气阻滞所致。症见脘腹胀满，胸脘堵闷，不思饮食，嘈杂不适，苔薄白，脉细滑；功能性消化不良、慢性胃炎见上述证候者。

3. 纳呆 因脾胃虚弱，胃不受纳，脾不运化所致。症见不思饮食，食则饱胀，大便稀溏，体乏无力，舌质淡，苔薄白，脉细弱；消化不良见上述证候者。

【使用注意】对本品过敏者禁用。脾胃阴虚及湿热中阻者慎用。

【现代研究】本品具有抗胃溃疡和镇痛等作用。

香砂平胃丸

【处方】苍术、陈皮、姜厚朴、木香、砂仁、甘草。

【功用主治】健胃理气止痛。用于胃肠衰弱所致的消化不良。症见胸膈满闷，胃痛呕吐。

【配伍特点】方中苍术苦温燥湿，辛香运脾，为君药；陈皮、厚朴理气宽中，燥湿除满，共为臣药；木香、砂仁行气止痛，健脾醒胃，为佐药；甘草调和诸药为使药。诸药相合，共奏健脾和胃、理气止痛之功。

【剂型规格】丸剂：每瓶装 6g 或 60g。

【用法用量】口服。一次 6g，一日 1 ～ 2 次。

【临床应用】

1. 痞满 因湿浊中阻，中焦气滞所致。症见胸脘满闷，痞塞不舒，纳呆食少，恶心，肢体倦怠，大便溏薄，舌苔白腻，脉细缓；慢性胃炎、功能性消化不良、胃肠功能紊乱见上述证候者。

2. 胃痛 因寒湿中阻，中焦气滞所致。症见胃痛隐隐，胃胀不适，口淡无味，不思饮食，泛泛欲吐，肢体倦怠，神疲乏力，大便溏薄，舌苔白腻，脉濡缓；急性胃炎、慢性胃炎、胃及十二指肠溃疡、胃肠功能紊乱见上述证候者。

3. 呕吐 因湿浊中阻，脾胃失和，胃气上逆所致。症见呕吐，恶心，胸脘痞闷，不思饮食，肢体倦怠，神疲乏力，大便溏薄，舌苔白腻，脉濡缓；急性胃炎、功能性消化不良、胃肠功能紊乱见上述证候者。

【使用注意】脾胃阴虚者慎用。

【现代研究】本品有抗胃溃疡、镇痛等作用。

扫一扫，知答案

复习思考

1. 简述附子理中丸（片）的功用主治、用法用量、临床应用和使用注意。

2. 简述小建中合剂（胶囊、颗粒、片）的功用主治和用法用量、临床应用和使用注意。

3. 简述理中丸的功用主治和用法用量。

4. 简述香砂养胃丸（片、胶囊、颗粒）的功用主治、用法用量、临床应用和使用注意。

5. 简述香砂平胃丸的功用主治、用法用量。

项目七　开窍类中成药

【学习目标】

1. 掌握万氏牛黄清心丸（片）、紫雪散（胶囊、颗粒）、苏合香丸的功用主治、配伍特点、临床应用、使用注意及不良反应。

2. 熟悉举安宫牛黄丸（散）、局方至宝散（丸）、礞石滚痰丸的功用主治、临床应用、使用注意及不良反应。

3. 了解开窍类中成药的概念、适用范围和注意事项。

凡以芳香开窍药为主组成，具有启闭醒神的作用，用于治疗窍闭神昏证的中成药，称为开窍类中成药。

本类中成药多为辛香走窜之品，易伤元气，临床多用于急救，故只宜暂用，不可久服，应中病即止。临床见血虚气脱引起的汗出肢冷、气微欲脱的脱证，即使神志昏迷，也当忌用。本类中成药的组成多辛香走窜之品，故孕妇慎用。

一、清热开窍类中成药

本类中成药具有清热开窍、豁痰解毒的作用，用于治疗热闭之证。

安宫牛黄丸（散）

【处方】牛黄、水牛角浓缩粉、麝香或人工麝香、珍珠、朱砂、雄黄、黄连、黄芩、栀子、郁金、冰片。

【功用主治】清热解毒，镇惊开窍。用于热病，邪入心包。症见高热惊厥、神昏谵语；中风昏迷及脑炎、脑膜炎、中毒性脑病、脑出血、败血症见上述证候者。

【配伍特点】方中牛黄清心凉肝，豁痰开窍，息风止痉；水牛角清心凉血，解毒定惊；麝香芳香开窍，通络醒神。三药共为君药。黄连、黄芩、栀子清热泻火解毒，雄黄解毒豁痰，共为臣药。冰片、郁金通窍醒神、化浊开郁，朱砂、珍珠镇心安神、定惊止痉，共为佐药。诸药合用，共奏清热解毒、镇惊开窍之功。

【剂型规格】

丸剂：每丸重 1.5g 或 3g。

散剂：每瓶装 1.6g。

【用法用量】

丸剂：口服。一次 2 丸（每丸重 1.5g）或一次 1 丸（每丸重 3g），一日 1 次；小儿 3 岁以内一次 1/2 丸（每丸重 1.5g）或一次 1/4 丸（每丸重 3g），4～6 岁一次 1 丸（每丸重 1.5g）或一次 1/2 丸（每丸重 3g），一日 1 次；或遵医嘱。

散剂：口服。一次 1.6g，一日 1 次；小儿 3 岁以内一次 0.4g，4～6 岁一次 0.8g，一日 1 次；或遵医嘱。

【临床应用】

1. 昏迷 因温热疫毒，燔灼营血，内陷心包，风动痰生，上蒙清窍所致。症见高热烦躁，神昏谵语，喉间痰鸣，惊厥抽搐，斑疹吐衄，舌绛苔焦，脉细数；流行性脑脊髓膜炎、乙型脑炎、中毒性脑病、败血症见上述证候者。

2. 中风 因痰火内盛，肝阳化风，风阳夹痰，上扰神明所致。症见突然昏迷，不省人事，两拳紧握，牙关紧闭，面赤气粗，口舌歪斜，喉间痰声辘辘，舌质红，苔黄腻，脉弦滑而数；脑梗死、脑出血见上述证候者。

3. 惊风 小儿因外感热病，热极生风，兼痰热内盛，闭塞神明所致。症见高热烦躁，头痛咳嗽，喉间痰鸣，神昏谵妄，惊厥抽搐，舌红绛，苔焦黄，脉弦数者；流行性脑脊髓膜炎、乙型脑炎见上述证候者。

【使用注意】对本品过敏者、孕妇禁用。肝肾功能不全者慎用。不宜与硝酸盐、硫酸盐类同用。不宜过量久服。服药期间饮食宜清淡，忌食辛辣、油腻食物。

【不良反应】有使用本品引起过敏反应的个案报道。

【现代研究】本品具有抗脑损伤、促进神经功能恢复、抗心肌缺血、抗炎、解热、镇静等作用。

紫雪散（胶囊、颗粒）

【处方】石膏、北寒水石、滑石、磁石、玄参、木香、沉香、升麻、甘草、丁香、芒硝（制）、硝石（精制）、水牛角浓缩粉、羚羊角、人工麝香、朱砂。

【功用主治】清热开窍，止痉安神。用于热入心包，热动肝风证。症见高热烦躁、神昏谵语、惊风抽搐、斑疹吐衄、尿赤便秘。

【配伍特点】方中水牛角、羚羊角清热解毒，凉血定惊；麝香辛香走窜，开窍醒神。三药共为君药。石膏、北寒水石、滑石清热泻火，滑石兼利尿，导热从小便出；玄参、升麻清热解毒，养阴透邪。五药共为臣药。木香、丁香、沉香行气通窍；朱砂、磁石重镇安神；芒硝、硝石通腑泄热，导热从大便出。上药共为佐药。甘草益气护中，调和药物，为佐使药。诸药相合，共达清热开窍、止痉安神之效。

【剂型规格】

散剂：每瓶装 1.5g；每袋装 15g。

胶囊：每粒装 0.5g。

颗粒：每瓶装 1.5g。

【用法用量】

散剂：口服。一次 1.5～3g，一日 2 次；周岁小儿一次 0.3g，5 岁以内小儿每增一岁递增 0.3g，一日 1 次；5 岁以上小儿酌情服用。

胶囊：口服。一次 1.5～3g，一日 2 次；周岁小儿一次 0.3g，5 岁以内小儿每增一岁递增 0.3g，一日 1 次；5 岁以上小儿酌情服用。

颗粒：温开水冲服。一次 1.5～3g，一日 2 次；周岁小儿一次 0.3g，5 岁以内小儿每增一岁递增 0.3g，一日 1 次；5 岁以上小儿酌情使用。

【临床应用】

1. 高热　因外感热病，热入心包，热动肝风所致。症见高热烦躁，神昏谵语，惊风抽搐，舌红苔黄燥，脉数；脑炎、脑膜炎见上述证候者。

2. 麻疹　因热毒内盛所致。症见疹色紫红，或透发不畅，高热，喘促，昏迷；麻疹见上述证候者。

3. 血证　因热入血络，血溢络外所致。症见斑疹，口鼻出血，舌红，脉数。

【使用注意】虚风内动者不宜使用。

【不良反应】服用过量可出现大汗、呕吐、肢冷、气促、心悸、眩晕等反应。

局方至宝散（丸）

【处方】水牛角浓缩粉、牛黄、玳瑁、人工麝香、朱砂、雄黄、琥珀、安息香、冰片。

【功用主治】清热解毒，开窍镇惊。用于热病属热入心包，热盛动风证。症见高热惊厥、烦躁不安、神昏谵语及小儿急热惊风。

【配伍特点】方中牛黄清热解毒、镇惊息风、豁痰开窍，麝香芳香开窍，共为君药。

水牛角、玳瑁助牛黄清热解毒，冰片、安息香助麝香开窍启闭醒神，共为臣药。朱砂、琥珀镇心安神，雄黄豁痰解毒，共为佐药。诸药相合，共达清热解毒、开窍镇惊之功。

【剂型规格】

散剂：每瓶装 2g；每袋装 2g。

丸剂：每丸重 3g。

【用法用量】

散剂：口服。一次 2g，一日 1 次；小儿 3 岁以内一次 0.5g，4 ～ 6 岁一次 1g；或遵医嘱。

丸剂：口服。一次 1 丸，小儿用量遵医嘱。

【临床应用】

1. 热病神昏　因温热病邪热炽盛，逆传心包，痰火蒙蔽清窍所致。症见身热烦躁，呼吸气粗，神昏谵语，或昏愦不语，不知人事，舌红绛，脉细数；流行性脑脊髓膜炎、流行性乙型脑炎、中毒性肝炎、肝昏迷见上述证候者。

2. 小儿急惊风　因外感热病，邪热炽盛，痰火上攻，内闭清窍所致。症见高热烦躁，头痛咳嗽，面红气粗，喉间痰鸣，神昏，惊厥抽搐，舌红苔黄腻，脉弦滑数；小儿高热惊厥见上述证候者。

【使用注意】孕妇禁用。肝肾功能不全者慎用。饮食宜清淡，忌食辛辣食物。本品含有朱砂、雄黄，不宜久服。

万氏牛黄清心丸（片）

【处方】牛黄、朱砂、黄连、栀子、郁金、黄芩。

【功用主治】清热解毒，镇惊安神。用于热入心包，热盛动风证。症见高热烦躁、神昏谵语及小儿高热惊厥。

【配伍特点】方中牛黄清热解毒，豁痰开窍，镇惊息风，为君药。黄连、黄芩、栀子清热解毒，为臣药。朱砂重镇安神、清心泻火，郁金行气解郁开窍，共为佐药。诸药合用，共奏清热解毒、镇惊安神之功。

【剂型规格】

丸剂：每丸重 1.5g 或 3g。

片剂：薄膜衣片，每片重 0.3g。

【用法用量】

丸剂：口服。一次 2 丸（每丸重 1.5g），或一次 1 丸（每丸重 3g），一日 2 ～ 3 次。

片剂：口服。一次 4 ～ 5 片，一日 2 ～ 3 次；或遵医嘱。

【临床应用】

1.发热 因外感热病,热邪入里所致。症见高热头痛,烦躁不安,舌红苔黄,脉数;流行性乙型脑炎、麻疹病毒性脑炎、麻疹后并发支气管性肺炎、百日咳并发脑膜炎见上述证候者。

2.小儿高热惊厥 因外感热病,热入心包,热盛动风所致。症见高热头痛,神昏谵语,四肢抽动,烦躁不安,舌红苔黄,脉数;小儿高热惊厥见上述证候者。

【使用注意】孕妇禁用。虚风内动、脱证神昏者不宜使用。本品含牛黄、朱砂,不宜久服。

二、化痰开窍类中成药

本类中成药具有祛除痰浊、启闭开窍的作用,用于治疗痰蒙心窍证。

礞石滚痰丸

【处方】金礞石(煅)、沉香、黄芩、熟大黄。

【功用主治】逐痰降火。用于痰火扰心所致的癫狂惊悸,或喘咳痰稠,大便秘结。

【配伍特点】方中金礞石甘咸质重,既能下气逐痰以除陈积伏匿之顽痰老痰,又能平肝镇惊,为君药。黄芩善清肺及上焦火热;大黄苦寒降泄,荡涤实热,以开痰热下行之路。两药清上导下,以除痰热之源,共为臣药。又以沉香行气开郁,降逆平喘,气顺则痰消,为佐药。四药合用,药简而效宏,确为逐痰降火之峻剂。

【剂型规格】丸剂:每袋(瓶)装6g。

【用法用量】口服。每次6~12g,一日1次。

【临床应用】

1.癫狂 因痰热上扰清窍所致。症见狂躁奔走,语无伦次,或喃喃自语,骂詈叫号,不避亲疏,或毁物打人,哭笑无常,渴喜冷饮,便秘尿赤,舌质红绛,苔多黄腻,脉弦滑;精神分裂症见上述证候者。

2.喘证 因痰热内盛,肺气上逆所致。症见喘促气急,胸闷气短,痰多黏稠色黄,或痰中带血,胸中烦热,渴喜冷饮,尿赤便秘,舌质红,苔黄厚腻,脉滑数;喘息型支气管炎见上述证候者。

3.痫病 因情志失调,禀赋不足,饮食不节,痰火内盛所致。症见突然昏仆,不省人事,面色潮红,口唇发绀,两目上视,四肢抽搐,口吐涎沫,移时苏醒如常,舌质红,苔黄腻;原发性或某些继发性癫痫见上述证候者。

4.惊悸 因肝郁化火,痰火扰心所致。症见心中悸动,胆怯善惊,坐卧不安,大便秘结,舌红,苔黄腻,脉滑数。

【使用注意】孕妇禁用。服药期间忌食辛辣、油腻食物，不宜久服。

【现代研究】本品具有祛痰、平喘、抑菌、抗病毒、解热、镇静等作用。

苏合香丸

【处方】苏合香、安息香、冰片、水牛角浓缩粉、人工麝香、檀香、沉香、丁香、香附、木香、乳香（制）、荜茇、白术、诃子肉、朱砂。

【功用主治】芳香开窍，行气止痛。用于痰迷心窍所致的痰厥昏迷、中风偏瘫、肢体不利，以及中暑、心胃气痛。

【配伍特点】方中苏合香、安息香、麝香、冰片芳香走窜，开窍启闭，辟秽化浊，共为君药。沉香、檀香行气止痛，散寒调中；木香、香附理气解郁止痛；乳香活血行气止痛；丁香、荜茇温中降逆，散寒止痛。上药共为臣药。白术燥湿化浊；水牛角凉血清心，朱砂镇惊安神，二者药性虽寒，但与大队温热之品相伍，不悖温通开窍之旨；诃子温涩敛气，可防诸药辛散太过，耗伤正气。上四药共为佐药。全方配伍，共奏芳香开窍、行气止痛之功。

【剂型规格】丸剂：水蜜丸，每丸重 2.4g；大蜜丸，每丸重 3g。

【用法用量】口服。一次 1 丸，一日 1 ～ 2 次。

【临床应用】

1.中风寒闭 因痰湿蒙塞心神所致。症见神昏不语，痰涎壅盛，面色苍白或晦暗，四肢不温，肢体不用或松懈瘫软，舌质淡，舌苔白腻，脉沉缓或细滑；急性脑血管病见上述证候者。

2.中暑 因感受暑湿秽浊，蒙闭心窍所致。症见突然神昏，不省人事，牙关紧闭，苔白，脉迟。

3.胸痹 因胸阳不振，痰瘀互阻，心脉不通所致。症见胸痛胸闷，气短喘促，舌质淡，舌苔白腻，脉滑；冠心病、心绞痛见上述证候者。

4.腹痛 因寒湿凝滞，气机不畅所致。症见脘腹冷痛，面色苍白，四肢不温等。

【使用注意】孕妇禁用。热闭、脱证不宜使用。本品不宜久服，以免耗散正气。

【不良反应】有服用本品致过敏性休克的个案报道。

【现代研究】本品具有扩张冠状动脉、增加冠状动脉血流量、减慢心率、降低心肌耗氧量、提高机体耐氧能力及抗血栓、抑制血小板聚集等作用。

....

复习思考

1.试述万氏牛黄清心丸（片）的功用主治以及使用注意。

扫一扫，知答案

2. 试述苏合香丸的功用主治以及使用注意。

3. 技能测试

病例：患者某，男，43岁，于2015年4月20日就诊。症见高热烦躁，神昏惊厥，语言颠倒错乱，喉间痰鸣，舌红绛，脉数有力。

要求：（1）根据上述症状做出初步诊断。

（2）根据诊断推荐适宜的中成药。

（3）向患者介绍所推荐中成药的用法用量和注意事项。

项目八　固涩类中成药

【学习目标】

1. 熟悉固本益肠片（胶囊）、缩泉丸（胶囊）、金锁固精丸的功用主治、临床应用、使用注意及不良反应。

2. 了解固涩类中成药的概念、适用范围和注意事项。

凡以固涩药为主组成，具有收敛固涩的作用，用于治疗气、血、津、精耗散滑脱病证的中成药，称为固涩类中成药。

使用本类药物应注意：凡病证属邪实者，如热病汗出、痰饮咳嗽、泻痢初起、火扰精遗、血热崩漏等，不宜选用本类药物，以防闭门留寇。

一、固精止遗类中成药

本类中成药具有补肾固精的作用，主要适用于肾虚封藏失职之遗精滑泄。

金锁固精丸

【处方】沙苑子（炒）、芡实（蒸）、莲须、龙骨（煅）、牡蛎（煅）、莲子。

【功用主治】固肾涩精。用于肾虚不固所致的遗精滑泄、神疲乏力、四肢酸软、腰痛耳鸣。

【配伍特点】方中沙苑子补肾固精，为君药。芡实、莲子助君药增强固肾涩精之力，为臣药。莲须及煅龙骨、煅牡蛎，功专收敛固涩，以涩精止遗，共为佐药。诸药相伍，标本兼顾，共奏固肾涩精之效。

【剂型规格】丸剂：浓缩丸，每15丸相当于原药材3g；大蜜丸，每丸重9g。

【用法用量】空腹用淡盐水或温开水送服。浓缩丸一次15丸，大蜜丸一次1丸，一日

3次。

【临床应用】

1.遗精 因肾虚精关不固所致。症见梦遗滑泄，腰痛耳鸣，神疲乏力，四肢酸软，舌淡，苔白滑，脉沉细；神经官能症、前列腺肥大、前列腺炎等见上述证候者。

2.早泄 因肾虚或禀赋不足所致。症见早泄，畏寒肢冷，腰膝酸软，舌淡，脉微；前列腺炎、精囊炎及前列腺增生等见上述证候者。

【使用注意】湿热下注或阴虚火旺所致遗精者不宜使用。感冒发热勿服。

【现代研究】本品具有降脂、降酶、抗炎、止泻等作用。

二、固涩止泻类中成药

本类中成药具有涩肠固脱的作用，适用于脾肾虚寒所致的泻痢日久，滑脱不禁。

固本益肠片（胶囊）

【处方】党参、炒白术、补骨脂、麸炒山药、黄芪、炮姜、酒当归、炒白芍、醋延胡索、煨木香、地榆炭、煅赤石脂、儿茶、炙甘草。

【功用主治】健脾温肾，涩肠止泻。用于脾肾阳虚所致的泄泻。症见腹痛绵绵、大便清稀或有黏液及黏液血便、食少腹胀、腰酸乏力、形寒肢冷、舌淡苔白、脉虚，慢性肠炎见上述证候者。

【配伍特点】方中党参、黄芪益气补中、健脾止泻，补骨脂温肾暖脾，共为君药。白术、山药益气健脾、祛湿止泻，炮姜温中散寒止痛，共为臣药。延胡索、木香行气止痛；赤石脂、地榆炭、儿茶收涩止泻止血；当归、白芍养血和血，防泻久耗伤阴血。上药共为佐药。炙甘草益气调和诸药，为佐使药。诸药相合，共奏健脾温肾、涩肠止泻之功。

【剂型规格】

片剂：素片，每片重0.32g（小片），或0.60g（大片）；薄膜衣片，每片重0.62g（大片）。

胶囊：每粒装0.5g。

【用法用量】

片剂：口服，小片一次8片，大片一次4片，一日3次。

胶囊：口服，一次4粒，一日3次；30天为一个疗程，连服二至三个疗程。

【临床应用】

泄泻 因肾阳不足，火不暖脾所致。症见腹痛绵绵，大便清稀或有黏液及黏液血便，食少腹胀，腰酸乏力，形寒肢冷，舌淡苔白；慢性肠炎见上述证候者。

三、补肾缩尿类中成药

本类中成药具有补肾缩尿的作用，用于治疗肾虚不固之尿失禁。

缩泉丸（胶囊）

【处方】山药、益智仁（盐炒）、乌药。

【功用主治】温肾缩尿。用于肾虚所致的小便频数，夜间遗尿。

【配伍特点】方中益智仁温肾助阳，固精缩尿，为君药。乌药温肾散寒，以暖下元，为臣药。更以山药健脾益气，补肾涩精，为佐药。三药合用，温而不燥，除下元虚冷，使肾气复而膀胱约束有权，以达温肾缩尿之功。

【剂型规格】

丸剂：水丸，每 20 粒重 1g。

胶囊：每粒装 0.3g。

【用法用量】

丸剂：口服。一次 3～6g，一日 3 次。

胶囊：口服。成人每次 5 粒，5 岁以上儿童每次 3 粒，一日 3 次。

【临床应用】

1. 多尿 因肾阳不足，膀胱失约所致。症见小便频数清长，夜间尤甚，腰膝酸软，舌质淡，脉沉细弱；神经性尿频见上述证候者。

2. 遗尿 因肾气不固，膀胱失约所致。症见小儿夜间遗尿，伴神疲倦怠，舌淡苔薄，脉沉细；功能性遗尿见上述证候者。

【使用注意】宜饭前服用。

【现代研究】本品具有抗利尿作用。

复习思考

扫一扫，知答案

1. 试述金锁固精丸的功用主治及使用注意。

2. 技能测试

　　患者某，男，47 岁，于 2016 年 2 月 15 日就诊。自述小便频数，夜间尤甚，腰膝酸软。查舌质淡，脉沉细。

　　要求：（1）根据上述症状做出初步诊断。

　　　　　（2）根据诊断推荐适宜的中成药。

　　　　　（3）向患者介绍所推荐中成药的用法用量和注意事项。

项目九　扶正类中成药

【学习目标】

1.掌握补中益气丸（颗粒、合剂）、参苓白术丸（散、颗粒）、香砂六君丸、归脾丸（合剂、颗粒）、六味地黄丸（颗粒、软胶囊、胶囊）、金匮肾气丸（片）、四神丸（片）、复方苁蓉益智胶囊、生脉口服液（胶囊、颗粒）、稳心颗粒（片、胶囊）的功用主治、配伍特点、临床应用、使用注意及不良反应。

2.熟悉安胃疡胶囊、养胃舒胶囊（颗粒、软胶囊）、八珍丸（片、胶囊、颗粒）、知柏地黄丸、杞菊地黄丸（片、胶囊、口服液）、参芪降糖颗粒（胶囊、片）、桂附地黄丸（片、胶囊、颗粒）、生血宝颗粒（合剂）、参松养心胶囊、玉泉胶囊（颗粒）的功用主治、临床应用、使用注意及不良反应。

3.了解当归补血丸（胶囊、颗粒、口服液）、四物颗粒（片、胶囊、合剂、膏）、大补阴丸、麦味地黄丸（片、胶囊、口服液）、左归丸、右归丸、人参归脾丸的功用主治及临床应用。

4.了解扶正类中成药的概念、适用范围和注意事项。

扶正类中成药是指以补益药为主组成，具有补益人体气、血、阴、阳等作用，用于治疗各种虚证的一类中成药。

应用本类中成药须注意以下几点：第一，扶正类中成药有补虚之功，但不可滥用，对于邪气亢盛，身体强壮者不宜使用，用之反易致疾。第二，应用时亦须辨证用药，当辨清虚证的实质和具体部位，以合理选药。第三，要注意患者的脾胃功能。因扶正类中成药易壅中滞气，所以常服、久服，需适当配伍理气健脾和胃的药，以达到补而不滞的目的。

一、补气类中成药

本类中成药具有补气健脾的作用，用于治疗脾胃气虚证或脾肺气虚证。

补中益气丸（颗粒、合剂）

【处方】炙黄芪、党参、炙甘草、炒白术、当归、升麻、柴胡、陈皮。

【功用主治】补中益气，升阳举陷。用于脾胃虚弱，中气下陷所致的泄泻、脱肛、阴挺。症见体倦乏力，食少腹胀，便溏久泻，肛门下坠或脱肛、子宫脱垂。

【配伍特点】方中黄芪补中益气，升阳举陷，为君药。党参、白术、炙甘草益气健脾，增强黄芪补益中气之功，共为臣药。当归养血和营，以助气的化生；陈皮理气和中，醒脾和胃，使诸药补而不滞；少量升麻、柴胡升阳举陷，协助君药升提下陷之中气。上药共为佐药。炙甘草调和诸药，为使药。诸药合用，共奏补中益气、升阳举陷之功。

【剂型规格】

丸剂：大蜜丸，每丸重 9g；小蜜丸，每瓶装 200 丸（约 36g）；浓缩丸，每 8 丸相当于原药材 3g；水丸，每袋装 6g。

颗粒：每袋装 3g。

合剂：每瓶装 120mL。

【用法用量】

丸剂：口服。大蜜丸一次 1 丸，一日 2～3 次；小蜜丸一次 9g，一日 2～3 次；浓缩丸一次 8～10 丸，一日 3 次；水丸一次 6g，一日 2～3 次。

颗粒：温开水冲服。一次 1 袋，一日 2～3 次。

合剂：口服。一次 10～15mL，一日 3 次。

【临床应用】

1. 泄泻　因脾胃虚弱，中气下陷，不能升清所致。症见大便溏薄，或久泻不止，水谷不化，稍进油腻、不易消化之物则大便次数增多，气短，肢倦乏力，纳食减少，脘腹胀闷不舒，面色萎黄，舌淡苔白，脉细弱；慢性肠炎、功能性消化不良、胃肠功能紊乱见上述证候者。

2. 脱肛　因脾胃虚弱，中气下陷所致。症见肛门下坠或脱出，劳累、增加腹压、咳嗽等均可使其脱出，面色苍白，唇淡，倦怠乏力，腹胀腹痛，舌淡少苔，脉虚无力；直肠脱垂见上述证候者。

3. 阴挺　因脾胃虚弱，中气下陷所致。症见自觉阴道有块状物脱出，阴道坠胀，活动或体力劳动时加重，白带增多，质稀色白，精神疲倦，面色苍白无华，四肢无力，心悸，气短，小腹坠胀，舌淡，脉细弱；子宫脱垂、阴道脱垂见上述证候者。

【使用注意】阴虚内热证，外感表实证及食积腹胀满者忌服；不宜与藜芦或藜芦制剂同服；高血压患者慎服。

【现代研究】本品具有调节免疫功能、调节胃肠运动、促进小肠吸收功能、抗缺氧和抗应激、抗胃溃疡、抗肿瘤等作用。

参苓白术丸（散、颗粒）

【处方】人参、麸炒白术、茯苓、山药、炒白扁豆、莲子、麸炒薏苡仁、砂仁、桔梗、甘草。

【功用主治】补脾胃，益肺气。用于脾胃虚弱所致的食少便溏、气短咳嗽、肢倦乏力。

【配伍特点】方中人参、白术、茯苓益气健脾、祛湿止泻，为君药。白扁豆、薏苡仁助白术、茯苓健脾渗湿；山药、莲子肉助君药健脾益气，兼能止泻。四药均为臣药。砂仁醒脾和胃，行气化湿，使补而不滞；桔梗一则载药上行以益肺气，二则开宣肺气，以通调水道、祛痰止咳。二药共为佐药。甘草健脾和中，调和诸药，为佐使。诸药合用，共达补脾胃、益肺气之功。

【剂型规格】

丸剂：每 100 粒重 6g。

散剂：每袋装 6g。

颗粒：每袋装 3g。

【用法用量】

丸剂：口服。一次 6g，一日 3 次。

散剂：口服。一次 6～9g，一日 2～3 次。

颗粒：温开水冲服。一次 3g，一日 3 次。

【临床应用】

1. 泄泻 因脾胃气虚，运化失常所致。症见大便溏泻，饮食不消，或大便稀薄，次数增多，脘腹胀闷不舒，纳食减少，面色萎黄，肢倦乏力，甚则浮肿，舌淡，苔白腻，脉濡而弱；慢性结肠炎、肠易激综合征、胃肠功能紊乱、消化不良见上述证候者。

2. 厌食 因脾胃气虚，纳运失司所致。症见厌食或拒食，纳呆腹胀，面色萎黄，乏力，自汗，精神稍差，肌肉不实或形体羸瘦，大便溏薄或完谷不化，舌淡，苔腻，脉细弱；小儿厌食症、消化不良、小儿缺锌症、神经性厌食见上述证候者。

3. 水肿 因脾肺气虚，运化失常，水湿停滞所致。症见肢体浮肿，面色萎黄或面目虚浮，神疲乏力，食少纳呆，脘腹胀闷，大便溏薄，舌淡胖有齿痕，苔薄白或白腻，脉细弱；慢性肾炎见上述证候者。

4. 咳嗽 因脾肺气虚，不运水湿，湿聚生痰，上犯于肺所致。症见咳嗽痰多，色白质稀，声低无力，气短自汗，胸闷脘痞，食少体倦，大便时溏，舌苔白腻，脉濡滑；慢性支气管炎、支气管哮喘、肺气肿、慢性肺源性心脏病、老年慢性呼吸道感染见上述证候者。

【使用注意】对本品过敏者禁用。服本品时不宜同时服用藜芦、五灵脂、皂荚或其制剂；不宜喝茶和吃萝卜以免影响药效。

【现代研究】本品具有调节胃肠运动、保护胃肠黏膜、调节肠道菌群、增强机体免疫功能等作用。

香砂六君丸

【处方】木香、砂仁、党参、炒白术、茯苓、炙甘草、陈皮、制半夏。

【功用主治】益气健脾，和胃。用于脾虚气滞所致的消化不良，嗳气食少，脘腹胀满，大便溏泻。

【配伍特点】方中党参益气健脾和胃，为君药。臣以白术、茯苓健脾祛湿，增强益气健运之力。佐以半夏、陈皮燥湿化痰，理气和胃；木香、砂仁理气止痛，温中和胃。炙甘草益气补中，调和药性，为使药。上药合用，共成益气健脾、行气和胃之效。

【剂型规格】丸剂：浓缩丸，每8丸相当于原生药3g；水丸，每100丸重6g。

【用法用量】口服。浓缩丸，一次12丸，一日3次；水丸，一次6～9g，一日2～3次。

【临床应用】

1. 胃痛 因脾胃气虚，气机阻滞所致。症见胃脘疼痛胀闷，喜温喜按，劳累或受凉后发作或加重，泛吐清水，神疲乏力，胸闷嗳气，食少纳呆，大便溏泻，舌淡，苔白，脉细弱；慢性胃炎、胃及十二指肠溃疡见上述证候者。

2. 痞满 因脾胃气虚，中气升降失司所致。症见脘腹满闷，时轻时重，喜温喜按，不知饥，不欲食，嗳腐吞酸，呕恶便溏，少气懒言，舌淡红，苔白腻，脉细弱；功能性消化不良见上述证候者。

3. 泄泻 因脾虚失运，清浊不分所致。症见大便溏泻，迁延反复，食少，食后脘闷不舒，稍进油腻则大便次数明显增多，大便中夹有未消化的食物，面色萎黄，脘腹胀闷不舒，神疲倦怠，舌质淡，苔白，脉细；慢性结肠炎、功能性消化不良见上述证候者。

【使用注意】对本品过敏者禁用。阴虚胃痛者，湿热痞满、泄泻者慎用。

【现代研究】本品具有调节胃液分泌、保护胃黏膜和调节胃肠运动等作用。

安胃疡胶囊

【处方】甘草黄酮类化合物，含黄酮类化合物不少于80%。

【功用主治】补中益气，解毒生肌。用于胃及十二指肠溃疡，对虚寒型和气滞型患者有较好疗效，可用于溃疡愈合后的维持治疗。

【配伍特点】本品单用一味甘草，性味甘平，归脾胃经，具有补中益气、健脾和胃、缓急止痛、清热解毒之功。甘草提取物具有明确的抗溃疡作用，能促进溃疡愈合，改善临床症状。

【剂型规格】胶囊：每粒含黄酮类化合物0.2g。

【用法用量】口服。一次2粒，一日4次，三餐后和睡前服。

【临床应用】

1. 虚寒胃痛 因脾胃阳气不足，中焦虚寒所致。症见胃脘隐痛，或绵绵不休，喜暖喜按，每遇寒冷或劳累时易发作或加重，空腹痛重，得食痛减，食后腹胀，泛吐清涎，大便溏薄，倦怠乏力，神疲懒言，畏寒肢冷，舌质淡嫩，边有齿痕，苔薄白，脉虚弱；胃及十二指肠溃疡见上述证候者。

2.气滞胃痛　因肝郁气滞，肝胃不和所致。症见胃脘胀满，攻撑作痛，脘痛连胁，遇情志不遂则发作或加重，嗳气或矢气则舒，善太息，胸闷嗳气，口苦泛酸，舌苔薄白，脉弦；胃及十二指肠溃疡见上述证候者。

【使用注意】饮食积滞或胃火炽盛引起的胃痛不宜用。

【现代研究】本品具有增加胃黏膜循环血流量、促进胃黏膜上皮细胞合成和分泌黏蛋白、促进内源性前列腺素释放、控制幽门螺杆菌、降低胃液酸度、缓解胃肠平滑肌的作用。

<h2 style="text-align:center">养胃舒胶囊（颗粒、软胶囊）</h2>

【处方】黄精（蒸）、党参、白术（炒）、山药、菟丝子、北沙参、玄参、乌梅、陈皮、山楂、干姜。

【功用主治】益气养阴，健脾和胃，行气导滞。用于脾胃气阴两虚所致的胃痛。症见胃脘灼热疼痛、痞胀不适、口干口苦、纳少消瘦、手足心热，慢性胃炎见上述证候者。

【配伍特点】方中黄精培补脾胃气阴，为君药。党参、白术、山药益气补中，健脾养胃；菟丝子扶正固本，补阳益阴。上药共为臣药。北沙参、玄参清热养阴，益胃生津；乌梅生津止渴；陈皮理气消痞；山楂消食导滞；干姜温中暖脾，鼓舞脾胃阳气，防滋阴滞中。上药共为佐药。诸药合用，共奏益气养阴、健脾和胃、行气导滞之功。

【剂型规格】

胶囊：每粒装 0.4g。

颗粒：每袋装 10g。

软胶囊：每粒装 0.5g。

【用法用量】

胶囊：口服。一次 3 粒，一日 2 次。

颗粒：温开水冲服。一次 10～20g，一日 2 次。

软胶囊：口服。一次 4 粒，一日 2 次。

【临床应用】

胃痛　因脾胃气阴两虚所致。症见胃脘灼热疼痛，痞胀，口干口苦，神疲，纳呆，消瘦，乏力，手足心热，舌红苔少或无苔，脉细数；慢性胃炎见上述证候者。

【使用注意】肝胃火盛致吞酸嗳腐者慎用；忌食辛辣刺激性食物，戒烟酒。

二、养血类中成药

本类中成药具有滋补阴血的作用，用于治疗血虚证。

八珍丸（片、胶囊、颗粒）

【处方】党参、炒白术、茯苓、甘草、当归、白芍、川芎、熟地黄。

【功用主治】补气益血。用于气血两虚所致的面色萎黄、食欲不振、四肢乏力、月经过多。

【配伍特点】方中熟地黄滋补阴血，益精生髓；党参专以益气健脾，合用以补气养血。二药共为君药。当归、白芍养血和营，助熟地补血；白术健脾燥湿，助党参培补中气，以滋气血生化之源。三药共为臣药。佐以茯苓渗湿健脾，川芎活血行气，使湿除脾运易复，补血益气而不壅滞。炙甘草补中益气，调和药物，为使药。诸药相合，共奏补气益血之功。

【剂型规格】

丸剂：大蜜丸，每丸重9g；水蜜丸，每袋装6g；浓缩丸，每8丸相当于原生药3g。

片剂：薄膜衣片，每片重0.6g。

胶囊：每粒装0.4g。

颗粒：每袋装8g或3.5g（无蔗糖）。

【用法用量】

丸剂：口服。大蜜丸，一次1丸，一日2次；水蜜丸，一次6g，一日2次；浓缩丸，一次8丸，一日3次。

片剂：口服。一次3片，一日3次。

胶囊：口服。一次3粒，一日2次。

颗粒：温开水冲服。一次1袋，一日2次。

【临床应用】

1.气血两亏证 因素体虚弱，或久病不愈，或劳伤过度，气虚不能生血或血虚无以化气，气血两虚所致。症见面色萎黄不华，食欲不振，四肢乏力，精神恍惚，少气懒言，口唇指甲淡白；缺铁性贫血见上述证候者。

2.月经过多 因禀赋不足，或过劳久思，或大病久病，损伤脾气，冲任不固，血失统摄所致。症见月经量多，色淡红，质清稀，小腹空坠，面色苍白，神疲体倦，气短懒言。

此外，有用本品治疗白细胞减少症和配合化疗治疗进展期胃癌术后的文献报道。

【使用注意】对本品过敏者、体实有热者禁用。

【现代研究】本品具有提高造血功能、调节机体免疫功能、改善血液流变性等作用。

归脾丸（合剂、颗粒）

【处方】党参、炒白术、炙黄芪、炙甘草、茯苓、制远志、炒酸枣仁、龙眼肉、当归、木香、大枣（去核）。

【功用主治】益气健脾，养血安神。用于心脾两虚所致的气短心悸、失眠多梦、头昏头晕、肢倦乏力、食欲不振及崩漏便血。

【配伍特点】方中黄芪益气健脾，使脾健则气血生化有源，统血而收止血之功；龙眼肉补血养心而安神。二者合用心脾同调，标本兼治，共为君药。党参、白术助黄芪补中益气，当归助龙眼肉补血养心，共为臣药。酸枣仁、远志养心安神；茯苓渗湿健脾，木香理气醒脾，二药与大量益气健脾药配伍，使补而不滞。四药共为佐药。炙甘草、大枣补中健脾，调和药性，为佐使药。诸药合用，共奏益气补血、健脾养心之功。

【剂型规格】

丸剂：大蜜丸，每丸重 9g；浓缩丸，每 8 丸相当于原药材 3g；水蜜丸，每袋装 6g；小蜜丸，每瓶装 60g 或 120g。

合剂：每支装 10mL；每瓶装 100mL 或 120mL。

颗粒：每袋装 3g。

【用法用量】

丸剂：用温开水或生姜汤送服。大蜜丸一次 1 丸，浓缩丸一次 8～10 丸，水蜜丸一次 6g，小蜜丸一次 9g，一日 3 次。

合剂：口服。一次 10～20mL，一日 3 次，用时摇匀。

颗粒：温开水冲服。一次 1 袋，一日 3 次。

【临床应用】

1. 心脾两虚证　因思虑太过，劳伤心脾，气血两虚所致。症见气短懒言，失眠多梦，健忘，头晕头昏，肢倦乏力，精神疲惫，食欲不振，大便溏薄，舌淡，苔白，脉细弱；慢性疲劳综合征见上述证候者。

2. 心悸　因心脾两虚，心脉失养所致。症见心慌不安，失眠健忘，神疲食少，面色萎黄，舌淡苔白，脉细弱；缺铁性贫血、神经衰弱见上述证候者。

3. 失眠　因心脾两虚，心神失养所致。症见失眠多梦，健忘，纳呆食少，疲倦乏力，精神萎靡，舌淡苔白，脉细弱；神经衰弱见上述证候者。

4. 眩晕　因气血虚弱，脑失所养所致。症见头晕头昏，心悸少寐，神疲乏力，食少纳呆，面色萎黄，舌淡，苔白，脉细弱；缺铁性贫血见上述证候者。

5. 崩漏　因脾虚气弱不能统血所致。症见妇女经血非时而下，淋沥不断，甚或血流如涌，色淡质清，神疲体倦，面色萎黄，舌淡，苔白，脉细弱；功能失调性子宫出血见上述证候者。

6. 便血　因脾虚气弱不能统血，血溢肠内所致。症见便血，血色紫暗或色黑，肢体倦怠，食欲不振，面色萎黄，舌淡，苔白，脉细弱；胃及十二指肠溃疡见上述证候者。

【使用注意】对本品过敏者禁用。宜饭前服用。

【现代研究】本品具有升高血中血细胞数量及血清中粒 – 巨噬细胞集落刺激因子水平等作用。

当归补血丸（胶囊、颗粒、口服液）

【处方】当归、黄芪。

【功用主治】补养气血。用于气血两虚证。

【配伍特点】方中黄芪补脾益气，以资气血生化之源，且寓补气生血之义，为君药。当归补血和营，为臣药。二者合用，可达补养气血之效。

【剂型规格】

丸剂：每丸重 9g。

胶囊：每粒装 0.4g。

颗粒：每袋装 10g。

口服液：每支装 10mL。

【用法用量】

丸剂：口服。一次 1 丸，一日 2 次。

胶囊：口服。一次 5 粒，一日 2 次。

颗粒：温开水冲服。一次 10g，一日 2 ～ 3 次。

口服液：口服。一次 10mL，一日 2 次。

【临床应用】

1.气血两虚证　因久病不愈，耗伤气血；或脾胃虚弱，气血化源不足所致。症见气短乏力，四肢倦怠，面色萎黄或苍白，头晕目眩，失眠健忘，舌淡苔薄，脉细弱；贫血见上述证候者。

2.眩晕　因气血亏虚，不荣头窍所致。症见眩晕，动则加剧，面色萎白，神疲乏力，少寐，舌淡苔薄白，脉细弱；各类贫血见上述证候者。

3.心悸　因气血亏虚，心脉失养所致。症见心悸气短，面色无华，神疲乏力，纳呆食少，舌淡，脉细弱；神经衰弱见上述证候者。

4.失眠　因气血耗伤，心神失养所致。症见多梦易醒，健忘，神疲，食少，四肢倦怠，面色少华，舌淡，脉细弱；神经衰弱见上述证候者。

四物颗粒（片、胶囊、合剂、膏）

【处方】当归、川芎、白芍、熟地黄。

【功用主治】养血调经。用于血虚所致的面色萎黄，头晕眼花，心悸气短及月经不调。

【配伍特点】熟地黄补血滋阴，益精填髓，为君药。当归补血活血，为妇科调经之要药，为臣药。白芍养血止痛；川芎活血行气，使补血而不滞血。二药共为佐药。四药合用，共奏养血调经之功。

【剂型规格】

颗粒：每袋装 5g。

片剂：薄膜衣片，每片重 0.5g。

胶囊：每粒装 0.5g。

合剂：每支装 10mL；每瓶装 100mL。

膏剂：每瓶装 400g。

【用法用量】

颗粒：温开水冲服。一次 5g，一日 3 次。

片剂：口服。一次 4 ～ 6 片，一日 3 次。

胶囊：口服。一次 5 ～ 7 粒，一日 3 次。

合剂：口服。一次 10 ～ 15mL，一日 3 次。

膏剂：口服。一次 14 ～ 21g，一日 3 次。

【临床应用】

1. 眩晕 因血虚不荣头窍所致。症见眩晕，动则加剧，面色无华，唇爪色淡，舌淡，脉细；各类贫血见上述证候者。

2. 心悸 因阴血亏虚，心脉失养所致。症见心悸，少寐多梦，健忘，面色无华，唇爪色淡，舌淡，脉细；神经官能症见上述证候者。

3. 月经不调 因血虚或兼瘀滞，冲任失养所致。症见月经量少，色淡，或经期延后，或痛经，甚则闭经，面白无华，舌淡，脉细；月经不调见上述证候者。

【使用注意】脾胃虚弱、湿盛便溏者慎用。

三、滋阴类中成药

滋阴类中成药具有滋补肾阴的作用，用于治疗肾阴亏虚证。

六味地黄丸（颗粒、软胶囊、胶囊）

【处方】熟地黄、酒萸肉、牡丹皮、山药、茯苓、泽泻。

【功用主治】滋阴补肾。用于肾阴亏损所致的头晕耳鸣、腰膝酸软、骨蒸潮热、盗汗遗精、消渴。

【配伍特点】方中重用熟地黄味甘滋腻，主入肾经，滋阴补肾，填精益髓，为君药。山茱萸酸温，入肝肾经，补养肝肾，并能涩精，取"肝肾同源"之义；山药甘平，归脾肾经，补益脾肾气阴，亦能固肾。二药共为臣药。君臣合之，肝脾肾三阴并补，以补肾阴为主。泽泻利湿而泄肾浊，以制熟地黄之滋腻；茯苓渗利脾湿，并助山药之健运；丹皮清泄虚热，并减山萸肉之温涩。三药既渗泄湿浊，又泻虚火，均为佐药。六味药合用，共奏滋阴补肾之功。

【剂型规格】

丸剂：大蜜丸，每丸重9g；水蜜丸，每袋装6g；小蜜丸，每袋装9g，每瓶装60g或120g；水丸，每袋装5g；浓缩丸，每8丸重1.44g（每8丸相当于饮片3g）。

颗粒：每袋装5g。

软胶囊：每粒装0.38g。

胶囊：每粒装0.3g或0.5g。

【用法用量】

丸剂：口服。大蜜丸一次1丸，水蜜丸一次6g，小蜜丸一次9g，水丸一次5g，一日2次；浓缩丸一次8丸，一日3次。

颗粒：温开水冲服。一次1袋，一日2次。

软胶囊：口服。一次3粒，一日2次。

胶囊：口服。一次1粒（每粒装0.3g）或一次2粒（每粒装0.5g），一日2次。

【临床应用】

1. 肾阴亏损证　因久病伤肾，或禀赋不足，或房事过度，或过服温燥伤阴之品，致肾阴亏损。症见腰膝酸软无力，眩晕，耳鸣，形体消瘦，潮热，盗汗，口燥而干。

2. 眩晕　因肾阴不足，精亏髓少，头窍失养所致。症见头晕目眩，视物昏花，神疲乏力，腰酸腿软，耳鸣；高血压病见上述证候者。

3. 耳鸣　因肾阴不足，精不上承，耳窍失养所致。症见耳鸣，眩晕，腰膝酸软，舌红少苔，脉沉细；神经性耳聋见上述证候者。

4. 发热　因阴精亏虚，阴衰阳盛，水不制火所致。症见午后潮热，骨蒸劳热，夜间发热，手足心热，烦躁，口燥咽干，腰膝酸软，舌红少苔，脉细数；结核病见上述证候者。

5. 盗汗　因阴精亏虚，虚火内生，迫津外泄所致。症见寐中汗出，醒后自止，五心烦热，两颧色红，口渴咽干，舌红少苔，脉细数；甲状腺功能亢进、结核病见上述证候者。

6. 遗精　因肾阴亏虚，相火内扰所致。症见遗精，滑泄，并伴头昏，耳鸣，腰膝酸软，舌红少苔，脉细数；神经衰弱症见上述证候者。

7. 消渴　因阴虚燥热所致。症见尿频量多，或混浊如膏脂，腰膝酸软，头晕耳鸣，口干唇燥，形体消瘦，舌红苔少，脉细数；Ⅱ型糖尿病见上述证候者。

【使用注意】对本品过敏者禁用。

【现代研究】本品具有增强机体免疫功能、降血糖、降血脂、抗肿瘤、抗应激、抗氧化等作用。

知柏地黄丸

【处方】知母、黄柏、熟地黄、山茱萸（制）、牡丹皮、山药、茯苓、泽泻。

【功用主治】滋阴降火。用于阴虚火旺所致的潮热盗汗、口干咽痛、耳鸣遗精、小便短赤。

【配伍特点】方中熟地黄滋阴补肾，填精益髓，为君药。山茱萸补养肝肾，山药补脾益肾，并能固肾涩精，助君药滋补肾阴以治本。知母清虚火，补肾阴；黄柏泻相火，退虚热，二者助君药以治标。上四药共为臣药。泽泻、茯苓利湿泄浊，防补阴滋腻；丹皮清泄虚热。三药共为佐药。诸药合用，共奏滋阴降火之功。

【剂型规格】丸剂：大蜜丸，每丸重 9g；小蜜丸，每袋装 9g；水蜜丸，每袋装 6g，每瓶装 60g；浓缩丸，每 10 丸重 1.7g。

【用法用量】口服，大蜜丸一次 1 丸，小蜜丸一次 9g，水蜜丸一次 6g，一日 2 次；浓缩丸，一次 8 丸，一日 3 次。

【临床应用】

1.阴虚火旺证　因先天阴液亏虚，或误用、过用温燥药物等，阴液亏耗，虚火内扰所致。症见形体消瘦，潮热，盗汗，两颧发红，五心烦热，咽干口燥，腰膝酸软，小便短赤。

2.发热　因素体阴虚，水不制火而致。症见骨蒸潮热，常在午后或夜间发生，手足心热，虚烦盗汗，少寐多梦，腰脊酸痛，口干咽燥，舌红少苔，脉细数；结核病见上述证候者。

3.盗汗　因阴精亏虚，虚火内生，迫津外泄所致。症见寐中汗出，醒后自止，五心烦热或潮热，两颧色红，口渴咽干，舌红少苔，脉细数；甲状腺功能亢进、结核病见上述证候者。

4.慢喉痹　因素体阴虚或热伤津液，虚火上炎，熏灼咽喉而致。症见咽干不适，灼热，隐痛，咽痒干咳，有异物感，腰膝酸软，五心烦热；慢性咽炎见上述证候者。

5.耳鸣　因肾精不足，耳窍失养所致。症见耳鸣，眩晕，腰膝酸软；神经性耳聋见上述证候者。

6.遗精　因阴虚火旺，虚火扰动精室所致。症见遗精，盗汗，头晕，耳鸣，口燥咽干，腰膝酸软，精神萎靡，舌红少苔，脉细数；神经衰弱症见上述证候者。

【使用注意】对本品过敏者禁用。孕妇慎用。

【现代研究】本品具有降血糖、调节神经及内分泌功能和增强机体免疫功能等作用。

大补阴丸

【处方】熟地黄、盐知母、盐黄柏、醋龟甲、猪脊髓。

【功用主治】滋阴降火。用于阴虚火旺所致的潮热盗汗、咳嗽咯血、耳鸣遗精。

【配伍特点】方中熟地黄大补真阴、填精益髓，龟甲滋阴清热除蒸，共为君药。黄柏、知母苦寒坚阴，泻相火，退虚热，为臣药。猪脊髓滋补精髓，为佐药。诸药相合，共具滋阴降火之功。

【剂型规格】丸剂：水蜜丸，每瓶60g；大蜜丸，每丸重9g。

【用法用量】口服。水蜜丸一次6g，一日2～3次；大蜜丸一次1丸，一日2次。

【临床应用】

1. 发热　因阴虚火旺所致。症见午后潮热，骨蒸劳热，或夜间发热，手足心热，烦躁，咽干，腰膝酸软。

2. 盗汗　因阴虚火旺，迫津外泄所致。症见寐中汗出，醒后自止，五心烦热，两颧色红，口渴咽干；甲状腺功能亢进、肾结核见上述证候者。

3. 咳嗽咯血　因阴虚火旺，灼伤肺络所致。症见咳嗽痰少，痰中带血，或反复咯血，口干咽燥，颧红，潮热；肺结核见上述证候者。

4. 耳鸣　因肾精不足，耳窍失养所致。症见耳鸣，眩晕，腰膝酸软；神经性耳聋见上述证候者。

5. 遗精　因阴虚火旺，扰乱精室所致。症见遗精，头晕，耳鸣，精神萎靡，腰膝酸软；性功能障碍见上述证候者。

【使用注意】气虚发热、火热实证者，以及脾胃虚弱、湿盛便溏者慎用。

麦味地黄丸（片、胶囊、口服液）

【处方】麦冬、五味子、熟地黄、酒萸肉、牡丹皮、山药、茯苓、泽泻。

【功用主治】滋肾养肺。用于肺肾阴亏所致的潮热盗汗、咽干咳血、眩晕耳鸣、腰膝酸软、消渴。

【配伍特点】方中熟地黄滋阴补肾，填精益髓，为君药。山萸肉滋补肝肾，山药平补肝脾肾气阴，麦冬滋补肺阴，三药助君药补益肺肾，共为臣药。丹皮合麦冬清虚热；茯苓、泽泻淡渗利湿，防滋阴生湿；五味子补益肺肾，敛肺止咳，敛阴止汗。上药同为佐药。诸药合用，共达滋肾养肺之功。

【剂型规格】

丸剂：水蜜丸，每100粒重10g；小蜜丸，每袋装9g；大蜜丸，每丸重9g。

片剂：每片重0.25g。

胶囊：每粒装 0.35g。

口服液：每支装 10mL。

【用法用量】

丸剂：口服。水蜜丸一次 6g（60 粒），小蜜丸一次 9g，大蜜丸一次 1 丸，一日 2 次。

片剂：口服。一次 3 ～ 4 片，一日 3 次。

胶囊：口服。一次 3 ～ 4 粒，一日 3 次。

口服液：口服。一次 10mL，一日 2 次。

【临床应用】

1.肺痨　因阴虚内热，肺络受损所致。症见干咳带血，午后潮热，骨蒸，盗汗，乏力，舌红少苔或无苔，脉细数；肺结核见上述证候者。

2.消渴　因肺肾阴亏，阴虚燥热所致。症见口渴多饮，多食易饥，小便频数，消瘦，舌红少苔，脉沉细数；糖尿病见上述证候者。

左归丸

【处方】熟地黄、龟板胶、鹿角胶、枸杞子、菟丝子、山茱萸、山药、牛膝。

【功用主治】滋肾补阴。用于真阴不足所致的腰酸膝软、盗汗遗精、神疲口燥。

【配伍特点】熟地黄峻补真阴，填精益髓，壮腰强骨，为君药。龟板胶、鹿角胶皆为血肉有情之品，峻补精髓；枸杞子、山茱萸补肝肾，益阴精。四药共为臣药。牛膝益肝肾，强筋骨；菟丝子补阴阳，山药补气阴，且均能固肾涩精。三药共为佐药。诸药同用，纯补无泻，共具滋肾补阴之功。

【剂型规格】丸剂：每 10 粒重 1g。

【用法用量】口服。一次 9g，一日 2 次。

【临床应用】

1.腰痛　因肝肾不足所致。症见腰膝酸软，盗汗，神疲乏力，耳鸣健忘，口燥，舌红少苔，脉细；腰肌劳损见上述证候者。

2.遗精　因肝肾不足，精关不固所致。症见神疲乏力，腰酸腿软，遗精，早泄，舌淡苔薄，脉细；性神经衰弱见上述证候者。

【使用注意】孕妇及外感寒湿、气滞血瘀、阳虚腰痛者慎用。

杞菊地黄丸（片、胶囊、口服液）

【处方】枸杞子、菊花、熟地黄、酒萸肉、牡丹皮、山药、茯苓、泽泻。

【功用主治】滋肾养肝。用于肝肾阴亏所致的眩晕耳鸣、羞明畏光、迎风流泪、视物昏花。

【配伍特点】方中熟地黄养血滋阴，补精益髓，为君药。山茱萸补肝益肾涩精，山药健脾补肾涩精，共为臣药。枸杞子滋阴补肾、养肝明目，菊花疏风清热、平肝明目，茯苓、泽泻渗泄湿浊，丹皮清肝火，共为佐药。诸药相合，共奏滋肾养肝之功。

【剂型规格】

丸剂：水蜜丸，每袋装 6g；小蜜丸，每袋装 9g，每瓶装 60g 或 120g；大蜜丸，每丸重 9g；浓缩丸，每 8 丸相当于饮片 3g。

片剂：片芯重 0.3g。

胶囊：每粒装 0.3g。

口服液：每支装 10mL。

【用法用量】

丸剂：口服。水蜜丸一次 6g，小蜜丸一次 9g，大蜜丸一次 1 丸，一日 2 次；浓缩丸一次 8 丸，一日 3 次。

片剂：口服。一次 3～4 片，一日 3 次。

胶囊：口服。一次 5～6 粒，一日 3 次。

口服液：口服。一次 1 支，一日 2 次。

【临床应用】

1. 眩晕　因肝肾不足，阴血亏虚所致。症见头目眩晕，腰酸痛，口燥咽干，周身乏力；原发性高血压见上述证候者。

2. 圆翳内障　因肝肾不足，阴血亏虚所致。症见视力缓慢下降，视物昏花，晶珠轻度混浊；老年性白内障见上述证候者。

3. 青盲　因肝肾不足，阴血亏虚所致。症见视物不清，不能久视；视神经萎缩见上述证候者。

4. 目涩症　因肝肾不足，眼目失养所致。症见双目干涩，羞明畏光；干眼症见上述证候者。

5. 耳聋　因肝肾不足所致。症见耳鸣，耳聋，伴有腰酸痛，口干咽燥，潮热，盗汗。

【使用注意】对本品过敏者禁用。脾虚泄泻者慎用。服药期间忌酸冷食物。

【现代研究】本品具有降血脂、抗动脉粥样硬化、抗氧化、增强免疫及改善记忆功能等作用。

四、温阳类中成药

温阳类中成药具有温补肾阳的作用，用于治疗肾阳虚弱证。

金匮肾气丸（片）

【处方】地黄、山茱萸（酒炙）、山药、牡丹皮、泽泻、茯苓、桂枝、附子（制）、牛膝（去头）、车前子（盐炙）。

【功用主治】温补肾阳，化气行水。用于肾虚所致的水肿，腰膝酸软，小便不利，畏寒肢冷。

【配伍特点】方中附子大辛大热，温补肾阳；桂枝辛甘温通，温阳化气。二者相合，补肾阳，助气化，三药共为君药。地黄、山茱萸、山药滋补肾阴，使阴足则阳生有源，山茱萸、山药兼固肾涩精，共为臣药。再佐以泽泻、车前子、茯苓甘淡渗湿，利水消肿；牛膝补肝肾，强筋骨，活血利水；丹皮苦辛而寒，既入血分以调血分之滞，又合地黄清热，防温阳助热。诸药合用，共奏温补肾阳、化气行水之效。

【剂型规格】

丸剂：水蜜丸，每100粒重20g，大蜜丸，每丸重6g。

片剂：每片重0.27g。

【用法用量】

丸剂：口服。水蜜丸一次4～5g（20～25粒），大蜜丸一次1丸，一日2次。

片剂：口服。一次4片，一日2次。

【临床应用】

1. 水肿　因肾阳衰弱，气化不利所致。症见面浮肢肿，腰以下甚之，按之凹陷不起，心悸，气促，畏寒神疲，腰部酸胀，小便不利，舌淡，脉沉细；慢性肾炎见上述证候者。

2. 腰痛　因肾阳亏虚，腰府失养所致。症见腰膝酸软，畏寒，四肢欠温，少气乏力，夜尿频多，舌淡，脉沉细；腰肌劳损见上述证候者。

【使用注意】孕妇禁用。本品含附子，不可久服、过服。

【不良反应】服用本品后偶见荨麻疹、心动过缓、胃酸增多。

【现代研究】本品具有增强性腺功能、提高血清睾酮水平、增强免疫功能及抗氧化等作用。

桂附地黄丸（片、胶囊、颗粒）

【处方】肉桂、附子（制）、熟地黄、酒萸肉、牡丹皮、山药、茯苓、泽泻。

【功用主治】温补肾阳。用于肾阳不足所致的腰膝酸冷、肢体浮肿、小便不利或反多、痰饮喘咳、消渴。

【配伍特点】方中肉桂、附子大辛大热，温肾壮阳，补命门之火，为君药。熟地黄、山茱萸、山药滋补肝肾之阴，使阴足则阳生有源，并防温阳伤阴，为臣药。茯苓、泽泻淡渗利湿，利尿消肿，茯苓合山药又可健脾益气以助运化；丹皮清热，防温阳助热。三药共为佐药。诸药合用，共成温补肾阳之效。

【剂型规格】

丸剂：水蜜丸，每 100 丸重 20g；小蜜丸，每瓶 120g；大蜜丸，每丸重 9g。

片剂：每片重 0.4g（相当于总药材 1g）。

胶囊：每粒装 0.34g。

颗粒：每袋装 5g。

【用法用量】

丸剂：口服。水蜜丸一次 6g（30 丸），小蜜丸一次 9g，大蜜丸一次 1 丸，一日 2 次。

片剂：口服。一次 4～6 片，一日 2 次。

胶囊：口服。一次 7 粒，一日 2 次。

颗粒：温开水冲服。一次 5g，一日 2 次。

【临床应用】

1. 腰痛 因肾阳亏虚，腰府失养所致。症见腰膝酸软，畏寒怕冷，四肢欠温，少气乏力，夜尿频多，舌淡脉沉；腰肌劳损见上述证候者。

2. 水肿 因肾阳虚衰，不能化气行水所致。症见面浮身肿，腰以下肿甚，按之凹陷不起，心悸，气促，畏寒神疲，小便量少，舌淡，脉沉细；慢性肾炎、心源性水肿见上述证候者。

3. 喘咳 因肾阳不足，摄纳无权所致。症见喘促气短，呼多吸少，动则喘甚，气不得续，面青肢冷，或尿后余沥，舌淡，脉微细或沉弱；慢性支气管炎见上述证候者。

4. 消渴 因肾阳不足，膀胱失约所致。症见小便频数，腰膝酸软，四肢欠温，畏寒怕冷，神倦乏力，耳轮干枯，舌淡苔白，脉沉细；糖尿病见上述证候者。

【使用注意】孕妇及阴虚内热之消渴慎用。本品药性温热，中病即止，不可过用。

四神丸（片）

【处方】肉豆蔻（煨）、补骨脂（盐炒）、五味子（醋制）、吴茱萸（制）、大枣（去核）、生姜。

【功用主治】温肾散寒，涩肠止泻。用于肾阳不足所致的泄泻。症见肠鸣腹胀、五更溏泻、食少不化、久泻不止、面黄肢冷。

【配伍特点】方中补骨脂温补命门之火，暖脾止泻，为君药。臣以肉豆蔻温中涩肠，既增补骨脂温中暖脾之力，又能涩肠止泻，行气止痛。佐以吴茱萸温中散寒，五味子固肾涩肠。姜、枣意在温中健脾，复其升清降浊之职，为使药。诸药合用，共奏温肾散寒、涩肠止泻之功。

【剂型规格】

丸剂：水丸，每袋装 9g。

片剂：素片，每片重 0.6g；薄膜片，每片重 0.3g。

【用法用量】

丸剂：口服。一次 9g，一日 1 ～ 2 次。

片剂：口服。一次 4 片，一日 2 次。

【临床应用】

泄泻　因肾阳不足，火不暖土所致。症见久泻不止，或五更泄泻，肠鸣腹胀，食少不化，面黄，肢冷，舌质淡胖，苔薄白，脉沉细；慢性结肠炎、过敏性结肠炎见上述证候者。

【现代研究】本品具有抑制小肠运动、止泻及调理肠道菌群等作用。

右归丸

【处方】熟地黄、炮附子、肉桂、山药、酒萸肉、菟丝子、鹿角胶、枸杞子、当归、盐杜仲。

【功用主治】温补肾阳，填精止遗。用于肾阳不足，命门火衰所致的腰膝酸冷，精神不振，怯寒畏冷，阳痿遗精，大便溏薄，尿频而清。

【配伍特点】方中附子、肉桂温壮肾阳，培补命门之火；鹿角胶温肾阳、益精血。三药共为君药。熟地黄、山茱萸、枸杞子、山药滋肾阴，补肝脾，填精髓，取"阴中求阳"之义，兼涩精止遗，共为臣药。菟丝子、杜仲补肝肾，强腰膝；当归养血和血，使补而不滞。三药共为佐药。诸药合用，共成温补肾阳、填精止遗之效。

【剂型规格】丸剂：小蜜丸，每 10 丸重 1.8g；大蜜丸，每丸重 9g。

【用法用量】口服。小蜜丸一次 9g，大蜜丸一次 1 丸，一日 3 次。

【临床应用】

1. 腰痛　因肾阳不足，腰府失温所致。症见腰膝冷痛，下肢痿软，畏寒喜暖，四肢欠温，少气乏力，夜尿频多，舌淡，脉沉细；慢性腰肌劳损见上述证候者。

2. 阳痿　因命门火衰所致。症见阳事不举，精薄清冷，头晕耳鸣，面色苍白，精神萎靡，腰膝酸软，畏寒肢冷，舌淡苔白，脉沉细。

3. 遗精　因肾阳亏虚，精关不固所致。症见梦遗或滑精，形寒肢冷，舌淡有齿痕，苔白滑，脉沉细。

4. 泄泻　因命门火衰，脾失温煦所致。症见黎明前脐腹作痛，肠鸣即泄泻，形寒肢冷，腰膝酸软，舌淡苔白，脉沉细；慢性结肠炎见上述证候者。

五、阴阳双补类中成药

本类中成药具有补阴助阳的作用，用于治疗阴阳两虚证。

复方苁蓉益智胶囊

【处方】制何首乌、荷叶、肉苁蓉、地龙、漏芦。

【功用主治】益智养肝，活血化浊，健脑增智。用于轻、中度血管性痴呆之肝肾亏虚兼痰瘀阻络证。症见智力减退，思维迟钝，神情呆滞，健忘，或喜怒不定，腰膝酸软，头晕耳鸣，失眠多梦等。

【配伍特点】何首乌补肝肾，益精血，化浊降脂，为增智健脑之佳品，为君药。肉苁蓉甘温质润，补肾益精，为臣药。地龙、漏芦通经活络，荷叶利湿降脂散瘀，共为佐药。诸药相合，共奏益智养肝、活血化浊、健脑增智之效。

【剂型规格】胶囊：每粒装 0.3g。

【用法用量】口服。一次 4 粒，一日 3 次。

【临床应用】

痴呆　因肝肾亏虚，痰瘀阻络所致。症见思维迟钝，健忘，丢三落四，不认亲人，神情呆滞，头晕耳鸣，心悸失眠，舌质暗淡，苔白腻，脉沉迟；血管性痴呆见上述证候者。

【不良反应】个别病例出现心慌、恶心、腹痛、便溏、腹泻、脘腹胀满、食欲下降、轻度皮肤瘙痒等。

六、气血双补类中成药

本类中成药具有补气养血的作用，用于治疗气血两虚证。

生血宝颗粒（合剂）

【处方】制何首乌、女贞子、桑椹、墨旱莲、白芍、黄芪、狗脊。

【功用主治】滋补肝肾，益气生血。用于肝肾不足，气血两虚所致的神疲乏力、腰膝酸软、头晕耳鸣、心悸、气短、失眠、咽干、纳差食少；放、化疗所致的白细胞减少，缺铁性贫血见上述证候者。

【配伍特点】方中制首乌补肝肾，益精血；黄芪益气健脾，助运生血。二药共为君药。女贞子、墨旱莲滋补肝肾，白芍、桑椹补血养阴、平抑肝阳，共为臣药。狗脊补肝肾，强腰膝，为佐药。诸药合用，共奏滋补肝肾、益气生血之功。

【剂型规格】

颗粒：每袋装 8g 或 4g。

合剂：每瓶装 100mL。

【用法用量】

颗粒：温开水冲服。一次 8g，一日 2～3 次。

合剂：口服。一次 15mL，一日 3 次。

【临床应用】

1.肝肾不足，气血两虚证　症见神疲乏力，气短懒言，纳差食少，口干咽燥，腰膝酸软，舌淡，脉细弱；放、化疗所致的白细胞减少症，缺铁性贫血见上述证候者。

2.眩晕　因肝肾不足，气血亏虚，清窍失养所致。症见眩晕，耳鸣，面色无华，精神萎靡，腰膝酸软，舌淡，脉细弱；缺铁性贫血、高血压见上述证候者。

3.耳鸣　因肝肾亏耗，气血两虚，耳窍失养所致。症见耳鸣，目眩，腰膝酸软，食少纳呆，舌淡，脉细弱；神经性耳聋见上述证候者。

4.心悸　因肝肾不足，气血亏虚，心脉失养所致。症见心慌不安，气短，头晕，乏力，腰膝酸软，舌淡，脉细弱；缺铁性贫血、功能性心律失常见上述证候者。

5.不寐　因肝肾亏损，气血不足，心神失养所致。症见失眠，神疲食少，头目眩晕，耳鸣，舌淡，脉细弱；神经衰弱见上述证候者。

【使用注意】用于治疗失眠时，睡前忌饮酒、茶和咖啡，忌吸烟。脘腹痞满、痰多湿盛者慎用。

【现代研究】本品具有抗贫血和升高环磷酰胺所致白细胞减少的作用。

人参归脾丸

【处方】人参、炙黄芪、当归、龙眼肉、白术（麸炒）、茯苓、远志（去心，甘草炙）、酸枣仁（炒）、木香、炙甘草。

【功用主治】益气补血，健脾养心。用于心脾两虚，气血不足所致的心悸、怔忡、失眠健忘、食少体倦、面色萎黄，以及脾不统血所致的便血、崩漏。

【配伍特点】方中人参、黄芪益气健脾，复脾运化生血之功；龙眼肉补益心脾，养血安神。三者标本同治，共为君药。当归补血养营，白术、茯苓健脾助运。三者助君药补血养心、补中益气，共为臣药。远志、酸枣仁养心安神；木香理气醒脾，防滋补滞中。三药共为佐药。甘草调和药物，为使药。诸药同用，共奏益气补血、健脾养心之效。

【剂型规格】丸剂：大蜜丸，每丸重 9g；水蜜丸，每 10 丸重 1.5g；小蜜丸，每 10 丸重 2g；浓缩丸，每 10 丸重 2g。

【用法用量】口服。大蜜丸一次 1 丸，水蜜丸一次 6g，小蜜丸一次 9g，浓缩丸一次 30 丸，一日 2 次。

【临床应用】

1.心悸　因思虑过度，劳伤心脾，心血不足所致。症见心悸怔忡，头晕目眩，面色不华，倦怠乏力，舌淡，脉细弱；心律失常、心肌炎见上述证候者。

2.不寐　因思虑劳倦，耗伤气血，心脾两虚，心神失养所致。症见失眠多梦，健忘，头晕目眩，神疲纳呆，舌淡，脉细弱；神经衰弱、贫血见上述证候者。

3. 健忘　因久病体弱，或思虑过度，劳伤心脾，气血不足，脑失所养所致。症见遇事善忘，心悸，气短，神疲乏力，纳呆，舌淡，脉细弱；神经衰弱、疲劳综合征见上述证候者。

4. 血证　因脾虚固摄无力所致。症见各种出血，如衄血、便血、皮下紫斑、崩漏、月经先期等，量多色淡，舌淡，脉细弱；胃及十二指肠溃疡出血、功能失调性子宫出血、血小板减少性紫癜等见上述证候者。

【使用注意】忌食生冷，忌烟酒及浓茶。热证及痰湿内盛者慎用。

七、益气养阴类中成药

本类中成药具有补益气阴的作用，用于治疗气阴两虚之消渴证。

玉泉胶囊（颗粒）

【处方】天花粉、葛根、麦冬、人参、茯苓、乌梅、黄芪、甘草、地黄、五味子。

【功用主治】养阴益气，生津止渴，清热除烦。用于气阴不足所致的口渴多饮，消食善饥；糖尿病见上述证候者。

【配伍特点】天花粉清热生津，润补肺胃；葛根甘凉清热，生津止渴；人参补气生津，三药共为君药。麦冬、地黄既滋肺胃肾之阴，又清燥热；黄芪益气健脾，升发津液。三药共为臣药。乌梅、五味子酸收敛阴；茯苓健脾渗湿，防滋阴腻中碍脾。三药共为佐药。甘草调和药物，为使药。诸药合用，共具养阴益气、生津止渴、清热除烦之效。

【剂型规格】

胶囊：每粒装 0.5g。

颗粒：每袋装 5g。

【用法用量】

胶囊：口服。一次 5 粒，一日 4 次。

颗粒：温开水冲服。一次 1 袋，一日 4 次。

【临床应用】

消渴　因阴虚燥热，气阴不足所致。症见口渴多饮，饮水渴不解，小便频数量多，多食善饥，体瘦乏力，舌干红，脉细弱；Ⅱ型糖尿病见上述证候者。

【使用注意】孕妇忌用。定期复查血糖。

参芪降糖颗粒（胶囊、片）

【处方】人参（茎叶）皂苷、黄芪、山药、麦冬、五味子、枸杞子、覆盆子、地黄、天花粉、茯苓、泽泻。

【功用主治】益气养阴，滋脾补肾。用于气阴两虚所致的消渴。症见咽干口燥、倦怠乏力、口渴多饮、多食多尿、消瘦，Ⅱ型糖尿病见上述证候者。

【配伍特点】人参大补元气，补脾生津；黄芪益气健脾，升阳布津。二药共为君药。麦冬、天花粉养阴润燥，甘寒清热；山药平补肺脾肾气阴，固涩精微。三药共为臣药。地黄、枸杞子、五味子、覆盆子补肾摄精；茯苓、泽泻渗湿泄浊，防补阴助湿。上药共为佐药。诸药相合，共奏益气养阴、滋脾补肾之功。

【剂型规格】

颗粒：每袋装 3g。

胶囊：每粒装 0.35g。

片剂：每片重 0.35g。

【用法用量】

颗粒：温开水冲服。一次 1g，一日 3 次，1 个月为一个疗程，效果不显著或治疗前症状较重者，每次用量可达 3g，一日 3 次。

胶囊：口服。一次 3 粒，一日 3 次，1 个月为一个疗程，效果不显著或治疗前症状较重者，每次用量可达 8 粒，一日 3 次。

片剂：口服。一次 3 片，一日 3 次，1 个月为一个疗程，效果不显著或治疗前症状较重者，每次用量可达 8 片，一日 3 次。

【临床应用】

消渴　因气阴两虚，脾肾亏虚所致。症见口渴多饮，咽干口燥，多食多尿，形体消瘦，倦怠乏力，舌嫩红而干，脉虚细无力；Ⅱ型糖尿病见上述证候者。

【使用注意】孕妇禁用。有实热证者不宜用。阴阳两虚者慎用。服药期间忌肥甘、辛辣食物，控制饮食，注意合理的饮食结构；忌烟酒。

【现代研究】本品具有降血糖、抗氧化等作用。

八、益气复脉类中成药

本类中成药具有益气滋阴、活血通络复脉的作用，用于治疗气阴两虚或兼心脉痹阻之心悸、胸痹等。

生脉口服液（胶囊、颗粒）

【处方】红参、麦冬、五味子。

【功用主治】益气复脉，养阴生津。用于气阴两亏所致的心悸气短、脉微自汗。

【配伍特点】方中人参甘温，益元气，补心气，使气足则能行血生脉，为君药。麦冬甘寒，养阴充脉，为臣药。君臣合用，则气阴双补，脉可复生。五味子酸温，敛阴止汗，生津止渴，宁心安神，为佐药。三药合用，共成益气复脉、养阴生津之效。

【剂型规格】

口服液：每支装 10mL。

胶囊：每粒装 0.3g 或 0.35g。

颗粒：每袋装 10g。

【用法用量】

口服液：口服。一次 10mL，一日 3 次。

胶囊：口服。一次 3 粒，一日 3 次。

颗粒：温开水冲服。一次 10g，一日 3 次。

【临床应用】

1.胸痹　因气阴两虚，心脉失养所致。症见胸痛满闷，心悸气短，头晕乏力，舌微红，脉微细；冠心病、心绞痛见上述证候者。

2.心悸　因气阴两虚，心脉失养所致。症见心悸气短，乏力自汗，夜寐不安，多梦，健忘，口舌干燥，惊悸，怔忡，舌质略红、干燥少津，脉微细；病毒性心肌炎见上述证候者。

【使用注意】脾胃虚弱者、里实证及表证未解者慎用。宜饭前服用，饮食宜清淡，忌辛辣、油腻之物。

【现代研究】本品具有抗心肌缺血、提高机体免疫功能、抗氧化、改善学习记忆能力、抗肺损伤等作用。

参松养心胶囊

【处方】人参、麦冬、山茱萸、丹参、酸枣仁（炒）、桑寄生、赤芍、土鳖虫、甘松、黄连、南五味子、龙骨。

【功用主治】益气养阴，活血通络，清心安神。用于治疗冠心病室性早搏属气阴两虚、心络瘀阻证。症见心悸不安，气短乏力，动则加剧，胸部闷痛，失眠多梦，盗汗，神倦懒言。

【配伍特点】方中人参、麦冬、五味子益气养阴，强心生脉为君药。山茱萸、桑寄生、酸枣仁补肾益心，养血安神，敛阴止汗；丹参活血化瘀，清心安神；赤芍、土鳖虫活血祛瘀，通络止痛。上药共为臣药。佐以黄连清心安神，龙骨重镇安神，甘松理气开郁、解郁安神。诸药合用，共奏益气养阴、活血通络、清心安神之功。

【剂型规格】胶囊：每粒装 0.4g。

【用法用量】口服。一次 2 ～ 4 粒，一日 3 次。

【临床应用】

1. 心悸 因气阴两虚，心络瘀阻所致。症见心悸不安，气短乏力，动则加剧，胸部闷痛，失眠多梦，盗汗，神倦，懒言，舌质暗或有瘀点，少苔，脉细弱或结代；冠心病、室性早搏见上述证候者。

2. 胸痹 因气阴两虚，心络瘀阻所致。症见胸闷不舒，阵发胸痛，心悸，气短，失眠多梦，头晕眼花，神倦懒言，盗汗，舌质暗或有瘀点，少苔，脉细弱；冠心病、心绞痛见上述证候者。

【使用注意】孕妇禁用。应注意配合原发性疾病的治疗。忌食生冷、辛辣、油腻食物，忌烟酒、浓茶。

【不良反应】个别患者服药期间出现胃胀。

【现代研究】本品具有抗心肌缺血、抗快速型心律失常的作用。

稳心颗粒（片、胶囊）

【处方】党参、黄精、三七、琥珀、甘松。

【功用主治】益气养阴，活血化瘀。用于气阴两虚，心脉瘀阻所致的心悸不宁、气短乏力、胸闷胸痛；室性早搏、房性早搏见上述证候者。

【配伍特点】方中党参益气健脾，使气阴化生有源；黄精益气养阴，气阴双补。二者合用，气足以行脉，阴足可充脉，重在治本，共为君药。三七、琥珀活血化瘀，琥珀兼镇惊安神、宁心止悸。二者重在治标，共为臣药。佐以甘松理气止痛，醒脾健胃，防补益之品滋腻碍胃。诸药相合，共奏益气养阴、活血化瘀之功。

【剂型规格】

颗粒：每袋装 5g（无蔗糖）或 9g。

片剂：每片重 0.5g。

胶囊：每粒装 0.45g。

【用法用量】

颗粒：温开水冲服。一次 1 袋，一日 3 次，或遵医嘱。

片剂：口服。一次 4 片，一日 3 次，或遵医嘱。

胶囊：口服。一次 4 粒，一日 3 次，或遵医嘱。

【临床应用】

心悸 因气阴两虚，心脉瘀阻，心神失养所致。症见心悸不宁，怔忡，短气喘息，胸闷不舒，胸痛时作，神疲乏力，心烦少寐，舌暗有瘀点、瘀斑，脉虚或结代；室性早搏、房性早搏等心律失常见上述证候者。

【使用注意】缓慢性心律失常者禁用。孕妇慎用。用前请将药液充分搅匀，勿将杯底药粉丢弃。忌食生冷食物，忌烟酒、浓茶。

【不良反应】偶见轻度头晕、恶心。

【现代研究】本品具有抗心律失常、增加冠状动脉血流量、抑制血小板聚集、改善微循环、抗心力衰竭的作用。

复习思考

1. 简述补中益气丸（颗粒、合剂）的功用主治和用法用量。

2. 简述归脾丸（合剂、颗粒）的功用主治和用法用量。

3. 简述金匮肾气丸（片）的功用主治和用法用量。

4. 稳心颗粒（片、胶囊）为什么能用于治疗心律失常？

5. 技能测试：

　　病例1：患者某，女，56岁，于2016年10月26日就诊。症见子宫脱垂，体倦乏力，食少腹胀，便溏久泻，舌淡苔白，脉缓弱。

　　病例2：患者某，男，38岁，于2015年4月23日就诊。症见失眠多梦，气短心悸，头昏头晕，健忘，肢倦乏力，食欲不振，舌淡苔薄白，脉沉细弱。

　　病例3：患者某，男，53岁，于2014年10月6日就诊。症见腰痛腿软，劳则加剧，头晕耳鸣，手足心热，舌红少苔，脉细数。

　　要求：（1）根据所述症状做出初步诊断。

　　　　　（2）根据诊断推荐适宜的中成药。

　　　　　（3）向患者介绍所推荐中成药的注意事项。

扫一扫，知答案

项目十　安神类中成药

【知识要点】

　　1. 掌握柏子养心丸、天王补心丸（片）、朱砂安神丸的功用主治、配伍特点、临床应用、使用注意及不良反应。

　　2. 熟悉枣仁安神液（胶囊、颗粒）、养血安神丸（片、颗粒、糖浆）、解郁安神颗粒的功用主治、临床应用、使用注意及不良反应。

　　3. 了解安神类中成药的概念、适用范围和注意事项。

凡以安神药为主组成，具有安神定志等作用，用于治疗心神不安病证的中成药，称成为安神类中成药。本类中成药主要治疗心悸怔忡、失眠多梦等症，可分为养心安神类中成药和重镇安神类中成药。

使用本类中成药时，要善于结合心理疗法来提高疗效。重镇安神类中成药中金石、贝壳类药物较多，不宜久服。另外，朱砂等安神药具有一定毒性，不宜长期服用。

一、养心安神类中成药

本类中成药具有滋养心肾，安神宁志的作用，用于治疗心阴虚、心血虚、气血两亏的健忘失眠等症。

柏子养心丸

【处方】柏子仁、党参、炙黄芪、川芎、当归、茯苓、远志（制）、酸枣仁、肉桂、五味子（蒸）、半夏曲、炙甘草、朱砂。

【功用主治】补气，养血，安神。用于心气虚寒所致的心悸易惊、失眠多梦、健忘。

【配伍特点】方中以柏子仁养心安神为君药。远志、酸枣仁、五味子宁心安神，党参、黄芪、茯苓益气健脾，朱砂重镇安神，共为臣药。川芎、当归养血活血，肉桂温通经脉，半夏曲燥湿和胃，共为佐药。甘草调和药性，为使药。全方配伍，具有养心安神、补气养血之功。

【剂型规格】丸剂：大蜜丸，每丸重 9g；水蜜丸，每袋装 6g；小蜜丸，每袋装 9g。

【用法用量】口服。大蜜丸一次 1 丸，水蜜丸一次 6g，小蜜丸一次 9g，一日 2 次。

【临床应用】

1. 不寐 因心气耗伤或阴血不足，心神失养所致。症见少寐多梦，难眠易醒，心慌气短，健忘盗汗，舌淡，脉细；睡眠障碍、神经官能症见上述证候者。

2. 心悸 因心气虚寒，心神失养所致。症见心悸，气短，汗出，虚烦不寐，舌淡苔白，脉细或结代；心律失常见上述证候者。

【使用注意】肝阳上亢者禁用。不宜饮用浓茶、咖啡等刺激性饮品。宜饭后服用。不可过量、久服，不可与碘化物、溴化物同用。

【现代研究】本品具有镇静、催眠、抗快速性心律失常等作用。

天王补心丸（片）

【处方】丹参、当归、石菖蒲、党参、茯苓、五味子、麦冬、天冬、地黄、玄参、远志（制）、酸枣仁（炒）、柏子仁、桔梗、甘草、朱砂。

【功用主治】滋阴养血，补心安神。用于心阴不足所致的心悸健忘、失眠多梦、大便干燥。

【配伍特点】本方重用地黄滋阴养血，为君药。天冬、麦冬滋阴清热，酸枣仁、柏子仁养心安神，当归补血润燥，共为臣药。党参补气；五味子养阴；茯苓、远志、石菖蒲宁心安神，交通心肾；玄参滋阴降火，制虚火上炎；丹参活血祛瘀，凉血安神；朱砂镇心安神，兼治其标。以上共为佐药。桔梗载药上行，甘草调和诸药，共为使药。诸药相合，共奏滋阴养血、补心安神之功。

【剂型规格】

丸剂：大蜜丸，每丸重9g。

片剂：每片重0.5g。

【用法用量】

丸剂：口服。一次1丸，一日2次。

片剂：口服。一次4～6片，一日2次。

【临床应用】

1.心悸 因心肾阴虚，心神失养所致。症见心悸，气短，汗出，虚烦不寐，舌红少苔，脉细数或结代；心律失常见上述证候者。

2.不寐 因阴虚血少，心神失养所致。症见失眠多梦，心悸，健忘，舌红少苔，脉细数；神经官能症、睡眠障碍、老年性记忆力减退见上述证候者。

【使用注意】孕妇及哺乳期妇女、儿童禁用。本品处方中含朱砂，不宜过量久服，肝肾功能不全者慎用。睡前不宜饮用浓茶、咖啡等刺激性饮品。

【现代研究】本品具有改善记忆功能的作用。

枣仁安神液（胶囊、颗粒）

【处方】酸枣仁（炒）、丹参、五味子（醋炙）。

【功用主治】补心安神。用于心血不足所致的失眠、健忘、心烦、盗汗、头晕，神经衰弱见上述证候者。

【配伍特点】方中重用酸枣仁养心阴，益肝血以宁心安神，为君药。丹参清心凉血、养血安神，五味子滋肾养阴、宁心安神，共为臣药。三药合用，具有补心养肝、安神益智之功。

【剂型规格】

口服液：每支10mL。

胶囊：每粒装0.45g。

颗粒：每袋装5g。

【用法用量】

口服液：临睡前服。每次10～20mL，一日1次。

胶囊：口服。一次 5 粒，一日 1 次，临睡前服。

颗粒：温开水冲服。一次 5g，一日 1 次，临睡前服。

【临床应用】

1. 不寐　因心血不足，心失所养所致。症见失眠多梦，健忘，气短懒言，记忆力减退，头晕，面色少华，舌淡红，苔薄，脉细弱；睡眠障碍、神经衰弱见上述证候者。

2. 心悸　因心血不足，心失所养所致。症见心悸不宁，气短懒言，失眠多梦，记忆力减退，头晕，面色少华，舌淡红，苔薄，脉细弱；神经衰弱见上述证候者。

【使用注意】对本品过敏者禁用。孕妇、胃酸过多者慎用。不宜服用咖啡、浓茶等刺激性饮品。

【现代研究】本品具有镇静、催眠、镇痛、抗惊厥、降温和改善微循环等作用。

养血安神丸（片、颗粒、糖浆）

【处方】首乌藤、鸡血藤、熟地黄、地黄、合欢皮、墨旱莲、仙鹤草。

【功用主治】滋阴养血，宁心安神。用于阴虚血少所致的心悸、头晕、失眠多梦、手足心热。

【配伍特点】熟地黄滋阴养血为君。首乌藤、合欢皮补血养心、解郁安神，地黄滋阴凉血，共为臣。鸡血藤补血活血，墨旱莲滋阴补肾，仙鹤草清热凉血，共为佐。全方共奏滋阴养血、宁心安神之功。

【剂型规格】

丸剂：每 100 丸重 12g。

片剂：每片重 0.38g，相当于总药材 1.1g。

颗粒：每袋装 10g 或 3g（无蔗糖）。

糖浆剂：每瓶装 100mL。

【用法用量】

丸剂：口服。一次 6g，一日 3 次。

片剂：口服。一次 3 片，一日 3 次。

颗粒：温开水冲服。一次 1 袋，一日 3 次；或遵医嘱。

糖浆剂：口服。一次 18mL，一日 3 次。

【临床应用】

1. 心悸　因心血不足，心神失养所致。症见心悸气短，头晕目眩，失眠健忘，倦怠乏力，舌淡红，脉细弱。

2. 失眠　因心神不交所致。症见心烦不寐，入睡困难，心悸健忘，失眠多梦，腰膝酸软，舌红少苔，脉细数。

【注意事项】脾胃虚弱者宜在饭后服用，以减轻药物对肠胃的刺激。

解郁安神颗粒

【处方】柴胡、大枣、石菖蒲、姜半夏、炒白术、浮小麦、制远志、炙甘草、炒栀子、百合、胆南星、郁金、龙齿、炒酸枣仁、茯苓、当归。

【功用主治】疏肝解郁，安神定志。用于情志不畅，肝郁气滞所致的失眠、心烦、焦虑、健忘；更年期综合征见上述证候者。

【配伍特点】方中柴胡、郁金疏肝解郁；酸枣仁、龙齿、远志、石菖蒲、百合安心神；白术、茯苓补益脾气；浮小麦敛心气而安心神；当归养血活血；栀子清心除烦；半夏、胆南星化痰散结；甘草、大枣调和药性。诸药合用，共奏疏肝解郁、安神定志之功。

【剂型规格】颗粒：每袋装 5g 或 2g（无蔗糖）。

【用法用量】温开水冲服。一次 1 袋，一日 2 次，1 个月为一个疗程。

【临床应用】

1. 失眠　因肝郁气滞，情志不舒所致。症见心烦不寐，急躁易怒，健忘，不思饮食，舌红，脉弦；神经官能症见上述证候者。

2. 绝经前后诸证　因肝气郁结所致。症见烦躁易怒，惊慌心悸，失眠焦虑，潮热盗汗，舌红少苔，脉弦细；更年期综合征见上述证候者。

二、重镇安神类中成药

本类中成药具有重镇安神的作用，用于治疗心阳偏亢，火热扰心所致的烦乱、失眠、惊悸、怔忡、癫痫等症。

朱砂安神丸

【处方】朱砂、黄连、生地黄、当归、甘草。

【功用主治】清心养血，镇心安神，养阴清热。用于治疗胸中烦热、心悸不宁、失眠多梦。

【配伍特点】方中重用朱砂镇惊安神，且因性寒质重可强制浮游之火，为君药。黄连苦寒泻火，清心除烦，为臣药。生地黄滋阴清热，当归补血养血，为佐药。甘草调和诸药，为使药。诸药合用，以收强心安神、泻火养阴之功。

【剂型规格】丸剂：水蜜丸，每 30 丸重约 6g；小蜜丸，每袋装 6g；大蜜丸，每丸重 9g。

【用法用量】口服。水蜜丸一次 6g，小蜜丸一次 6g，大蜜丸一次 1 丸，一日 1～2 次。

【临床应用】

1. 失眠 因心火亢盛所致。症见夜寐不安，失眠多梦，心神不宁，胸中烦热，心悸易惊，舌尖红，脉细数；神经衰弱、精神分裂症及癫痫等见上述证候者。

2. 心悸 因心火亢盛所致。症见心悸怔忡，失眠多梦，胸中烦热，舌尖红，脉数；心律失常、心脏早搏、心肌炎等见上述证候者。

【使用注意】朱砂含有硫化汞，故本品不宜久服、多服，以防引起汞中毒，亦不宜与碘化物或溴化物同用，以防导致医源性肠炎。

【现代研究】本品具有镇静催眠、抗心律失常、抗惊厥、解热、镇痛等作用。

复习思考

扫一扫，知答案

1. 试述天王补心丸（片）的功用主治以及使用注意。

2. 试述朱砂安神丸的使用注意和不良反应。

3. 技能测试

病例：患者某，女，39岁，于2012年10月15日就诊。自述经常心慌，睡觉失眠多梦，记性不好，查舌淡红苔薄白，脉细。

要求：（1）根据上述症状做出初步诊断。

（2）根据诊断推荐适宜的中成药。

（3）向患者介绍所推荐中成药的用法用量和注意事项。

项目十一　理血类中成药

【知识要点】

1. 掌握麝香保心丸、通心络片（胶囊）、消栓颗粒（肠溶胶囊）、地奥心血康胶囊、脉络宁颗粒（口服液）、速效救心丸、血府逐瘀丸（口服液、片、颗粒、胶囊）、冠心苏合丸（胶囊、软胶囊）、逐瘀通脉胶囊、复方丹参片（颗粒、胶囊、滴丸）的功用主治、配伍特点、临床应用、使用注意及不良反应。

2. 熟悉血栓心脉宁片（胶囊）、益心舒颗粒（胶囊、片）、心可舒丸（片、胶囊、颗粒）、丹七片（胶囊、软胶囊）、参桂胶囊、灯盏花素片、槐角丸、三七片（胶囊）、止血定痛片的功用主治、临床应用、使用注意及不良反应。

3. 了解理血类中成药的概念、适用范围和注意事项。

凡以理血药为主组成，具有活血、调血、止血等作用，用于治疗血证的中成药，统称为理血类中成药。

由于本类中成药易致流产，故孕妇不宜服用。

一、益气活血类中成药

本类中成药具有益气强心、化瘀通络的作用，适用于气虚血瘀所致的心脑血管疾病。

麝香保心丸

【处方】人工麝香、人参提取物、人工牛黄、肉桂、苏合香、蟾酥、冰片。

【功用主治】芳香温通，益气强心。用于气滞血瘀所致的胸痹。症见心前区疼痛，且固定不移；心肌缺血引起的心绞痛、心肌梗死见上述证候者。

【配伍特点】方中麝香活血化瘀，开窍止痛，为君药。人参补气健脾，肉桂温阳通脉，蟾酥开窍止痛，苏合香芳香温通，共为臣药。牛黄开窍醒神，冰片开窍止痛，共为佐药。诸药合用，共奏芳香温通、开窍止痛、益气强心之功。

【剂型规格】丸剂：水丸，每丸重 22.5mg。

【用法用量】口服。一次 1～2 丸，一日 3 次；或症状发作时舌下含化 2～4 粒。

【临床应用】

胸痹　因气滞血瘀，脉络闭塞所致。症见胸痹，胸闷，心前区疼痛，痛处固定不移，舌质暗或紫，脉弦涩；冠心病、心绞痛、心肌梗死见上述证候者。

【使用注意】孕妇及对本品过敏者禁用。本品中含有蟾酥，不宜过用、久用。本品具有强心作用，不宜与洋地黄类药物同用。

【不良反应】本品舌下含服时偶有麻舌感。

【现代研究】本品具有抗心肌缺血、改善血液流变性、降血脂和抗心肌纤维化等作用。

通心络片（胶囊）

【处方】人参、水蛭、土鳖虫、赤芍、乳香（制）、降香、全蝎、蜈蚣、檀香、冰片、蝉蜕、酸枣仁（炒）。

【功用主治】益气活血，通络止痛。用于冠心病、心绞痛属心气亏虚、血瘀络阻证。症见胸部憋闷、刺痛、绞痛，固定不移，心悸自汗，气短乏力，舌质紫暗或有瘀斑，脉细涩或结代。亦用于气虚血瘀络阻型中风病。症见半身不遂或偏身麻木、口舌㖞斜、言语不利。

【配伍特点】方中人参大补元气，益气以助血行，为君药。水蛭、土鳖虫、赤芍、乳香、降香活血破血、祛瘀通痹，共为臣药。全蝎、蜈蚣通络止痛，檀香行气理气、宽胸止痛，冰片通窍止痛，蝉蜕息风止痛，酸枣仁养心安神，共为佐药。诸药合用，共奏益气活血、行气止痛之功。

【剂型规格】

片剂：每片重 0.45g。

胶囊：每粒装 0.26g。

【用法用量】

片剂：口服。一次 2～4 片，一日 3 次。

胶囊：口服。一次 2～4 粒，一日 3 次。

【临床应用】

1.胸痹　因心气不足，心血瘀阻，心脉失养，胸阳失展所致。症见胸闷，心前区刺痛，心悸，气短，乏力，自汗，脉细涩，舌淡色紫；冠心病、心绞痛见上述证候者。

2.中风　因气虚血瘀，脉络阻塞不通所致。症见半身不遂，周身麻木，口舌歪斜，言语不利等；缺血性中风见上述证候者。

【使用注意】孕妇、妇女经期及有出血性疾患者禁用。宜饭后服用。

【不良反应】个别患者用药后可出现胃部不适。有服用本品后腹泻的个案报道。

【现代研究】本品具有抗心肌缺血、抗脑缺血、抑制血栓形成、改善血流动力学指标等作用。

血栓心脉宁片（胶囊）

【处方】川芎、槐花、丹参、水蛭、毛冬青、人工牛黄、人工麝香、人参茎叶总皂苷、冰片、蟾酥。

【功用主治】益气活血，开窍止痛。用于气虚血瘀所致的中风、胸痹。症见头晕目眩、半身不遂、胸闷心痛、心悸气短，缺血性中风恢复期、冠心病心绞痛见上述证候者。

【配伍特点】方中人参大补元气，促进血行；丹参活血化瘀，通络止痛。二药益气活血，为君药。麝香辛散温通，芳香走窜，开窍醒神，活血化瘀；牛黄、冰片、蟾酥豁痰开窍，通络止痛，息风止痉。四药共为臣药。川芎、水蛭、毛冬青活血化瘀、行气止痛，槐花清泄肝热、明目定眩，共为佐药。诸药合用，共奏益气活血、开窍醒神之功。

【剂型规格】

片剂：每片重 0.41g。

胶囊：每粒装 0.5g。

【用法用量】

片剂：口服。一次 2 片，一日 3 次。

胶囊：口服。一次 4 粒，一日 3 次。

【临床应用】

1.胸痹　因气虚血瘀，心脉痹阻所致。症见胸闷，疼痛隐隐，头晕目眩，乏力，动则气喘，舌紫暗，苔薄白，脉细涩；冠心病、心绞痛见上述证候者。

2.中风　因气虚血瘀，脑脉痹阻所致。症见半身不遂，头晕目眩，乏力，动则气短，舌质紫暗，苔薄白，脉细涩；缺血性中风恢复期见上述证候者。

【使用注意】孕妇忌用。经期妇女、运动员慎用。不宜与洋地黄类药物同时服用。

【现代研究】本品具有抗脑缺血、抗心肌缺血和抑制血栓形成等作用。

消栓颗粒（肠溶胶囊）

【处方】黄芪、当归、赤芍、地龙、红花、川芎、桃仁。

【功用主治】补气，活血，通络。用于中风属气虚血瘀证者。症见半身不遂、口眼歪斜、语言謇涩、面色㿠白、气短乏力、舌质暗淡、脉沉无力。

【配伍特点】本方系王清任的补阳还五汤。方中重用黄芪补气，以气旺以促血行，祛瘀而不伤正，为君药。地龙，取其药性善走，能搜剔络中之邪，发挥通经透络之功效，为臣药。当归、川芎、赤芍、红花四味活血化瘀药，功效各有特点，共助君、臣药疏通瘀阻之力，为佐药。桃仁活血祛瘀，引血下行，为使药。诸药合用使气旺血行，瘀祛络通。

【剂型规格】

颗粒：每袋装 4g。

胶囊：每粒装 0.2g。

【用法用量】

颗粒：温开水冲服。一次 4g，一日 3 次。

胶囊：口服。一次 2 粒，一日 3 次。饭前半小时服用，或遵医嘱。

【临床应用】

中风后遗症　因气虚血瘀所致。症见半身不遂，口眼歪斜，语言謇涩，面色㿠白，气短乏力，舌质暗淡，脉沉无力；脑血管疾病见上述证候者。

【注意事项】凡阴虚阳亢、风火上扰、痰浊蒙蔽者禁用。

益心舒颗粒（胶囊、片）

【处方】人参、黄芪、丹参、麦冬、五味子、川芎、山楂。

【功用主治】益气复脉，活血化瘀，养阴生津。用于气阴两虚，瘀血阻脉所致的胸痹。症见胸痛胸闷、心悸气短、脉结代，冠心病、心绞痛见上述证候者。

【配伍特点】方中人参大补元气，养阴生津，安神定悸，益气复脉，为君药。黄芪益气行血，丹参活血化瘀、通利血脉、养血安神，共为臣药。麦冬养阴生津，宁心安神；五味子益气养阴，收敛安神；川芎行气活血，化瘀通络；山楂活血散瘀，通经止痛。上药共为佐药。诸药相合，共奏益气复脉、活血化瘀、养阴生津之功。

【剂型规格】

颗粒：每袋装 4g。

胶囊：每粒装 0.4g。

片剂：每片重 0.4g

【用法用量】

颗粒：温开水冲服。一次 1 袋，一日 3 次。

胶囊：口服。一次 3 粒，一日 3 次。

片剂：口服。一次 3 片，一日 3 次。

【临床应用】

1.胸痹　因气阴两虚，瘀血阻脉所致。症见胸闷隐痛，心悸，气短，动则汗出，头晕，乏力，心烦失眠，面色不华，舌淡红或紫暗或有瘀斑，苔少，脉细数或结代；冠心病、心绞痛见上述证候者。

2.心悸　因气阴两虚，瘀血阻脉所致。症见心悸不宁，胸闷气短，头晕，乏力，少气懒言，咽干口燥，失眠，多汗，面色不华，舌淡红或紫暗或有瘀斑，苔少，脉细数或结代；心律失常见上述证候者。

【使用注意】孕妇及经期妇女慎用。服药期间饮食宜清淡、低盐，忌食辛辣、油腻食物，忌烟酒。

【现代研究】本品具有抗心肌缺血、增加冠状动脉血流量、提高机体耐缺氧能力、改善微循环、降血脂、抗动脉粥样硬化等作用。

二、行气活血类中成药

本类中成药具有行气活血的作用，用于治疗气滞血瘀所致的各类疾病。

地奥心血康胶囊

【处方】薯蓣科植物黄山药或穿龙薯蓣的根茎提取物。

【功用主治】活血化瘀，行气止痛，扩张冠状动脉血管，改善心肌缺血。用于预防和治疗冠心病、心绞痛，以及瘀血内阻之胸痹，症见眩晕、气短、心悸、胸闷或胸痛。

【配伍特点】本品由单味薯蓣科植物黄山药或穿龙薯蓣的根茎提取物——甾体总皂苷组成。黄山药或穿龙薯蓣，味苦，性平，功能活血行气、祛风除湿、通络镇痛。其提取物甾体总皂苷具有活血化瘀、行气止痛之效，能扩张冠状动脉、改善心肌缺血，主要用于瘀血内阻之胸痹心痛。

【剂型规格】胶囊：每粒含地奥心血康100mg。

【用法用量】口服。一次1～2粒，一日3次。饭后服用，或遵医嘱。

【临床应用】

1. 胸痹 因瘀血闭阻所致。症见胸部疼痛，痛处固定，甚或痛引肩背，时或心悸不宁，眩晕，气短，舌质紫暗或有瘀斑，脉弦涩或结代；冠心病、心绞痛见上述证候者。

2. 心悸 因瘀血闭阻所致。症见心悸不安，胸闷不舒，心痛时作，气短喘息，或见唇甲青紫，舌质紫暗或有瘀斑，脉涩或结代；功能性心律失常、冠心病、心绞痛见上述证候者。

【使用注意】过敏体质、孕妇、经期妇女及有出血倾向者慎用。服药期间饮食宜清淡、低盐、低脂，忌食辛辣，忌烟酒。

【不良反应】服用本品后偶有头晕、头痛，可自行缓解。有引起药疹、肝损害、月经失调的文献报道。

【现代研究】本品具有抗心肌缺血、抗脑缺血、抑制血栓形成、降血脂和改善血流动力学指标等作用。

复方丹参片（颗粒、胶囊、滴丸）

【处方】丹参、三七、冰片。

【功用主治】活血化瘀，理气止痛。用于气滞血瘀所致的胸痹。症见胸闷、心前区刺痛，冠心病、心绞痛见上述证候者。

【配伍特点】丹参活血化瘀，清心安神，通脉止痛，为君药。三七活血化瘀，通经止痛，为臣药。冰片辛香走窜，能通窍止痛，醒神化浊，引药入经，为佐使药。诸药合用，共奏活血化瘀、理气止痛之功。

【剂型规格】

片剂：薄膜衣小片，每片重0.32g（相当于饮片0.6g）；薄膜衣大片，每片重0.8g（相当于饮片1.8g）；糖衣片，每片相当于0.6g。

颗粒：每袋装1g。

胶囊：每粒装0.3g。

滴丸剂：每丸重25mg；薄膜衣滴丸，每丸重27mg。

【用法用量】

片剂：口服。薄膜衣小片及糖衣片，一次3片，一日3次；薄膜衣大片，一次1片，一日3次。

颗粒：温开水冲服。一次1袋，一日3次。

胶囊：口服。一次3粒，一日3次。

滴丸剂：吞服或舌下含服，一次 10 丸，一日 3 次，28 天为一个疗程或遵医嘱。

【临床应用】

胸痹 因气滞血瘀，阻塞心脉所致。症见胸前闷痛，或卒然心痛如绞，痛有定处，甚则胸痛彻背，背痛彻胸，舌紫暗或有瘀斑，脉弦涩或结代；冠心病、心绞痛见上述证候者。

【使用注意】孕妇禁用。寒凝血瘀胸痹心痛者不宜用。妇女月经期及肝肾功能异常者慎用。饮食宜清淡、低盐、低脂。忌生冷、辛辣、油腻之品，忌烟酒、浓茶。

【不良反应】滴丸剂偶见胃肠道不适。有服用片剂出现腹泻的个案报道。

【现代研究】本品有抗心肌缺血、抗动脉粥样硬化、改善血液流变性和降血脂等作用。

速效救心丸

【处方】川芎、冰片。

【功用主治】行气活血，祛瘀止痛，增加冠脉血流量，缓解心绞痛。用于气滞血瘀型冠心病心绞痛。

【配伍特点】方中川芎活血化瘀，行气通络止痛，为君药。冰片辛香走窜，宣通诸窍，醒神开窍，辟秽化浊，为臣药。两药合用，有行气活血、祛瘀止痛之效。

【剂型规格】滴丸剂：每粒重 40mg。

【用法用量】含服。一次 4～6 粒，一日 3 次；急性发作时，一次 10～15 粒。

【临床应用】

1. 胸痹 因气滞血瘀，心脉闭阻所致。症见胸闷，胸痛，痛有定处或牵引左臂内侧，心悸，舌紫暗，苔薄，脉细涩；冠心病、心绞痛见上述证候者。

2. 心悸 因气滞血瘀，心脉闭阻，心失所养而致。症见心悸不宁，惊惕不安，胸闷心痛，气短，舌质紫暗有瘀斑；功能性心律失常见上述证候者。

【使用注意】孕妇禁用。寒凝血瘀、阴虚血瘀型胸痹心痛不宜单用；伴有中重度心力衰竭的心肌缺血者慎用。忌食生冷、辛辣、油腻之品，忌烟酒、浓茶。

【不良反应】有服用本品引起过敏性喉头水肿的报道。

【现代研究】本品具有抗心肌缺血、提高机体耐缺氧能力、改善血流动力学指标、镇痛等作用。

血府逐瘀丸（口服液、片、颗粒、胶囊）

【处方】桃仁（炒）、红花、地黄、川芎、赤芍、当归、牛膝、柴胡、桔梗、枳壳（麸炒）、甘草。

【功用主治】活血祛瘀，行气止痛。用于气滞血瘀所致的胸痹、头痛日久，痛如针刺而有定处，内热烦闷，心悸失眠，急躁易怒。

【配伍特点】方中桃仁、红花活血祛瘀，通络止痛，共为君药。地黄、川芎、赤芍、当归、牛膝活血化瘀，宣痹止痛，以助君药之力，皆为臣药。柴胡疏肝解郁，升达清阳；桔梗开宣肺气，载药上行；枳壳升降气机，开胸行气，使气行则血行。三药共为佐药。甘草调和诸药，为使药。诸药相合，共奏活血祛瘀、行气止痛之功。

【剂型规格】

丸剂：大蜜丸，每丸重9g；水蜜丸，每60粒重6g；水丸，每67丸约重1g，每袋装4g；小蜜丸，每100丸重20g。

口服液：每支装10mL。

片剂：每片重0.42g。

颗粒：每袋装6g。

胶囊：每粒装0.4g。

【用法用量】

丸剂：空腹用红糖水送服。大蜜丸一次1～2丸，一日2次；水蜜丸一次6～12g，一日2次；水丸一次1～2袋，一日2次；小蜜丸一次9～18g（45～90丸），一日2次。

口服液：口服。一次10mL，一日3次，或遵医嘱。

片剂：口服。一次6片，一日2次。

颗粒：温开水冲服。一次1袋，一日3次。

胶囊：口服。一次6粒，一日2次，1个月为一个疗程。

【临床应用】

1.胸痹　因气滞血瘀，心脉闭塞而致。症见胸痛，痛如针刺而有定处，烦躁，心悸，气短，舌暗或有瘀斑，脉弦紧或涩；冠心病、心绞痛见上述证候者。

2.心悸　因气滞血瘀，心神失养所致。症见心悸，胸闷不适，失眠多梦，舌暗或有瘀斑，脉弦紧或涩；功能性心律失常见上述证候者。

3.头痛　因瘀血阻络而致。症见头痛，痛如针刺，固定不移，舌暗或有瘀斑，脉弦紧或涩；偏头痛见上述证候者。

【使用注意】孕妇禁用。体弱无瘀者不宜用。气虚血瘀者慎用。

【现代研究】本品具有抗心肌缺血、改善心功能、抑制血小板聚集、改善血液流变性、改善微循环、降血脂等作用。

心可舒丸（片、胶囊、颗粒）

【处方】丹参、葛根、三七、木香、山楂。

【功用主治】活血化瘀、行气止痛。用于气滞血瘀型冠心病引起的胸闷、头晕、头痛、颈项疼痛；心绞痛、高脂血症、高血压、心律失常等见上述证候者。

【配伍特点】方中丹参养血活血，通利血脉，化瘀止痛，兼补心定志，安神宁心，为君药。葛根升举脾胃清阳之气、解肌通络止痛，三七活血祛瘀通脉止痛，共为臣药。山楂行气散瘀，化浊降脂；木香通畅气机，行气止痛。两药合为佐药。诸药相合，共奏活血化瘀、去浊降脂、行气止痛之效。

【剂型规格】

丸剂：每 10 丸重 1.9g。

片剂：每片重 0.31g 或 0.62g。

胶囊：每粒装 0.3g。

颗粒：每袋装 5g。

【用法用量】

丸剂：口服。一次 8 丸，一日 3 次，或遵医嘱。

片剂：口服。一次 4 片（每片重 0.31g），一日 3 次，或遵医嘱；一次 2 片（每片重 0.62g），一日 3 次，或遵医嘱。

胶囊：口服。一次 4 粒，一日 3 次，或遵医嘱。

颗粒：温开水冲服。一次 1 袋，一日 3 次，或遵医嘱。

【临床应用】

1.胸痹 因气滞血瘀，瘀阻心脉，心脉闭阻所致。症见疼痛剧烈，心前区憋闷，痛有定处，两胁胀痛，气短，心悸，头晕，舌质紫暗或有瘀斑，脉弦涩或结代；冠心病、心绞痛见上述证候者。

2.心悸 因气滞血瘀，瘀阻心脉，心失所养而致。症见心悸不宁，惕惕不安，胸闷气短，烦躁易怒，舌暗，脉结代；心律失常见上述证候者。

3.头痛 因气滞血瘀，瘀阻清窍所致。症见头痛如刺，痛有定处，头晕，健忘，烦躁易怒，舌有瘀斑，脉弦涩；原发性高血压见上述证候者。

4.眩晕 因气滞血瘀，瘀阻清窍，脑失所养而致。症见头晕目眩，耳鸣，头痛，胸闷，心悸，舌质暗有瘀斑，脉弦涩；原发性高血压、高脂血症见上述证候者。

【使用注意】孕妇、出血性疾病及有出血倾向者慎用。饮食宜清淡、低盐、低脂，切勿过饱，忌食生冷、辛辣、油腻食物，忌烟酒、浓茶。

【不良反应】有服用本品致皮肤过敏反应的个案报道。

【现代研究】本品具有抗心肌缺氧、抗快速心律失常、抗脑缺血、降血压、降血脂、抗动脉粥样硬化、抑制血小板聚集的作用。

丹七片（胶囊、软胶囊）

【处方】丹参、三七。

【功用主治】活血化瘀。用于气滞血瘀所致的心胸痹痛、眩晕头痛、经期腹痛。

【配伍特点】方中丹参活血养血，化瘀通脉；三七性温，活血止血，祛瘀定痛。二药相合，共奏活血化瘀、养血生新之功。

【剂型规格】

片剂：薄膜衣片，每片重 0.32g。

胶囊：每粒装 0.5g。

软胶囊：每粒装 0.6g。

【用法用量】

片剂：口服。一次 3 ～ 5 片，一日 3 次。

胶囊：口服。一次 2 ～ 3 粒，一日 3 次。

软胶囊：口服。一次 4 ～ 6 粒，一日 3 次。

【临床应用】

1. 心胸痹痛　因气滞血瘀，不通则痛所致。症见心胸疼痛，如刺如绞，痛有定处，胸闷，舌暗红，苔薄，脉弦涩。

2. 头痛　因气滞血瘀，不通则痛所致。症见头痛日久不愈，痛处固定，其痛如刺，或有头部外伤史。

3. 痛经　因气滞血瘀，不通则痛所致。症见经前或经期小腹疼痛拒按，血色紫暗有块，块下痛减，舌质暗或有瘀斑瘀点，脉弦细或涩。

【注意事项】对本品过敏者及有出血倾向者禁用。孕妇慎用。不宜与含藜芦药同用。

【现代研究】本品具有促进血行、调节血压、扩张冠状动脉的作用，能够增加冠状动脉血流量，改善心肌收缩力，调整心率，改善微循环系统，抑制血小板凝聚，降低血浆黏稠度，增加纤维蛋白溶解。

三、温阳活血类中成药

本类中成药具有温通心阳、益气活血的作用，用于心阳不足，瘀血阻滞之胸痹。

参桂胶囊

【处方】红参、川芎、桂枝。

【功用主治】益气通阳，活血化瘀。用于心阳不振，气虚血瘀证。症见胸部刺痛，固定不移，入夜更甚，遇冷加重，或畏寒喜暖，面色少华；冠心病、心绞痛见上述证候者。

【配伍特点】方中红参大补元气，复脉固脱，益气摄血，为君。川芎活血行气，桂枝温通心阳，为臣。三药合用，共奏益气通阳、活血化瘀之功。

【剂型规格】胶囊：每粒装 0.3g。

【用法用量】口服。一次 4 粒，一日 3 次。

【临床应用】

胸痹 因阳气虚弱，瘀血阻滞所致。症见胸部刺痛，心慌气短，乏力自汗，心悸怔忡，腹大胫肿，咳喘身重，入夜更甚，遇冷加重，或畏寒喜暖，面色少华；冠心病见上述证候者。

【使用注意】少数患者口服后可能出现口干口渴，不需特殊处理，可自行消失。

四、滋阴活血类中成药

本类中成药具有滋阴清热、活血化瘀的作用，用于治疗阴虚内热、瘀血阻滞诸疾。

脉络宁颗粒（口服液）

【处方】牛膝、玄参、金银花、石斛。

【功用主治】养阴清热，活血祛瘀。用于血栓闭塞性脉管炎、静脉血栓形成、动脉粥样硬化闭塞症、脑血栓形成及脑血栓后遗症。

【配伍特点】方中牛膝活血化瘀通络，凉血消肿止痛，为君药。玄参清热养阴，解毒散结，辅助君药散结消肿，为臣药。金银花清热解毒、凉血消肿，石斛养阴清热，合为佐药。诸药协同，共奏养阴清热、活血祛瘀之功效。

【剂型规格】

颗粒：每袋装 10g。

口服液：每支装 10mL 或 20mL。

【用法用量】

颗粒：温开水冲服。一次 10g，一日 3 次。

口服液：口服。一次 20mL，一日 3 次。

【临床应用】

1. 脱疽 因阴虚内热、血脉瘀阻所致。症见肢体灼热疼痛，夜间尤甚，或见坏疽；血栓闭塞性脉管炎、静脉血栓形成、动脉硬化性闭塞症见上述证候者。

2. 中风 因阴虚内热、血脉瘀阻所致。症见半身不遂，口眼歪斜，偏身麻木，言语不利；脑血栓形成及后遗症见上述证候者。

【使用注意】孕妇忌用。出血性疾病或有出血倾向者慎用。

【不良反应】少数患者服药后出现恶心、上腹饱满、便溏等胃肠道反应。

【现代研究】本品具有保护脑组织、抑制血栓形成、改善微循环、改善血液流变性和扩张血管等作用。

五、化瘀宽胸类中成药

本类中成药具有活血化瘀、理气宽胸、通络止痛的作用，用于治疗瘀阻胸中，心脉闭阻所致的心血管疾病。

冠心苏合丸（胶囊、软胶囊）

【处方】苏合香、冰片、乳香（制）、檀香、土木香。

【功用主治】理气，宽胸，止痛。用于寒凝气滞、心脉不通所致的胸痹。症见胸闷、心前区疼痛；冠心病、心绞痛见上述证候者。

【配伍特点】方中苏合香辛温走窜，冰片辛凉走窜，共具芳香开窍、辟秽化浊、开郁止痛之功，共为君药。乳香、檀香辛温行散，温经活血，行气宽胸，通痹止痛，共为臣药。土木香健脾和胃以资化源，兼调气解郁，散寒止痛，为佐药。诸药合用，共奏理气宽胸、温经、宣痹止痛之功。

【剂型规格】

丸剂：大蜜丸，每丸重 1g。

胶囊：每粒装 0.35g。

软胶囊：每粒装 0.31g 或 0.5g。

【用法用量】

丸剂：嚼碎服。一次 1 丸，一日 1～3 次，或遵医嘱。

胶囊：含服或吞服。一次 2 粒，一日 1～3 次，临睡前或发病时服用。

软胶囊：口服或嚼碎服。一次 2 粒，一日 3 次，或遵医嘱。

【临床应用】

胸痹 因寒凝心脉，阳气不运，闭阻气机所致。症见卒然心痛如绞，遇寒即发，形寒肢冷，甚则胸痛彻背，背痛彻胸，舌淡苔薄白，脉沉弦或沉迟；冠心病、心绞痛见上述证候者。

【使用注意】本品不宜长期服用。胃炎、胃溃疡、食管炎者慎用。服药期间忌食生冷、辛辣、油腻之品，忌烟酒、浓茶。

【不良反应】个别患者可出现轻度恶心、胃部不适。有服用本品出现过敏性药疹的报道。

【现代研究】本品具有抗心肌缺血、抑制血栓形成、降血脂等作用。

六、化瘀通脉类中成药

本类中成药具有活血化瘀、通络复脉的作用，用于治疗久病瘀血阻滞心脑脉络所致的诸疾。

灯盏花素片

【处方】灯盏花素。

【功用主治】活血化瘀，通络止痛。用于中风后遗症、冠心病、心绞痛属瘀血阻络证者。

【配伍特点】灯盏花亦称灯盏细辛，味辛，性微温，具有活血化瘀、通络止痛之功。灯盏花素是其有效成分，有抗心肌缺血、降血脂及降低血液黏稠度的作用，可用于中风偏瘫、胸痹心痛。

【剂型规格】片剂：每片含灯盏花素 20mg。

【用法用量】口服。一次 2 片，一日 3 次，或遵医嘱。

【临床应用】

1. 中风　因脑脉瘀阻所致。症见半身不遂，肢体无力，半身麻木，言语謇涩，舌质暗或有瘀点瘀斑，脉涩；缺血性中风及脑出血后遗症见上述证候者。

2. 胸痹　因心脉瘀阻所致。症见胸部憋闷疼痛，甚则胸痛彻背，痛处固定不移，入夜尤甚，心悸气短，舌质紫暗，脉弦涩；冠心病、心绞痛见上述证候者。

【使用注意】急性脑出血及有出血倾向者禁用。孕妇及经期妇女慎用。服药期间饮食宜清淡、低盐，忌食生冷、辛辣、油腻食物，忌烟酒。

【不良反应】个别患者出现皮肤瘙痒，停药后自行消失。有服用本品出现瘀斑的个案报道。

【现代研究】本品具有抗心肌缺血、降血脂及降低血液黏稠度等作用。

逐瘀通脉胶囊

【处方】水蛭、桃仁、虻虫、大黄。

【功用主治】破血逐瘀，通经活络。用于血瘀型眩晕。症见眩晕、头痛耳鸣、舌质暗红、脉沉涩。

【配伍特点】方中水蛭、虻虫破血逐瘀，一潜一飞，治血结上下俱病者，功效尤彰，为君药。桃仁、大黄活血逐瘀，增加君药的化瘀作用，为臣药。四药相合，功能破血逐瘀、通经活络。

【剂型规格】胶囊：每粒装 0.2g。

【用法用量】口服。一次 2 粒，一日 3 次，4 周为一个疗程。

【临床应用】

眩晕　因血瘀阻窍所致。症见眩晕时作，反复不愈，头痛耳鸣，舌有瘀点或瘀斑，脉沉涩；高黏稠血症、高脂血症、脑动脉硬化、腔隙性脑梗死、脑血栓见上述证候者。

【使用注意】素体虚及体虚便溏者慎用，本品宜在医生指导下使用。

【现代研究】本品具有抗血凝、溶栓、抗血小板、降血脂等作用。

七、止血类中成药

本类中成药具有凉血祛瘀止血的作用，用于治疗各种原因引起的血证。

槐角丸

【处方】槐角（炒）、地榆（炭）、防风、黄芩、当归、枳壳（炒）。

【功用主治】清肠疏风，凉血止血。用于血热所致的肠风便血、痔疮肿痛。

【配伍特点】方中槐角味苦性微寒，专清大肠湿热，凉血止血，为君药。地榆炭凉血止血，防风疏风，共为臣药。黄芩清热燥湿，当归养血活血，枳壳下气宽肠，共为佐药。诸药合用，既能凉血止血，又能清肠疏风，风热湿毒既清，便血自止，共奏清肠疏风、凉血止血之功。

【剂型规格】丸剂：大蜜丸，每丸重9g；水蜜丸，每袋装6g；小蜜丸，每袋装9g。

【用法用量】口服。大蜜丸一次1丸，一日2次；水蜜丸一次6g，一日2次；小蜜丸一次9g，一日2次。

【临床应用】

1.便血　因湿热壅遏大肠，灼伤血络所致。症见先血后便，血色鲜红，大便不畅，腹部胀痛，食少纳呆，舌红苔黄腻，脉濡数；痔疮、肛裂及其他肛门疾患或结直肠炎等见上述证候者。

2.痔疮　因风邪热毒或湿热壅遏大肠，灼伤血络所致。症见痔疮肿痛，便血，血色鲜红，大便不畅。

【使用注意】对本品过敏者禁用。虚寒性便血者不宜用。孕妇、3岁以下儿童，以及失血过多、身体虚弱者慎用。服药期间饮食宜选清淡易消化之品，忌食辛辣、油腻之品。

【不良反应】有服用本品致药物过敏型荨麻疹和固定性药疹的个案报道。

【现代研究】本品具有止血、镇痛、抗炎、抗菌、降血脂等作用。

三七片（胶囊）

【处方】三七。

【功用主治】散瘀止血，消肿定痛。用于外伤出血，跌仆肿痛。

【配伍特点】方中三七味甘微苦，性温，入肝经血分，善止血，又能化瘀生新，有止血不留瘀、化瘀不伤正的特点，对人体体内外各种出血，无论有无瘀滞，均可应用，尤以有瘀滞者为宜。

【剂型规格】

片剂：每片重 0.6g。

胶囊：每粒装 0.3g。

【用法用量】

片剂：口服。一次 2～6 片，一日 3 次。

胶囊：口服。一次 3～5 粒，一日 1～2 次。

【临床应用】

血证　因瘀血所致。症见咯血、吐血、便血、崩漏、外伤出血、跌打肿痛及各种出血性疾病属瘀血阻络者。

【使用注意】肝肾功能异常者禁用。孕妇忌服。

【现代研究】本品具有抗血栓、促进造血、抗心肌缺血、抗脑出血、抗炎、镇痛等作用。

止血定痛片

【处方】三七、花蕊石（煅）、海螵蛸、甘草。

【功用主治】散瘀，止血，止痛。用于十二指肠溃疡疼痛，胃酸过多，出血属血瘀证者。

【配伍特点】方中花蕊石化瘀止血，煅后更可收敛固涩，制酸止痛，为君药。三七化瘀止血，消肿定痛，助君药之力，为臣药。海螵蛸收敛止血，制酸止痛，加强君臣药止血、止痛的作用，为佐药。甘草益气和中，缓急止痛，调和药性，为佐使药。四药合用，共奏化瘀止痛、制酸之功。

【剂型规格】片剂：每片重 0.43g。

【用法用量】口服。一次 6 片，一日 3 次。

【临床应用】

胃痛　因瘀阻胃络所致。症见胃脘刺痛拒按，疼痛持久不舒，或有黑便，舌质紫暗或有瘀斑，脉涩；消化性溃疡见上述证候者。

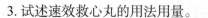

复习思考

1. 试述麝香保心丸的功用主治、用法用量、临床应用和使用注意。

2. 比较血府逐瘀丸（口服液、片、颗粒、胶囊）、复方丹参片（颗粒、胶囊、滴丸）、冠心苏合丸（胶囊、软胶囊）的功用主治。

3. 试述速效救心丸的用法用量。

扫一扫，知答案

4.技能测试

病例1：患者王某，男，65岁，2008年7月3日就诊。症见半身不遂，肢体无力，半身麻木，言语謇涩，舌质暗，有瘀点，脉涩。

病例2：患者刘某，女，2011年12月4日就诊。症见头痛如刺，痛有定处，头晕，健忘，烦躁易怒，舌有瘀斑，脉弦涩。

要求：（1）根据上述症状做出初步诊断。

（2）根据诊断推荐适宜的中成药。

（3）向患者介绍所推荐中成药的用法用量和注意事项。

项目十二 理气类中成药

【学习目标】

1.掌握逍遥丸（颗粒）、气滞胃痛颗粒（胶囊、片）、三九胃泰颗粒（胶囊）的功用主治、配伍特点、临床应用、使用注意及不良反应。

2.熟悉丹栀逍遥丸、加味逍遥丸（片、胶囊、颗粒、口服液）、元胡止痛片（胶囊、颗粒、口服液、滴丸）、胃苏颗粒、木香顺气丸（颗粒）的功用主治及临床应用。

3.了解理气类中成药的概念、适用范围和注意事项。

理气类中成药是指以行气药和降气药为主组成，具有行气疏肝和胃的功能，用于治疗气滞或气逆所致疾病的一类中成药。

一、疏肝解郁类中成药

本类中成药具有疏肝解郁的作用，适用于肝郁化火、肝郁脾虚所致的胸胁胀痛、郁闷不舒、头晕目眩诸症。

丹栀逍遥丸

【处方】柴胡（酒制）、当归、白芍（酒炒）、栀子（炒焦）、牡丹皮、白术（土炒）、茯苓、甘草（蜜炙）、薄荷。

【功用主治】疏肝解郁，清热调经。用于肝郁化火所致的胸胁胀痛、烦闷急躁、颊赤口干、食欲不振或有潮热，以及妇女月经先期、经行不畅、乳房与少腹胀痛。

【配伍特点】方中柴胡疏肝解郁，行气止痛，为君药。白芍、当归柔肝止痛，养血和

124

血；栀子清热凉血，泻火除烦；牡丹皮清热凉血，化瘀止痛。四药共为臣药。白术、茯苓、炙甘草健脾祛湿，益气和中，扶土抑木，以滋化源，共为佐药。薄荷辛凉清轻，助柴胡疏肝散热，为佐使药。诸药合用，肝脾并治，补疏共施，气血兼顾，共奏疏肝解郁、清热调经之功。

【剂型规格】丸剂：水丸，每100粒重6g。

【用法用量】口服。一次6～9g，一日2次。

【临床应用】

1.胁痛　因肝郁化火，木郁克土，肝脾失调所致。症见两胁胀痛，口苦咽干，胃脘胀闷，食后加重，苔黄腻，脉弦滑数。

2.胃脘痛　因肝郁化火，肝气犯胃，肝胃不和所致。症见胃脘胀痛连及两胁，口苦泛酸，嗳气频繁，食后痞满加重，甚至呃逆呕吐，舌质红苔黄，脉弦滑数；消化不良、胃炎见上述证候者。

3.郁证　因情志不遂，肝郁化火，肝失疏泄，肝脾不和所致。症见情绪低落，闷闷不乐，喜叹息，胸闷胁痛，腹胀便溏，心烦不寐，甚至急躁易怒，舌红苔黄，脉弦细数。

4.月经不调　因肝郁化火，冲任失调所致。症见月经周期紊乱，经前烦躁易怒，乳房胀痛，经期腹痛，腹胀便溏，舌红或暗，脉弦细数。

【使用注意】对本品过敏者禁用。孕妇、经期妇女慎用。服药期间饮食宜清淡，忌生冷及油腻食物。服药期间保持心情舒畅。

逍遥丸（颗粒）

【处方】柴胡、当归、白芍、白术（炒）、茯苓、薄荷、生姜、甘草（炙）。

【功用主治】疏肝健脾，养血调经。用于肝郁脾虚所致的郁闷不舒、胸胁胀痛、头晕目眩、食欲减退、月经不调。

【配伍特点】方中柴胡疏肝解郁，为君药；白芍、当归柔肝疏肝，养血和血，养肝体，助肝阴，可防柴胡劫肝阴，为臣药；白术、茯苓、炙甘草健脾祛湿，益气和中，扶土疏木，为佐药；薄荷辛凉清轻，助柴胡疏肝散热，为使药。本方能使肝顺条达，故名"逍遥"，诸药合用，肝脾并治，补疏共施，气血兼顾，共奏疏肝健脾、养血调经之功。

【剂型规格】

丸剂：大蜜丸，每丸重9g；水丸，每袋装6g或9g；浓缩丸，每8丸相当于原生药3g。

颗粒：每袋装4g，或5g，或6g，或15g。

【用法用量】

丸剂：口服。大蜜丸一次1丸，一日2次；水丸一次6～9g，一日1～2次；浓缩丸一次 8 丸，一日 3 次。

颗粒：温开水冲服。一次 1 袋，一日 2 次。

【临床应用】

1. 胁痛　因情志忧郁，肝郁不舒所致。症见两胁窜痛或胀痛，脉弦，舌质淡暗。

2. 胃脘痛　因肝郁气滞，肝气犯胃所致。症见胃脘痞满，食后胀痛，嗳气呃逆，脉弦细，舌质淡苔薄白；慢性胃炎、胃下垂、消化不良见上述证候者。

3. 郁证　因情志不遂，肝气郁结，肝脾不和所致。症见情绪低落，闷闷不乐，喜叹息，胸闷胁痛，腹胀便溏，心烦不寐，舌苔白腻，脉弦细。

4. 月经不调　因肝气郁结，冲任失调所致。症见月经周期紊乱，经前烦躁易怒，乳房胀痛，经期腹痛，腹胀便溏，舌暗，脉弦细。

5. 眩晕　因肝郁气滞，肝失疏泄，气机不畅导致气血失和，脾虚不运，清阳不升所致。症见头晕目眩，每遇情绪波动则加重，伴心烦不寐，大便溏，舌苔薄白或白腻，脉弦。

【使用注意】凡肝肾阴虚所致的胁肋胀痛、咽干口燥、舌红少津者慎用。月经过多者不宜服用本药。服药期间忌辛辣、生冷食物，饮食宜清淡。感冒时不宜服用本药。

【不良反应】有连续服用本品后出现头昏、身倦、瞌睡、恶心呕吐、心慌、大汗淋漓、血压升高、药物性肝损害、白带过多的临床文献报道。

【现代研究】本品可用于月经紊乱、胃下垂、消化不良、胃炎，还可用于脑供血不足、慢性乙型肝炎、咽喉异物感、肠功能紊乱、便秘型肠易激综合征等病。

加味逍遥丸（片、胶囊、颗粒、口服液）

【处方】柴胡、栀子（姜炙）、牡丹皮、薄荷、白芍、当归、白术（麸炒）、茯苓、甘草。

【功用主治】疏肝清热，健脾养血。用于肝郁血虚、肝脾不和所致的两胁胀痛、头晕目眩、倦怠食少、月经不调、脐腹胀痛。

【配伍特点】方中柴胡疏肝解郁，以和肝用；当归、白芍养血和血，以养肝体。两药共为主药。辅以栀子清上、中、下三焦之火，牡丹皮凉血散瘀，共达清解郁热之功。佐以白术、茯苓、甘草健脾祛湿，以合"见肝之病，知肝传脾，当先实脾"之理，扶土以疏木。薄荷辛凉，升散之性助柴胡疏肝透热，生姜解表解毒，且有引诸药入肝经之意，两药为佐使之药。诸药合用，共奏疏肝清热、健脾养血之功。

【剂型规格】

丸剂：每 100 丸重 6g。

片剂：每片重 0.3g。

胶囊：每粒装 0.3g。

颗粒：每袋装 2g。

口服液：每支装 10mL；每瓶装 150mL 或 100mL。

【用法用量】

丸剂：口服。一次 6g，一日 2 次。

片剂：口服。一次 3 片，一日 2 次。

胶囊：口服。一次 3 粒，一日 2 次。

颗粒：温开水冲服。一次 1 袋，一日 2 次。

口服液：口服。一次 10mL，一日 2 次。

【临床应用】

1.胁痛 多因肝郁血虚，肝脾不和所致。症见两胁疼痛，以胀痛为主，每因情志而增减，头晕目眩，精神郁闷，时欲太息，嗳气，食少，苔薄，脉弦。

2.眩晕 多因肝郁气滞化火所致。症见头晕目眩，耳鸣，胁胀，口苦，烦躁易怒，舌红苔黄，脉弦数。

3.月经不调 多因肝郁脾虚，冲任失司所致。症见月经先期，量多，色紫有块，经前烦躁，乳房、脐腹胀痛，舌红苔黄，脉弦数。

【使用注意】脾胃虚寒、脘腹冷痛、大便溏薄者慎用。服药期间注意调节情志，切忌气恼劳碌。

二、疏肝和胃类中成药

本类中成药具有疏肝理气、和胃止痛的作用，适用于肝胃不和、气滞血瘀所致的胃痛、胁痛等。

气滞胃痛颗粒（胶囊、片）

【处方】柴胡、香附（炙）、白芍、延胡索（炙）、枳壳、炙甘草。

【功用主治】疏肝理气，和胃止痛。用于肝郁气滞所致的胸痞胀满、胃脘疼痛。

【配伍特点】方中柴胡疏肝解郁，理气止痛，为君药。白芍养血敛阴，柔肝止痛；香附疏肝解郁；枳壳行气和中，消痞除胀。三药共为臣药。延胡索行气活血止痛，为佐药。甘草调和诸药为使。诸药合用，共奏疏肝理气、和胃止痛之功。

【剂型规格】

颗粒：每袋装 5g。

胶囊：每粒装 0.32g。

片剂：薄膜衣片，每片重 0.5g；糖衣片，片芯重 0.25g。

【用法用量】

颗粒：温开水冲服。一次 5g，一日 3 次。

胶囊：口服。一次 6 粒，一日 3 次。

片剂：口服。薄膜衣片一次 3 片，糖衣片一次 6 片，一日 3 次。

【临床应用】

胃痛　因情志失调，肝郁气滞所致。症见胃脘胀痛，痛窜胁背，气怒痛重，嗳气，纳少，大便不畅；胃炎、功能性消化不良、胃切除术后综合征见上述证候者。

【使用注意】孕妇慎用。本品为含延胡索制剂，与咖啡因、苯丙胺等中枢兴奋剂及环己巴比妥等镇静催眠药不宜联用。

【现代研究】本品具有镇静、镇痛的作用。

三九胃泰颗粒（胶囊）

【处方】三叉苦、九里香、两面针、木香、黄芩、茯苓、地黄、白芍。

【功用主治】清热燥湿，行气活血，柔肝止痛。用于湿热内蕴、气滞血瘀所致的胃痛。症见脘腹隐痛、饱胀泛酸、恶心呕吐、嘈杂纳减；浅表性胃炎、糜烂性胃炎、萎缩性胃炎见上述证候者。

【配伍特点】三叉苦理气燥湿，九里香行气活血散瘀，共为君药；两面针活血消肿，木香为行气止痛之要药，共为臣药；黄芩清热燥湿，茯苓健脾利湿，地黄滋阴凉血，白芍养阴柔肝、缓急止痛，共为佐使。诸药合用，共奏消炎止痛、理气健胃之功。

【剂型规格】

颗粒：每袋装 20g，或 10g，或 2.5g。

胶囊：每粒装 0.5g。

【用法用量】

颗粒：温开水冲服。一次 1 袋，一日 2 次。

胶囊：口服。一次 2～4 粒，一日 2 次。

【临床应用】

1.胃痛　因饮食不节，湿热内蕴所致。症见胃脘疼痛，嘈杂纳减，口苦口黏，大便黏滞，舌苔黄腻；浅表性胃炎、糜烂性胃炎、萎缩性胃炎见上述证候者。

2.痞满　因肝郁气滞，瘀血阻滞所致。症见胃部饱胀，胃痛夜甚，舌质暗红有瘀点；浅表性胃炎、糜烂性胃炎、萎缩性胃炎、功能性消化不良见上述证候者。

【使用注意】虚寒性胃痛及寒凝血瘀胃痛者慎用。忌食油腻、生冷、难消化的食物。忌情绪激动或生闷气。

【不良反应】有服用本品后出现鼻塞流涕，面部潮红，皮肤瘙痒，或全身皮肤潮红，躯干、面部、四肢出现针尖大小密集红丘疹，伴瘙痒剧烈的文献报道。

胃苏颗粒

【处方】紫苏梗、香附、陈皮、枳壳、槟榔、香橼、佛手、鸡内金（制）。

【功用主治】疏肝理气，和胃止痛。用于气滞型胃脘痛。症见胃脘胀痛，窜及两胁，得嗳气或矢气则舒，情绪郁怒则加重，胸闷食少，排便不畅，舌苔薄白，脉弦；慢性胃炎及消化性溃疡见上述证候者。

【配伍特点】方中紫苏梗入胃，顺气开郁，和胃止痛；香附入肝，疏肝解郁，理气和胃。两药合为君药。陈皮理气和胃化湿，宣通疏利脾胃；枳壳破气消积，利膈宽中，解胃脘胀满；槟榔调和脾胃。三药行气消滞，合为臣药。香橼、佛手疏肝和胃、理气止痛，鸡内金消积化滞，合为佐药。诸药合用，共奏疏肝理气、和胃止痛之功。

【剂型规格】颗粒：每袋装 15g。

【用法用量】温开水冲服。一次 1 袋，一日 3 次。15 天为一个疗程，可服一至三个疗程或遵医嘱。

【临床应用】

胃痛　因肝郁气滞，横逆犯胃所致。症见胃脘胀痛，两胁胀痛，得嗳气或矢气则舒，情绪郁怒则加重，胸闷食少，排便不畅，舌苔薄白，脉弦；慢性胃炎及消化性溃疡见上述证候者。

【使用注意】脾胃阴虚或肝胃郁火所致胃痛者慎用。孕妇慎用。

【现代研究】本品具有抗胃溃疡，促进肠蠕动等作用。

元胡止痛片（胶囊、颗粒、口服液、滴丸）

【处方】延胡续（醋制）、白芷。

【功用主治】理气，活血，止痛。用于气滞血瘀所致的胃痛、胁痛、头痛及痛经等。

【配伍特点】方中延胡索温通辛散，有活血散瘀、理气止痛之功，为本方之君药。白芷祛风燥湿、消肿止痛，助延胡索活血行气止痛，为本方之臣药。两药合用，共奏理气活血止痛之功。

【剂型规格】

片剂：薄膜衣片，每片重 0.26g；糖衣片，片芯重 0.25g。

胶囊：每粒装 0.25g 或 0.45g。

颗粒：每袋装 5g。

口服液：每支装 10mL。

滴丸：每丸重 50mg。

【用法用量】

片剂：口服。一次 4～6 片，一日 3 次；或遵医嘱。

胶囊：口服。一次 4～6 粒（每粒装 0.25g），或一次 2～3 粒（每粒装 0.45g），一日 3 次；或遵医嘱。

颗粒：温开水冲服。一次 1 袋，一日 3 次；或遵医嘱。

口服液：口服。一次 10mL，一日 3 次；或遵医嘱。

滴丸：口服。一次 20～30 丸，一日 3 次；或遵医嘱。

【临床应用】

1. 胃痛　因情志失调，气血瘀滞所致。症见胃脘疼痛，痛处固定不移，疼痛持久，舌质紫暗或有瘀斑，脉弦或涩；慢性胃炎、消化性溃疡见上述证候者。

2. 胁痛　因肝失条达，气血瘀滞所致。症见胁肋胀痛或刺痛，痛处拒按，入夜痛甚，舌质紫暗，脉象沉弦或涩；肝病见上述证候者。

3. 头痛　因瘀血停留，阻滞脉络所致。症见头痛如锥刺，痛处固定不移，舌质紫暗或有瘀斑；血管神经性头痛、外伤头痛见上述证候者。

4. 痛经　因冲任瘀阻或寒凝经脉所致。症见经前或经期腹痛，痛处固定不移，拒按，或伴有胸胁乳房胀痛，或经量少，或经行不畅，经色紫暗有块，舌紫暗或有瘀点，脉弦或弦滑。

【使用注意】孕妇慎用。饮食宜清淡，忌酒及辛辣、生冷、油腻食物。

【现代研究】本品具有镇痛、改善血液流变性、改善微循环、镇静等作用。

木香顺气丸（颗粒）

【处方】木香、香附（醋制）、厚朴、青皮、枳壳（炒）、槟榔、陈皮、砂仁、苍术（炒）、甘草、生姜。

【功用主治】行气化湿，健脾和胃。用于湿浊中阻、脾胃不和所致的胸膈痞闷、脘腹胀痛、呕吐恶心、嗳气纳呆。

【配伍特点】方中木香、香附疏肝理气，和胃止痛，共为君药。厚朴、青皮行气燥湿、散结消积，枳壳、槟榔行气导滞宽中，合为臣药。陈皮、砂仁理气化湿和中，苍术燥湿健脾，合为佐药。甘草调和诸药，生姜和中降逆，共为使药。全方配伍，共奏行气化湿、健脾和胃之功。

【剂型规格】

丸剂：每 100 丸重 6g。

颗粒：每袋装 15g。

【用法用量】

丸剂：口服。一次 6～9g，一日 2～3 次。

颗粒：温开水冲服。一次 15g，一日 2 次。3 天为一个疗程，或遵医嘱。

【临床应用】

1. 痞满　因肝胃失和，气滞中阻，食湿内停所致。症见胸膈痞满，脘胁胀满，呕恶食少，大便不爽，舌苔白腻或薄或厚，脉滑或弦滑者；功能性消化不良见上述证候者。

2. 胃痛　因肝胃气滞，中焦失司所致。症见胃脘胀痛，攻撑作痛，时轻时重，恶心纳呆，大便不爽，苔白腻，脉弦滑；胃炎见上述证候者。

【使用注意】肝胃郁火所致胃痛、痞满者慎用。孕妇禁用。

【不良反应】有服用本品约 30 分钟后出现面色潮红、口干、视物模糊、心悸、烦躁不安的文献报道。

【现代研究】本品具有促进小肠运动和增加胃酸分泌的作用。

复习思考

1. 比较逍遥丸（颗粒）、丹栀逍遥丸、加味逍遥丸（片、胶囊、颗粒、口服液）的处方、功用主治、临床应用及用法用量。

2. 简述气滞胃痛颗粒（胶囊、片）的功用主治和用法用量。

扫一扫，知答案

3. 技能测试

　　病例：患者某，男，39 岁，于 2014 年 7 月 15 日就诊。症见胃部饱胀，胃痛夜甚，舌质暗红有瘀点，脉弦涩。

　　要求：（1）根据上述症状做出初步诊断。

　　　　　（2）根据诊断推荐适宜的中成药。

　　　　　（3）向患者介绍所推荐中成药的用法用量和注意事项。

项目十三　治风类中成药

【学习目标】

　　1. 掌握川芎茶调丸（散、片、颗粒、口服液、袋泡剂）、牛黄降压丸（片、胶囊）、天麻钩藤颗粒、脑立清丸（片、胶囊）、正天丸（胶囊）、养血清脑丸（颗粒）的功用主治、配伍特点、临床应用、使用注意及不良反应。

　　2. 熟悉松龄血脉康胶囊、半夏天麻丸、华佗再造丸、人参再造丸、小活络丸的功用主治、临床应用、使用注意及不良反应。

　　3. 了解治风类中成药的概念、适用范围和注意事项。

治风类中成药是指以辛散祛风或息风止痉药为主组成，具有疏散外风或平息内风的作用，用于治疗风邪所致疾病的一类中成药。

一、疏散外风类中成药

本类中成药具有疏风止痛的作用，用于治疗外感风邪所致的头痛诸疾。

川芎茶调丸（散、片、颗粒、口服液、袋泡剂）

【处方】川芎、羌活、白芷、荆芥、薄荷、防风、细辛、甘草。

【功用主治】疏风止痛。用于外感风邪所致的头痛，或有恶寒、发热、鼻塞。

【配伍特点】方中川芎辛温走散，有行气活血、祛风止痛的功效，为治疗诸经头痛之要药，尤擅治少阳、厥阴经头痛，为君药。羌活辛苦温，散风邪，除寒湿，主治太阳经头项强痛；白芷辛香上行，祛风止痛，芳香通窍，主治阳明经头痛。二者共为臣药。荆芥味辛微温，祛风止痛；防风辛甘微温，祛风解表，胜湿止痛；薄荷辛散上行，疏散上部风邪；细辛辛散力雄，祛风散寒，通窍止痛。四药与川芎、羌活、白芷配伍，可治各个部位之头痛。更以清茶调服，既可苦寒清疏于上，又可防以上各药之温燥、升散，顺气降火于下。上药共为佐药。甘草调和诸药，为使药。全方配伍，共收疏风止痛之效。

【剂型规格】

丸剂：水丸，每袋装 6g；浓缩丸，每 8 丸相当于原药材 3g。

散剂：每袋装 3g 或 6g。

片剂：每片重 0.48g。

颗粒：每袋装 7.8g。

口服液：每支装 10mL。

袋泡剂：每袋装 1.6g。

【用法用量】

丸剂：饭后清茶送服。水丸一次 3～6g，一日 2 次；浓缩丸一次 8 丸，一日 3 次。

散剂：饭后清茶送服。一次 3～6g，一日 2 次。

片剂：饭后清茶送服。一次 4～6 片，一日 3 次。

颗粒：饭后用温开水或浓茶送服。一次 1 袋，一日 2 次；儿童酌减。

口服液：口服。一次 10mL，一日 3 次。

袋泡剂：开水泡服。一次 2 袋，一日 2～3 次。

【临床应用】

1.头痛　因感受风邪而致。症见头痛，遇风加重，伴有鼻塞、流涕；外感头痛、紧张性头痛、偏头痛见上述证候者。

2. 感冒 因外感风邪所致。症见感冒，伴头痛，恶寒，发热，鼻塞；上呼吸道感染见上述证候者。

【使用注意】服药期间忌食辛辣、油腻食物。孕妇慎服。本品中病即止，不可多服、久服。

【现代研究】本品有解热、抗炎、镇痛等作用。

二、平肝息风类中成药

本类中成药具有平肝息风安神的作用，用于治疗心肝火旺、肝阳上亢所致的头晕、目眩诸疾。

牛黄降压丸（片、胶囊）

【处方】人工牛黄、羚羊角、珍珠、冰片、水牛角浓缩粉、黄芩提取物、黄芪、党参、白芍、郁金、川芎、决明子、薄荷、甘松。

【功用主治】清心化痰，平肝安神。用于心肝火旺、痰热壅盛所致的头晕目眩、头痛失眠、烦躁不安；高血压病见上述证候者。

【配伍特点】方中人工牛黄清热解毒，清心除烦，豁痰定惊；羚羊角性寒味咸，具有清热解毒、平肝息风、定眩止痛之功。两药共为君药。珍珠母甘咸寒，潜阳安神，清热平息肝风；冰片清心开窍，疏散郁火，清利咽喉，聪耳明目，能清上焦热邪，透发火郁；水牛角、黄芩凉血清心开窍，潜降苦泻肝经火邪。四药共为臣药。佐以黄芪、党参健脾益气；白芍平抑肝阳，敛阴养血；郁金活血，疏肝解郁，行气中之血；川芎行气活血，理血中之气；决明子清肝定眩；薄荷疏肝解郁；甘松疏肝理气。诸药合用，共奏清心化痰、平肝安神之功。

【剂型规格】

丸剂：水蜜丸，每20丸重1.3g；大蜜丸，每丸重1.6g。

片剂：每片重0.27g。

胶囊：每粒装0.4g。

【用法用量】

丸剂：口服。水蜜丸，一次20～40丸，一日1次；大蜜丸，一次1～2丸，一日1次。

片剂：口服。一次2片，一日2次。

胶囊：口服。一次2～4粒，一日1次。

【临床应用】

1. 眩晕 因肝阳上亢及痰火壅盛所致。症见眩晕，急躁易怒，面红，口苦，失眠；原发性高血压病见上述证候者。

2.头痛 因肝阳上亢及痰火壅盛所致。症见头痛，头晕，烦躁易怒，面红，目赤；血管神经性头痛、原发性高血压病见上述证候者。

【使用注意】孕妇禁用。气血不足所致的晕眩、失眠者，以及体弱、便溏者慎用。服药期间忌寒凉、油腻食物。

【现代研究】本品具有降压、抑制血小板聚集、利尿等作用。

松龄血脉康胶囊

【处方】鲜松叶、葛根、珍珠层粉。

【功用主治】平肝潜阳，镇心安神。用于肝阳上亢所致的头痛、眩晕、急躁易怒、心悸、失眠；高血压病及原发性高脂血症见上述证候者。

【配伍特点】方中珍珠层粉可平肝潜阳，清肝明目，为君药。鲜松叶芳香开窍；葛根发表解肌，清热生津。现代研究表明，二者均可扩张脑血管、冠状动脉血管，对高血压脑病所致的头痛、眩晕有一定疗效，共为臣药。全方可达平肝潜阳、定心安神之功。

【剂型规格】胶囊：每粒装 0.5g。

【用法用量】口服。一次 3 粒，一日 3 次，或遵医嘱。

【临床应用】

1.头痛 因肝阳上亢所致。症见头痛，耳鸣，心烦易怒，目赤，口苦，夜寐不安，舌红少苔，脉弦细数；原发性高血压病见上述证候者。

2.眩晕 因肝阳上亢所致。症见眩晕，耳鸣，少寐多梦，心烦胸闷，目赤，口苦，舌红少苔，脉弦细数；原发性高血压病及原发性高脂血症见上述证候者。

【使用注意】气血不足证者慎用。忌食辛辣、油腻食物。戒烟酒。

【不良反应】个别患者服药后可出现轻度腹泻、胃脘胀满等，饭后服用有助于减轻或改善这些症状。

【现代研究】本品具有降压、调节血脂、抗血小板聚集等作用。

天麻钩藤颗粒

【处方】天麻、钩藤、石决明、栀子、黄芩、牛膝、杜仲（盐炙）、益母草、桑寄生、首乌藤、茯苓。

【功用主治】平肝息风，清热安神。用于肝阳上亢引起的头痛、眩晕、耳鸣、眼花、震颤、失眠；高血压病见上述证候者。

【配伍特点】方中天麻、钩藤平肝降逆，为主药。石决明平肝息风潜阳，栀子、黄芩清热泻火，杜仲、牛膝、桑寄生滋肾平肝、引血下行，益母草活血利水，共为辅药。佐以首乌藤宁心安神，茯苓健脾安神。诸药合用，共奏清热活血、益肾平肝、息风潜阳之功。

【剂型规格】颗粒：每袋装 5g（无蔗糖），或 10g。

【用法用量】温开水冲服。一次 1 袋，一日 3 次，或遵医嘱。

【临床应用】

1. 头痛 因肝阳上亢所致。症见头痛，耳鸣，脉弦细数；高血压病见上述证候者。

2. 眩晕 因肝阳上亢所致。症见眩晕，耳鸣，眼花，震颤，失眠，脉弦细数；高血压病见上述证候者。

【使用注意】本品对舌绛无苔的阴虚动风证不宜用。

三、平肝潜阳类中成药

本类中成药具有平肝潜阳的作用，适用于肝阳上亢所致的头晕目眩诸疾。

脑立清丸（片、胶囊）

【处方】磁石、赭石、珍珠母、清半夏、酒曲、酒曲（炒）、牛膝、薄荷脑、冰片、猪胆汁（或猪胆粉）。

【功用主治】平肝潜阳，醒脑安神。用于肝阳上亢所致的头晕目眩，耳鸣口苦，心烦难寐；高血压病见上述证候者。

【配伍特点】方中磁石潜阳纳气，镇惊安神；珍珠母潜阳安神，清热平息肝风；赭石独善平肝潜阳。三药统领全方，潜阳息风，为君药。猪胆汁咸苦寒而入胆经，可凉肝息风、清热醒脑；冰片、薄荷脑轻清芳香，清利头目，开窍醒神，与猪胆汁合用既凉肝息风，又开窍醒脑。三药共为臣药。半夏化痰降逆，酒曲调和脾胃，为佐药。牛膝活血化瘀，引火引血下行，为使药。诸药配合，共奏平肝潜阳、醒脑安神之功。

【剂型规格】

丸剂：每 10 丸重 1.1g。

片剂：每片重 0.5g。

胶囊：每粒装 0.33g。

【用法用量】

丸剂：口服。一次 10 丸，一日 2 次。

片剂：口服。一次 5 片，一日 2 次。

胶囊：口服。一次 3 粒，一日 2 次。

【临床应用】

1. 眩晕 因肝阳上亢所致。症见眩晕，耳鸣，头痛且胀，每因烦劳或恼怒而增剧，面色潮红，性急易怒，少寐多梦，心烦，口苦；原发性高血压病、神经衰弱见上述证候者。

2. 头痛　因肝阳上亢所致。症见头痛且胀，每因烦劳或恼怒而增剧，伴有面色潮红，烦躁易怒，失眠多梦，口苦咽干；血管神经性头痛、原发性高血压病见上述证候者。

【使用注意】孕妇禁用。肾精亏虚所致头晕、耳鸣者慎用。

【不良反应】有服用本品致慢性皮肤过敏的文献报道。

【现代研究】本品具有镇静、改善微循环、保护血管内皮等作用。

四、化痰息风类中成药

本类中成药具有化痰息风的作用，用于治疗脾虚湿盛、痰浊内阻所致的眩晕、头痛诸疾。

半夏天麻丸

【处方】法半夏、天麻、人参、炙黄芪、白术（炒）、苍术（米泔炙）、陈皮、茯苓、泽泻、六神曲（麸炒）、麦芽（炒）、黄柏。

【功用主治】健脾祛湿，化痰息风。用于脾虚湿盛、痰浊内阻所致的眩晕，头痛，如蒙如裹，胸脘满闷。

【配伍特点】方中法半夏辛温性燥，归脾胃经，善于燥湿化痰；天麻甘平，质润入肝，长于平肝潜阳。两药均系治风痰眩晕、痰厥头痛之良药，共为君药。人参、黄芪、白术甘温补中，健脾益气；苍术、陈皮苦温香燥，燥湿健脾；茯苓、泽泻甘淡，健脾渗湿。诸药共治生痰之本，以除痰源，为臣药。佐以六神曲、麦芽健胃消食，以资化源；黄柏苦寒坚阴，以防温燥太过，伤阴耗液，属佐制之用。诸药相合，共奏健脾祛湿、化痰息风之功。

【剂型规格】丸剂：每100丸重6g。

【用法用量】口服。一次6g，一日2～3次。

【临床应用】

1. 眩晕　因脾虚湿盛，痰浊内阻所致。症见头晕，视物旋转，头重如蒙，胸脘满闷，呕吐痰涎，苔白腻，脉弦滑；梅尼埃病见上述证候者。

2. 头痛　因脾虚湿盛，痰浊内阻所致。症见头痛，头重如蒙，恶心欲呕；偏头痛、神经性头痛见上述证候者。

【使用注意】孕妇禁用。肝肾阴虚，肝阳上亢所致的头痛、眩晕慎用。

五、化痰祛风类中成药

本类中成药具有化痰疏风的作用，用于治疗外感风邪、瘀血阻络所致的头痛等症。

正天丸（胶囊）

【处方】川芎、当归、桃仁、红花、鸡血藤、附片、麻黄、白芷、防风、独活、羌活、细辛、钩藤、地黄、白芍。

【功用主治】疏风活血，通络止痛。用于外感风邪、瘀血阻络引起的头痛，神经性头痛。

【配伍特点】方中川芎活血行气，祛风止痛，为君药。当归、桃仁、红花、鸡血藤活血祛瘀，通络止痛，为臣药。附片、麻黄、白芷、防风、独活、羌活、细辛散寒祛风除湿、通络止痛，钩藤平肝止痉，地黄、白芍滋阴养血、柔肝止痛，共为佐使药。诸药合用，共奏疏风活血、通络止痛之功效。

【剂型规格】

丸剂：每瓶装 60g；每袋装 6g。

胶囊：每粒装 0.45g。

【用法用量】

丸剂：口服。一次 6g，一日 2～3 次，15 天为一个疗程。

胶囊：口服。一次 2 粒，一日 3 次，2 周为一个疗程。

【临床应用】

头痛　因外感风邪，瘀血阻络所致。症见头面疼痛，经久不愈，痛处固定不移，或局部跳痛，舌质紫暗或瘀斑；神经性头痛者见上述证候者。

【使用注意】宜饭后服用。婴幼儿、孕妇、哺乳期妇女、肝肾功能不全者、对本品过敏者禁用。高血压病、心脏病患者及过敏体质者慎用。服药期间忌烟酒及辛辣、油腻食物。

【不良反应】本品可引起皮肤过敏反应。

【现代研究】本品具有改善脑血流动力学的作用。

六、养血祛风类中成药

本类中成药具有养血祛风的作用，用于血虚肝旺所致的头痛、眩晕眼花诸疾。

养血清脑丸（颗粒）

【处方】当归、川芎、白芍、熟地黄、钩藤、鸡血藤、夏枯草、决明子、珍珠母、延胡索、细辛。

【功用主治】养血平肝，活血通络。用于血虚肝旺所致的头痛眩晕、心烦易怒、失眠多梦。

【配伍特点】方中熟地黄甘微温，归肝肾经，能补血滋阴、益精填髓；当归甘辛温，具有补血活血、调经止痛之功。二药合用，滋阴养血，补肾益肝，有活血通脉之能，共为君药。钩藤甘微寒，能息风止痉、清热平肝；珍珠母甘咸寒，能潜阳安神、清热平息肝风；决明子甘苦微寒，归肝大肠经，能清肝明目、润肠通便；夏枯草苦辛寒，清肝火，解郁结。上药共为臣药。白芍滋阴养血；川芎活血行气，合当归、白芍有养血和营之用；鸡血藤、延胡索补血活血，化瘀行气，舒筋通络，养血祛风。四药共为佐药。细辛散风通窍止痛，又可制约方中凉药之性，能够补而不滞，滋而不腻，为使药。诸药相合，标本兼治，共奏养血平肝、活血通络之功。

【剂型规格】

丸剂：每袋装 2.5g。

颗粒：每袋装 4g。

【用法用量】

丸剂：口服。一次 1 袋，一日 3 次。

颗粒：温开水冲服。一次 4g，一日 3 次。

【临床应用】

1. 头痛　因血虚肝旺所致。症见头痛，眩晕，视物昏花，心悸，失眠等；原发性高血压、血管神经性头痛见上述证候者。

2. 眩晕　因血虚肝旺所致。症见头晕，乏力，心悸，失眠，多梦，两目干涩，视物昏花；原发性高血压见上述证候者。

3. 不寐　因心肝血虚，血不养神所致。症见失眠多梦，心悸，乏力；神经衰弱见上述证候者。

【使用注意】孕妇禁用。脾虚便溏者，以及外感或湿痰阻络所致的头痛、眩晕者慎用。服药期间饮食宜为清淡、易消化的食物，忌食辛辣食物。

【不良反应】偶见恶心、呕吐，罕见皮疹，停药后即可消失。

【现代研究】本品具有抗脑缺血、降血压、改善微循环和镇痛等作用。

七、祛风通络类中成药

本类中成药具有祛风通络的作用，用于痰瘀阻络所致的中风、痹病等。

华佗再造丸

【处方】川芎、吴茱萸、冰片等。

【功用主治】活血化瘀，化痰通络，行气止痛。用于痰瘀阻络之中风恢复期和后遗症。症见半身不遂、拘挛麻木、口眼歪斜、言语不清。

【剂型规格】丸剂：水蜜丸，每瓶装 80g 或 120g。

【用法用量】口服。一次 4～8g，一日 2～3 次，重症一次 8～16g，或遵医嘱。

【临床应用】

中风　因瘀血或痰湿闭阻经络所致。症见半身不遂，口眼歪斜，手足麻木，疼痛拘挛，肢体沉重疼痛或活动不利，舌质紫暗，舌下脉络迂曲；中风恢复期见上述证候者。

【使用注意】孕妇、脑出血急性期禁用。中风痰热壅盛证者不宜用。平素大便干燥者慎用。服药期间，忌辛辣、生冷、油腻食物。

【不良反应】少数患者可出现口干、舌燥、恶心、食欲减退、胃脘不适及皮肤瘙痒等症状。另有报道可引起皮肤过敏反应和血尿。

【现代研究】本品具有抗血栓形成的作用。

人参再造丸

【处方】人参、黄芪、白术（麸炒）、茯苓、制何首乌、当归、熟地黄、龟甲（醋制）、豹骨（制）、桑寄生、骨碎补（炒）、天麻、胆南星、僵蚕（炒）、地龙、全蝎、天竺黄、三七、川芎、赤芍、片姜黄、乳香（醋制）、没药（醋制）、血竭、蕲蛇（酒制）、白芷、羌活、威灵仙、麻黄、防风、葛根、粉萆薢、细辛、母丁香、乌药、青皮、沉香、香附（醋制）、檀香、草豆蔻、豆蔻、橘红、广藿香、六神曲（麸炒）、附子（制）、肉桂、人工麝香、冰片、朱砂、琥珀、牛黄、水牛角浓缩粉、黄连、大黄、玄参、甘草。

【功用主治】益气养血，祛风化痰，活血通络。用于气虚血瘀、风痰阻络所致的中风。症见口眼歪斜，半身不遂，手足麻木、疼痛、拘挛，言语不清。

【配伍特点】方中人参、黄芪、白术、茯苓益气健脾；首乌、当归、熟地黄、龟甲滋阴养血；豹骨、桑寄生、骨碎补补益肝肾，强筋骨；天麻、胆南星、僵蚕、地龙、全蝎、天竺黄祛风化痰，息风通络；三七、川芎、赤芍、片姜黄、乳香、没药、血竭活血化瘀，通络止痛；蕲蛇、白芷、羌活、威灵仙、麻黄、防风、葛根、粉萆薢祛风胜湿，舒筋活络；细辛、母丁香、乌药、青皮、沉香、香附、檀香温中理气止痛；草豆蔻、豆蔻、橘红、广藿香、六神曲芳香化湿，调中和胃；制附子、肉桂温阳通络；麝香、冰片开窍醒神，活血散结；朱砂、琥珀安神定惊；牛黄、水牛角、黄连、大黄、玄参清热泻火解毒，凉肝息风定惊；甘草调和诸药。诸药相合，共奏益气养血、祛风化痰、活血通络之功。

【剂型规格】丸剂：每丸重 3g。

【用法用量】口服。一次 1 丸，一日 2 次。

【临床应用】

1. 中风　因气虚血瘀，风痰阻络所致。症见口眼歪斜，半身不遂，语言不利，肢体麻木，手足乏力，拘挛疼痛，头晕，耳鸣，纳呆食少，舌暗淡，苔白腻，脉弦涩；脑出血及脑梗死恢复期见上述证候者。

2. 痹病　因气虚血瘀，肝肾不足所致。症见关节肿胀、拘挛疼痛、僵硬变形，腰膝酸软，肢体麻木，手足乏力；风湿性关节炎、类风湿关节炎见上述证候者。

【使用注意】孕妇禁用。肝阳上亢、肝风内动所致的中风及风湿热痹者慎用。本品含有朱砂，不宜过量或长期服用。

【不良反应】可引起腰背酸痛、尿频、尿急、尿痛、血尿等症状，此为朱砂蓄积，导致汞中毒。

【现代研究】本品有抗帕金森病的作用。

小活络丸

【处方】制川乌、制草乌、胆南星、地龙、乳香、没药。

【功用主治】祛风散寒，化痰除湿，活血止痛。用于风寒湿邪闭阻，痰瘀阻络所致的痹病。症见肢体关节疼痛，或冷痛，或刺痛，或疼痛夜甚，关节屈伸不利、麻木拘挛。

【配伍特点】方中制川乌、制草乌温经散寒，祛风除湿，通痹止痛，为君药。胆南星燥湿化痰，祛经络之风痰及湿邪，并能止痛；乳香、没药行气活血，化络中瘀血，亦可止痛。三药共为臣药。地龙走窜，通经活络，有佐使之用。诸药共奏祛风散寒、化痰除湿、活血止痛之功。

【剂型规格】丸剂：小蜜丸，每100丸重20g；大蜜丸，每丸重3g。

【用法用量】黄酒或温开水送服。小蜜丸一次3g（15丸），大蜜丸一次1丸，一日2次。

【临床应用】

痹病　因风寒湿邪闭阻，痰瘀阻络所致。症见肢体关节疼痛、酸楚、重着、麻木、遇阴寒潮湿加剧，或关节肿大、屈伸不利，步履艰难，行动受阻，舌苔薄白或白腻，脉弦紧或濡缓；类风湿关节炎、骨关节炎、强直性脊柱炎见上述证候者。

【使用注意】孕妇禁用。湿热瘀阻、阴虚有热、脾胃虚弱者慎用。不可过量服用。

【不良反应】有服用本品后，因乌头碱损害心肌引起心律失常、药疹、急性胃黏膜出血的文献报道。

【现代研究】本品有抗炎镇痛、免疫抑制等作用。

复习思考

1. 试述川芎茶调丸（散、片、颗粒、口服液、袋泡剂）对头痛的分经论治。

2. 试述牛黄降压丸（片、胶囊）的功用主治、临床应用、用法用量和使用注意。

3. 试述正天丸（胶囊）的功用主治、临床应用、用法用量和使用注意。

4. 试述华佗再造丸的功用主治和临床应用。

扫一扫，知答案

项目十四 祛湿类中成药

【学习目标】

1. 掌握风湿骨痛丸（片、胶囊、颗粒）、追风透骨丸（片、胶囊）、痛风定胶囊（片）、肾炎四味片（胶囊）、五苓散（胶囊、片）、三金片（颗粒、胶囊）、癃闭舒胶囊（片）、普乐安片（胶囊）、肾炎康复片的功用主治、配伍特点、临床应用、使用注意和不良反应。

2. 熟悉复方风湿宁片（胶囊、颗粒）、尿毒清颗粒、癃清片（胶囊）、风湿液、尪痹片（胶囊、颗粒）、独活寄生丸（颗粒、合剂）、壮腰健肾丸（片、口服液）的功用主治、临床应用、使用注意和不良反应。

3. 了解祛湿类中成药的概念、适用范围和注意事项。

凡以祛湿药物为主，配伍清热、通淋、止泻、利尿和化浊药物，用于治疗以水湿、痰湿、湿浊为患疾病的一类中成药称为祛湿类中成药。

一、散寒除湿类中成药

本类中成药具有祛风除湿、散寒止痛的作用，用于治疗寒湿闭阻经络所致的痹病诸疾。

风湿骨痛丸（片、胶囊、颗粒）

【处方】制川乌、制草乌、麻黄、红花、木瓜、乌梅、甘草。

【功用主治】温经散寒，通络止痛。用于寒湿闭阻经络所致的痹病。症见腰脊疼痛，四肢关节冷痛；风湿性关节炎见上述证候者。

【配伍特点】方中制川乌、制草乌皆辛热燥烈之品，可散经络之风湿，逐内里之寒邪，功善温经散寒止痛，故为君药。麻黄、红花温经散寒，宣散气血，其中麻黄辛温发散，助川乌、草乌温散寒湿，红花温通活血，助君药散瘀消肿而止痛。两药并为臣药。木瓜、乌梅、甘草三药相合，酸甘化阴，舒筋活络，缓急止痛，并制川乌、草乌辛燥刚烈之性，为佐药。甘草调和诸药，兼为使药。诸药共奏温经散寒、通络止痛之功。

【剂型规格】

丸剂：水丸，每10粒重1.5g。

片剂：每片重 0.37g。

胶囊：每粒装 0.3g。

颗粒：每袋装 2g。

【用法用量】

丸剂：口服。一次 10 ～ 15 粒，一日 2 次。

片剂：口服。一次 2 ～ 4 片，一日 2 次。

胶囊：口服。一次 2 ～ 4 粒，一日 2 次。

颗粒：温开水冲服。一次 1 ～ 2 袋，一日 2 次。

【临床应用】

痹病　因寒湿阻络所致。症见肢体关节疼痛，喜温畏寒，或关节肿胀，局部僵硬，肢体麻木，活动不利，或颈肩腰背疼痛，遇寒痛增，苔白腻，脉弦紧；类风湿关节炎、强直性脊柱炎、颈椎病、骨关节病、腰椎骨质增生见上述证候者。

【使用注意】孕妇禁用。阴虚火旺或湿热痹病者慎用。不可过量服用。

【现代研究】本品具有抗炎、镇痛等作用。

追风透骨丸（片、胶囊）

【处方】制川乌、白芷、制草乌、香附（制）、甘草、白术（炒）、没药（制）、麻黄、川芎、乳香（制）、秦艽、地龙、当归、茯苓、赤小豆、羌活、天麻、赤芍、细辛、防风、天南星（制）、桂枝、甘松。

【功用主治】祛风除湿，通经活络，散寒止痛。用于风寒湿痹所致的肢节疼痛、肢体麻木。

【配伍特点】方中制川乌、制草乌、麻黄、桂枝、细辛、白芷、秦艽、防风、羌活、天麻、地龙合用，温经散寒，祛风通络。其中制川乌、制草乌性热温通，擅长逐风寒湿邪；麻黄、桂枝、细辛、白芷辛散温通，可散寒通滞；秦艽、防风、羌活、天麻、地龙祛风散寒，胜湿止痛。根据"治风先治血，血行风自灭"的理论，取当归、川芎、赤芍、制乳香、制没药、香附合用，以活血化瘀、通经活络。其中当归、川芎、赤芍活血化瘀而止痛；制乳香、制没药、香附行气散瘀，蠲痹止痛。茯苓、白术、制天南星、甘松健脾燥湿，化痰通络。赤小豆解毒消肿止痛。甘草缓急止痛，缓和药性。全方标本兼治，共收祛风除湿、通经活络、散寒止痛之效。

【剂型规格】

丸剂：水蜜丸，每 10 丸重 1g。

片剂：每片重 0.29g。

胶囊：每粒装 0.26g。

【用法用量】

丸剂：口服。一次 6g，一日 2 次。

片剂：口服。一次 4 片，一日 2 次。

胶囊：口服。一次 4 粒，一日 2 次。

【临床应用】

痹病 因风寒湿邪痹阻经络，血行不畅所致。症见肢体关节疼痛，痛有定处，感寒加重，关节屈伸不利，或畏寒肢冷，肌肤麻木不仁，舌淡苔白腻，脉弦紧或濡缓；类风湿关节炎、坐骨神经痛、骨关节炎见上述证候者。

【使用注意】孕妇禁用。湿热痹阻、脾胃湿热、脾胃虚弱者，以及高血压病、冠心病、肾病患者慎用。不可过量服用。

【不良反应】有服用本品后出现药疹、下肢浮肿及胃肠道反应的文献报道。

【现代研究】本品具有抗炎、镇痛及降低血液黏稠度的作用。

二、清热除湿类中成药

本类中成药具有清热除湿的作用，用于治疗湿热下注、湿热瘀阻所致的痹病诸疾。

痛风定胶囊（片）

【处方】秦艽、黄柏、川牛膝、延胡索、赤芍、泽泻、车前子、土茯苓。

【功用主治】清热祛湿，活血通络定痛。用于湿热瘀阻所致的痹病。症见关节红肿热痛，伴有发热，汗出不解，口渴心烦，小便黄，舌红苔黄腻，脉滑数；痛风见上述证候者。

【配伍特点】方中秦艽祛风湿，止痹痛，清湿热，为君药。黄柏清热燥湿、泻火解毒，川牛膝活血通经、祛风除湿，共为臣药。延胡索活血行气止痛，赤芍清热凉血、散瘀止痛，泽泻、车前子利水渗湿消肿，土茯苓解毒除湿、通利关节，共为佐药。诸药配伍，共奏清热祛湿、活血通络定痛之功。

【剂型规格】

胶囊：每粒装 0.4g。

片剂：每片重 0.4g。

【用法用量】

胶囊：口服。一次 4 粒，一日 3 次。

片剂：口服。一次 4 片，一日 3 次。

【临床应用】

痹病 因湿热瘀阻所致。症见关节红肿热痛，疼痛较剧，多累及跖趾关节，踝、膝及手关节亦可受累，伴发热，汗出不解，口渴，心烦，小便黄，舌红苔黄腻，脉滑数；痛风性关节炎见上述证候者。

【使用注意】孕妇慎用。服药后不宜立即饮茶。

【不良反应】服用本品后有出现胃肠反应，表现为胃痛、纳差的文献报道。

【现代研究】本品具有抗炎的作用。

三、祛风除湿类中成药

本类中成药具有祛风胜湿、通络止痛的作用，用于治疗风寒湿邪蕴于人体肢体经络所致的诸疾。

复方风湿宁片（胶囊、颗粒）

【处方】两面针、七叶莲、宽筋藤、过岗龙、威灵仙、鸡骨香。

【功用主治】祛风除湿，活血散瘀，舒筋止痛。用于风湿痹痛。

【配伍特点】方中两面针行气止痛，祛风通络，活血化瘀；七叶莲祛风止痛，活血消肿。两药共为君药。过岗龙祛风除湿，活血通络；鸡骨香行气止痛，祛风消肿。两者共为臣药。威灵仙祛风湿，通经络；宽筋藤舒筋活络，祛风止痛。两药共为佐使药。君、臣、佐、使互相作用，均能祛风，使本方具有祛风除湿、消肿止痛的显著功效，且驱邪而不伤正、温经而不燥热，合祛邪与扶正于一方之中。诸药配合，共奏祛风除湿、活血散瘀、舒筋止痛之功。

【剂型规格】

片剂：薄膜衣片，每片重 0.21g。

胶囊：每粒装 0.3g。

颗粒：每袋装 4g。

【用法用量】

片剂：口服。一次 5 片，一日 3～4 次。

胶囊：口服。一次 5 粒，一日 3～4 次。

颗粒：温开水冲服。一次 1 袋，一日 3～4 次。

【临床应用】

痹病　因风湿闭阻，瘀血阻络所致。症见肢体关节肿胀疼痛，屈伸不利，肿大变形，舌淡暗，苔白腻，脉沉弦；类风湿关节炎、强直性脊柱炎、骨关节炎、风湿性关节炎见上述证候者。

【使用注意】本品宜饭后服用。儿童、孕妇禁用。不宜在服药期间同时服用其他泻火及滋补性中药，风湿热痹者不宜服用。忌寒凉及油腻食物，忌与酸味食物同服。

四、化瘀祛湿类中成药

本类中成药具有化瘀祛湿的作用，用于治疗湿热内蕴所致的水肿诸疾。

肾炎四味片（胶囊）

【处方】细梗胡枝子、石韦、黄芩、黄芪。

【功用主治】清热利尿，补气健脾。用于湿热内蕴兼气虚所致的水肿。症见浮肿，腰痛，乏力，小便不利；慢性肾炎见上述证候者。

【配伍特点】方中细梗胡枝子为湖北民间治肾炎的常用药物，具有清热解毒、活血化瘀之功，为君药。石韦清热凉血、利水消肿，黄芩清热燥湿、泻火解毒，共为臣药。配以黄芪益气健脾，利水消肿，为佐药。四药共奏清热利尿、补气健脾之功。

【剂型规格】

片剂：每片重 0.36g 或 0.70g；糖衣片，片芯重 0.35g。

胶囊：每粒装 0.3g。

【用法用量】

片剂：口服。一次 8 片（每片重 0.36g 或糖衣片），或一次 4 片（每片重 0.70g），一日 3 次。

胶囊：口服。一次 8 粒，一日 3 次。

【临床应用】

水肿　因脾气亏虚，运化失健，湿热内蕴所致。症见神疲乏力，浮肿，腰痛，小便不利，舌苔黄腻，脉细或滑数；慢性肾炎见上述证候者。

【使用注意】孕妇禁用。脾肾阳虚所致的水肿及风水者慎用。服药期间宜低盐、低脂饮食，忌食辛辣食物。

【现代研究】本品具有抗实验性肾炎的作用。

五、消肿利水类中成药

本类中成药具有通利水道、消肿利水的作用，用于水湿内停所致的癃闭、淋浊诸疾。

尿毒清颗粒

【处方】大黄、黄芪、丹参、川芎、何首乌（制）、党参、白术、茯苓、桑白皮、苦参、车前草、半夏（姜制）、柴胡、菊花、白芍、甘草。

【功用主治】通腑降浊，健脾利湿，活血化瘀。用于脾肾亏损，湿浊内停，瘀血阻滞所致的少气乏力，腰膝酸软，恶心呕吐，肢体浮肿，面色萎黄；慢性肾功能衰竭（氮质血症及尿毒症早期）见上述证候者。

【配伍特点】方中大黄味苦性寒，通腑降浊，活血祛瘀；黄芪味甘微温，补气升阳，利水消肿，是补脾行水要药；丹参活血祛瘀；川芎行气活血。四药合用以通腑降浊、健脾利湿、化瘀祛浊，紧扣病机，为本方君药。何首乌补肝肾，益精血，通便，解毒；党参补中益气；白术健脾利水；茯苓利水渗湿，以增强健脾益肾、利湿化浊的功效。四药共为臣药。桑白皮泻肺利尿消肿，苦参清热燥湿利尿，车前草清热利水消肿，共助君药宣泄湿浊，半夏燥湿降浊，柴胡升举清阳，菊花清利头目，白芍通利血脉，八味共为佐药。甘草调和诸药，为使药。诸药合用，共奏通腑降浊、健脾利湿、活血化瘀之功。

【剂型规格】颗粒：每袋装 5g。

【用法用量】每日 4 次，6、12、18 时各服 1 袋，22 时服 2 袋，每日最大用量 8 袋；也可另定服药时间，但两次服药间隔勿超过 8 小时。

【临床应用】

肾劳（溺毒） 多因久病水毒浸渍，脾肾衰败，浊瘀内阻所致。症见面色萎黄，神疲乏力，纳差，恶心呕吐，腰膝酸软，或胀痛不适，痛有定处，夜尿频数而清长，肌肤甲错，肢体浮肿，舌淡苔腻，脉弱或弦；慢性肾功能衰竭见上述证候者。

【使用注意】肝肾阴虚者慎用。因服药导致每日大便超过 2 次，可酌情减量，避免营养吸收不良和脱水。对 24 小时尿量 < 1500mL 患者，服药时应检测血钾。慢性肾功能衰竭尿毒症晚期非本品所宜。避免与肠道吸附剂同时服用。忌食肥肉、动物内脏和豆类、坚果果实等含高植物蛋白的食物。应进食低盐饮食，并严格控制入水量。

【现代研究】本品有改善肾功能的作用。

五苓散（胶囊、片）

【处方】茯苓、泽泻、猪苓、肉桂、白术（炒）。

【功用主治】温阳化气，利湿行水。用于阳不化气，水湿内停所致的水肿。症见小便不利，水肿腹胀，呕逆泄泻，渴不思饮。

【配伍特点】方中泽泻甘淡，功善利水渗湿、泄热通淋，重用为君药。猪苓、茯苓能健脾利湿，通利小便，增强君药利水渗湿之效，共为臣药。白术味苦性温，健脾益气，燥湿利水；肉桂味辛性热，补火助阳，温阳化气，以助膀胱气化。两药共为佐药。诸药合用，共奏温阳化气、利湿行水之功。

【剂型规格】

散剂：每袋装 6g 或 9g。

胶囊：每粒装 0.45g。

片剂：每片重 0.35g。

【用法用量】

散剂：口服。一次 6 ～ 9g，一日 2 次。

胶囊：口服。一次 3 粒，一日 2 次。

片剂：口服。一次 4 ～ 5 片，一日 3 次。

【临床应用】

1. 水肿 因阳气不足，膀胱气化无力而致水湿内停所致。症见小便不利，肢体水肿，腹胀不适，呕逆泄泻，渴不思饮；慢性肾炎见上述证候者。

2. 蓄水证 因外感表证未尽，病邪随经入里，影响膀胱气化功能所致。症见发汗后微热，口渴不欲饮，小便不利，脉浮；尿潴留见上述证候者。

3. 痰饮 因水湿内蓄于下，夹气上攻所致。症见脐下悸动，头眩，吐涎沫，短气而咳，小便不利，舌苔白腻，脉濡。

4. 泄泻 因脾胃湿困，清气不升，浊气不降所致。症见泄泻如水或稀薄，呕吐，身重，体倦，或兼烦渴，小便不利，舌苔白腻，脉沉缓；慢性肠炎见上述证候者。

【使用注意】湿热下注、气滞水停、风水泛溢所致的水肿者慎用。

六、清热通淋类中成药

本类中成药具有清热解毒、利湿通淋的作用，用于下焦湿热所致的热淋、小便短赤诸疾。

癃清片（胶囊）

【处方】泽泻、车前子、败酱草、金银花、牡丹皮、白花蛇舌草、赤芍、仙鹤草、黄连、黄柏。

【功用主治】清热解毒，凉血通淋。用于下焦湿热所致的热淋。症见尿频、尿急、尿痛、腰痛、小腹坠胀。亦用于慢性前列腺炎之湿热蕴结兼瘀血证。症见小便频急，尿后余沥不尽，尿道灼热，会阴、少腹、腰骶部疼痛或不适等。

【配伍特点】方中金银花、败酱草、白花蛇舌草清热解毒，为君药。黄连、黄柏清脏腑湿热；泽泻利小便，祛湿热；车前子利水通淋，使热从下出。四药共为臣药。赤芍、牡丹皮、仙鹤草凉血活血，为佐药。诸药合用，共达清热解毒、凉血通淋之功。

【剂型规格】

片剂：每片重 0.6g。

胶囊：每粒装 0.4g 或 0.5g。

【用法用量】

片剂：口服。一次 6 片，一日 2 次；重症：一次 8 片，一日 3 次。

胶囊：口服。一次 6 粒（每粒装 0.4g），一日 2 次；重症一次 8 粒，一日 3 次。一次 4 粒（每粒装 0.5g），一日 2 次；重症一次 5 ～ 6 粒，一日 3 次。

【临床应用】

1. **热淋** 因湿热蕴结下焦所致。症见小便短数，尿色黄赤，淋沥涩痛，口咽干燥，舌苔黄腻，脉滑数；下尿路感染见上述证候者。

2. **癃闭** 因湿热内蕴，下注膀胱，或膀胱湿热阻滞，气化不利所致。症见小便短赤灼热，尿线变细，甚至点滴而出，小腹胀满，口渴不欲饮，舌红，苔黄腻，脉数；前列腺增生症见上述证候者。

【现代研究】本品具有抗菌、抑制前列腺增生、利尿等作用。

三金片（颗粒、胶囊）

【处方】菝葜、金沙藤、金樱根、羊开口、积雪草。

【功用主治】清热解毒，利湿通淋，益肾。用于下焦湿热所致的热淋。症见小便短赤，淋沥涩痛，尿急频数；急慢性肾盂肾炎、膀胱炎、尿路感染见上述证候者。

【配伍特点】方中金沙藤性味甘寒，清热解毒，利尿通淋；菝葜性味甘平，利小便，消肿痛。两药为君药。羊开口和积雪草清热、利尿、除湿，增强君药的功效，为臣药。金樱根固肾缩尿，扶正固本，为佐药。诸药配伍，共奏清热解毒、利湿通淋益肾之功。

【剂型规格】

片剂：薄膜衣小片，每片重 0.18g（相当于饮片 2.1g）；薄膜衣大片，每片重 0.29g（相当于饮片 3.5g）；糖衣小片，片芯重 0.17g（相当于饮片 2.1g）；糖衣大片，片芯重 0.28g（相当于饮片 3.5g）。

颗粒：每袋装 14g（相当于原药材 10.5g）。

胶囊：每粒装 0.35g。

【用法用量】

片剂：口服。小片一次 5 片，大片一次 3 片，一日 3 ～ 4 次。

颗粒：温开水冲服。一次 14g，一日 3 ～ 4 次。

胶囊：口服。一次 2 粒，一日 3 ～ 4 次。

【临床应用】

热淋 因下焦湿热所致。症见小便短赤，淋沥涩痛，尿急频数，舌苔黄腻，脉滑数；尿路感染见上述证候者。

【现代研究】本品具有利尿、抗菌、抗炎、镇痛和增强免疫功能等作用。

七、化瘀通淋类中成药

本类中成药具有活血通淋的作用，用于治疗肾气不足、湿热瘀阻所致的癃闭、尿频诸疾。

癃闭舒胶囊（片）

【处方】补骨脂、益母草、金钱草、海金沙、琥珀、山慈菇。

【功用主治】益肾活血，清热通淋。用于肾气不足，湿热瘀阻所致的癃闭。症见腰膝酸软、尿频、尿急、尿痛、尿线细，伴小腹拘急疼痛；前列腺增生症见上述证候者。

【配伍特点】方中补骨脂补肾助阳以化气，温通命门以通络；益母草入肝经，活血祛瘀，利水消肿。两药共为君药。琥珀利尿通淋，活血散瘀；金钱草、海金沙清热解毒，利尿通淋。三药共为臣药。山慈菇清热解毒，散结消肿止痛，为佐药。全方药味少而精，清热通淋而无寒凉伤中之忧，温补益肾而无敛邪之虑。诸药合用，共收益肾活血、清热通淋之效。

【剂型规格】

胶囊：每粒装 0.3g。

片剂：每片重 0.3g。

【用法用量】

胶囊：口服。一次 3 粒，一日 2 次。

片剂：口服。一次 3 片，一日 2 次。

【临床应用】

癃闭 因肾元衰惫，膀胱气化无权，水湿内蕴，浊瘀阻滞所致。症见腰膝酸软，排尿不畅，尿流细小，甚至滴沥不畅，小便短急频数，灼热涩痛，小腹胀满，舌暗，苔黄腻，脉弦数；前列腺增生症见上述证候者。

【使用注意】有肝功能损害者、妊娠及有活动性出血疾病者禁用。伴有慢性肝脏疾病者慎用。

【不良反应】有文献报道连续服用本品 6 周后，少数患者谷丙转氨酶异常升高，停药后恢复正常。

【现代研究】本品具有抗前列腺增生等作用。

八、扶正祛湿类中成药

本类中成药具有补益肝肾、祛风除湿的作用，用于治疗肝肾亏虚、风湿阻络所致的痹病、水肿诸疾。

风湿液

【处方】桑寄生、牛膝、鹿角胶、鳖甲胶、羌活、独活、秦艽、防风、木瓜、当归、白芍、川芎、红花、白术、红曲、甘草。

【功用主治】补益肝肾，养血通络，祛风除湿。用于肝肾血亏，风寒湿邪所致的痹病。症见骨节疼痛，四肢麻木；风湿性关节炎、类风湿关节炎见上述证候者。

【配伍特点】方中桑寄生、牛膝补肝肾，强筋骨，祛风湿，舒筋络；鹿角胶、鳖甲胶为血肉有情之品，鹿角胶益肝肾、补精血、温助肾中阳气，鳖甲胶善养肾中真阴。四药补益肝肾，强壮筋骨，合为君药。羌活、独活、秦艽、防风、木瓜祛风除湿、通络止痛，当归、白芍、川芎、红花养血柔肝、活血通络，上九味为臣药。另遣白术、红曲健脾益气、和胃消食以助化湿，为佐药。甘草调和诸药，为使药。诸药合用，共奏补益肝肾、养血活血、祛风除湿、通络止痛之功。

【剂型规格】口服液：每瓶装 10mL，或 100mL，或 250mL，或 500mL。

【用法用量】口服。一次 10 ～ 15mL，一日 2 ～ 3 次。

【临床应用】

痹病　由肝肾精血不足，风湿入侵，闭阻经络所致。症见肢体、关节、肌肉、筋骨疼痛，或肢体麻木重着、屈伸不利、关节肿大；风湿性关节炎、类风湿关节炎见上述证候者。

【使用注意】孕妇禁用。湿热痹者慎用。服药期间，忌食生冷、油腻食物。

【不良反应】文献报道服用本品后出现的不良反应有胸闷、呼吸困难、面部出汗，或皮肤潮红、丘疹、瘙痒等过敏反应。

普乐安片（胶囊）

【处方】油菜花粉。

【功用主治】补肾固本。用于肾气不固所致的腰膝酸软，排尿不畅，尿后余沥或失禁；慢性前列腺炎及前列腺增生症见上述证候者。

【配伍特点】方中以油菜花花粉一味单用，取其补肾固本之功。

【剂型规格】

片剂：每片重 0.57g（含油菜花粉 0.5g）；每片重 0.64g（含油菜花粉 0.5g）。

胶囊：每粒装 0.375g。

【用法用量】

片剂：口服。一次 3 ～ 4 片，一日 3 次。1 个月为一个疗程。

胶囊：口服。一次 4 ～ 6 粒，一日 3 次。1 个月为一个疗程。

【临床应用】

癃闭 由肾虚所致。症见排尿困难，淋沥不畅，夜尿频数，腰膝酸软，舌淡苔薄，脉细弱；前列腺增生症见上述证候者。

【不良反应】有报道服用本品可引起肝损害。

【现代研究】本品有一定的抗前列腺增生和抗炎等作用。

肾炎康复片

【处方】西洋参、人参、地黄、杜仲（盐制）、山药、白花蛇舌草、黑豆、土茯苓、益母草、丹参、泽泻、白茅根、桔梗。

【功用主治】益气养阴，健脾补肾，清解余毒。用于气阴两虚，脾肾不足，水湿内停所致的水肿。症见神疲乏力，腰膝酸软，面目、四肢浮肿，头晕耳鸣；慢性肾炎、蛋白尿、血尿见上述证候者。

【配伍特点】方中人参、西洋参大补元气，养阴生津，共为君药。山药、地黄、杜仲健脾益肾，滋阴凉血；土茯苓、白花蛇舌草、黑豆清热利湿解毒；泽泻、白茅根清热利水，渗湿消肿。上药共为臣药。久病入络，故佐以丹参、益母草活血通络，以利水行。肺为水之上源，故用桔梗开宣肺气、通调水道。三药共为佐使药。诸药合用，共奏益气养阴、健脾补肾、清除余毒之功。

【剂型规格】片剂：糖衣片，片芯重0.3g；薄膜衣片，每片重0.48g。

【用法用量】口服。一次8次（糖衣片）或一次5片（薄膜衣片），一日3次；小儿用量酌减或遵医嘱。

【临床应用】

水肿 因脾肾不足，气阴两虚，水湿内停所致。症见神疲乏力，腰膝酸软，面目、四肢浮肿，头晕耳鸣，舌偏红、边有齿印，舌苔白腻，脉细弱或细数；慢性肾炎、蛋白尿、血尿见上述证候者。

【使用注意】孕妇禁服。急性肾炎水肿者不宜服用。服药期间宜低盐饮食，忌烟酒及辛辣、油腻食物。服药期间禁房事。

【现代研究】本品有抗实验性肾炎、抗肾纤维化等作用。

尪痹片（胶囊、颗粒）

【处方】地黄、熟地黄、续断、附片（黑顺片）、独活、骨碎补、桂枝、淫羊藿、防风、威灵仙、皂角刺、羊骨、白芍、狗脊（制）、知母、伸筋草、红花。

【功用主治】补肝肾，强筋骨，祛风湿，通经络。用于肝肾不足，风湿阻络所致的尪痹。症见肌肉、关节疼痛，局部肿大、僵硬畸形，屈伸不利，腰膝酸软，畏寒乏力；类风湿关节炎见上述证候者。

【配伍特点】方中地黄、熟地黄补肝肾，益精髓，逐血痹，为君药。淫羊藿、续断、骨碎补、制狗脊、羊骨益肝肾，强筋骨，祛风湿；制附子、独活、桂枝、防风、威灵仙、伸筋草合用，祛风散湿，活血通络止痛。以上共为臣药。红花、皂角刺、知母、白芍合用，以活血通络，养血舒筋；其中白芍、知母滋阴润燥，养血荣筋，兼制诸药温燥之性。四药为佐使。诸药合用，扶正祛邪，共奏补益肝肾、强筋健骨、祛除风湿、通经活络之功。

【剂型规格】

片剂：素片，每片重 0.25g。

胶囊：每粒重 0.55g。

颗粒：每袋装 3g 或 6g。

【用法用量】

片剂：口服。一次 7～8 片，一日 3 次。

胶囊：口服。一次 5 粒，一日 3 次。

颗粒：温开水冲服。一次 6g，一日 3 次。

【临床应用】

尪痹　由肝肾亏损，风湿阻络，内舍筋骨所致。症见关节疼痛或关节局部肿痛、重着、麻木、畏寒喜温，或关节肿大变形、屈伸不利，甚则关节强直，足跛不能行，胫屈不能伸，肌肉瘦削；类风湿关节炎见上述证候者。

【使用注意】孕妇禁用。湿热实证者慎用。服药期间，忌食生冷食物。

【现代研究】本品具有抗炎及改善肾功能的作用。

独活寄生丸（颗粒、合剂）

【处方】独活、桑寄生、熟地黄、牛膝、细辛、秦艽、茯苓、肉桂、防风、川芎、党参、甘草、当归（酒制）、白芍、杜仲（盐制）。

【功用主治】养血舒筋，祛风除湿，补益肝肾。用于风寒湿闭阻，肝肾两亏，气血不足所致的痹病。症见腰膝冷痛、屈伸不利。

【配伍特点】方中独活祛下焦与筋骨间的风寒湿邪而止痛，桑寄生祛风除湿、补肝肾、强筋骨，两药共为君药。防风、秦艽祛风除湿止痛，活血通络；桂枝发散风寒，温通经脉；细辛发散风寒，利窍，且能止痛。四药对风寒湿三气相合而成之痹病，有宣痹止痛之功。牛膝、杜仲引火归元，补益肝肾，强壮筋骨，兼祛风湿。以上诸药均为臣药。当归、芍药、地黄、川芎补血，活血调经，祛风止痛；党参、茯苓补气健脾，祛湿，生津止渴，扶助正气，使祛邪不伤正，扶正不恋邪。上药共为佐药。甘草能调和诸药，为使药。诸药合用，共奏养血舒筋、祛风除湿、补益肝肾之功。

【剂型规格】

丸剂：水蜜丸，每袋装 6g；大蜜丸，每丸重 9g。

颗粒：每袋装 5g。

合剂：每瓶装 20mL 或 100mL。

【用法用量】

丸剂：口服。水蜜丸一次 6g，大蜜丸一次 1 丸，一日 2 次。

颗粒：温开水冲服。一次 1 袋，一日 3 次。

合剂：口服。一次 15～20mL，一日 3 次，用时摇匀。

【临床应用】

1.痹病 因气血不足，肝肾两亏，风寒湿闭阻而致。症见腰膝酸软而痛，关节屈伸不利，入夜尤甚，或痹痛游走不定，或麻木不仁，舌质淡苔白，脉细弱；风湿性关节炎、类风湿关节炎、坐骨神经痛、骨性关节炎见上述证候者。

2.腰痛 因寒湿所致。症见腰部酸冷而痛，转侧不利，遇阴雨天则疼痛加剧，头晕耳鸣，四肢乏力，怕冷喜温，舌淡苔白，脉细无力；腰椎骨质增生、腰肌劳损、腰椎间盘突出症见上述证候者。

【使用注意】孕妇慎用。

【不良反应】文献报道服用本品后有脸部潮热、头晕、恶心呕吐、咽喉部水肿、心跳加快、呼吸抑制，伴四肢麻木、两腿发软等不良反应。

【现代研究】本品具有镇痛、抗炎、改善微循环等作用。

壮腰健肾丸（片、口服液）

【处方】狗脊、桑寄生、黑老虎、牛大力、菟丝子（盐制）、千斤拔、女贞子、金樱子、鸡血藤。

【功用主治】壮腰健肾，祛风活络。用于肾亏腰痛、风湿骨痛、腰软无力、小便频数。

【配伍特点】方中狗脊补肝肾强腰膝，祛风散寒除湿；桑寄生祛风湿，又长于补肝肾、强筋骨。两药共为君药。黑老虎、牛大力补肾强筋活络，菟丝子助肾阳、益肾精、健骨强筋，为臣药。千斤拔、女贞子滋补肝肾、舒筋活络，金樱子固涩缩尿，鸡血藤行血补血、舒筋活络，共为佐药。诸药合用，共奏壮腰健肾、祛风活络之功。

【剂型规格】

丸剂：大蜜丸，每丸重 9g。

片剂：每片重 0.3g。

口服液：每支装 10mL。

【用法用量】

丸剂：口服。一次1丸，一日2～3次。

片剂：口服。一次4片，一日2～3次。

口服液：口服。一次10mL，一日3次。4周为一个疗程，或遵医嘱。

【临床应用】

1.腰痛　由于肝肾精血亏虚，风寒湿邪侵袭腰部所致。症见腰部疼痛，屈伸不利，腰软无力，小便频数；腰肌劳损、腰椎肥大、腰椎间盘突出症见上述证候者。

2.痹证　由于肝肾不足，风寒湿邪阻滞经络或慢性退行性病变所致。症见关节活动屈伸不利，疼痛，压痛，肿胀或卡压弹响；风湿性关节炎、类风湿关节炎及骨性关节炎见上述证候者。

【不良反应】有服用本品后出现过敏反应的报道。

【现代研究】本品具有抗衰老、影响性器官及性激素的分泌、抗炎、镇痛等作用。

复习思考

1.清热除湿类中成药适用于哪些症状？

2.独活寄生丸（颗粒、合剂）适用于哪些症状？

3.散寒除湿类中成药有何功效？

4.技能测试

　　病例：患者赵某，男，45岁，于2004年11月7日就诊。症见腰膝关节疼痛，不红不肿，行动受限，舌苔白腻，脉浮紧。

　　要求：（1）根据上述症状做出初步诊断。

　　　　　（2）根据诊断推荐适宜的中成药。

　　　　　（3）向患者介绍所推荐中成药的注意事项。

扫一扫，知答案

项目十五　消导类中成药

【知识要点】

　　1.掌握保和丸（颗粒、片）、六味安消散（胶囊）的功用主治、配伍特点、临床应用、使用注意及不良反应。

　　2.了解消导类中成药的概念、分类、适用范围和注意事项。

凡以消导药为主组成，具有消食化积等作用，用于治疗食积停滞的中成药，称为消导类中成药。

饮食停滞多因饮食不节、暴饮暴食或脾虚运化失司所致。症见脘腹胀满，嗳气吞酸，恶心呕吐，大便不调等。

保和丸（颗粒、片）

【处方】焦山楂、六神曲（炒）、炒莱菔子、炒麦芽、半夏（制）、陈皮、茯苓、连翘。

【功用主治】消食，导滞，和胃。用于食积停滞所致的脘腹胀满、嗳腐吞酸、不欲饮食。

【配伍特点】方中重用山楂，酸甘微温，消一切积滞，为君药。六神曲、莱菔子、麦芽健脾和胃，理气消食，为臣药。半夏、陈皮燥湿化痰，茯苓利湿和中，连翘去积滞之热，共为佐使药。诸药合用，共奏消食、导滞、和胃之功。

【剂型规格】

丸剂：大蜜丸，每丸重9g；水丸，每袋装6g或9g；浓缩丸，每8丸相当于原药材3g。

颗粒：每袋装4.5g。

片剂：每片重0.26g或0.4g。

【用法用量】

丸剂：口服。大蜜丸，一次1～2丸，一日2次；水丸，一次6～9g，一日2次；浓缩丸，一次8丸，一日3次。

颗粒：温开水冲服。一次4.5g，一日2次。

片剂：口服。一次4片，一日3次。

【临床应用】

食积　因饮食不节，食积中阻所致。症见腹痛腹胀，恶心呕吐，嗳腐吞酸，不欲饮食，大便不调，舌苔厚腻，脉滑；慢性胃炎、功能性消化不良见上述证候者。

【使用注意】对本品过敏者、孕妇禁用。哺乳期妇女慎用。身体虚弱或老年人不宜长期服用。服药期间饮食宜清淡，忌生冷、油腻食物。

【现代研究】本品具有助消化、调节胃肠运动和抗溃疡等作用。

六味安消散（胶囊）

【处方】藏木香、大黄、山奈、北寒水石（煅）、诃子、碱花。

【功用主治】和胃健脾，消积导滞，活血止痛。用于脾胃不和，积滞内停所致的胃痛胀满、消化不良、便秘、痛经。

【配伍特点】方中藏木香健脾和胃，行气止痛，为君药。大黄攻积导滞，活血化瘀，为臣药。山柰行气消食，温中止痛；北寒水石清热泻火，除烦止渴；诃子涩肠止泻，以防泻下太过伤正；碱花温中消积，制酸和胃，化痰通便。上药共为佐药。诸药合用，共奏和胃健脾、消积导滞、活血止痛之功。

【剂型规格】

散剂：每袋装 1.5g 或 18g。

胶囊剂：每粒装 0.5g。

【用法用量】

散剂：口服。一次 1.5～3g，一日 2～3 次。

胶囊：口服。一次 3～6 粒，一日 2～3 次。

【临床应用】

1. 胃痛　因脾胃不和，积滞内停所致。症见胃痛不适，胃胀，嗳腐吞酸，或吐不消化食物，吐后痛减，口渴口臭，心烦，大便臭秽或便秘，舌苔厚腻，脉滑实；急性胃炎、慢性胃炎见上述证候者。

2. 便秘　因脾胃不和，积滞内停所致。症见大便干结难解，腹胀腹痛，嗳腐吞酸，口渴口臭，大便臭秽或便秘，舌苔厚腻，脉滑实；功能性便秘、消化不良见上述证候者。

3. 痛经　因冲任瘀阻或寒凝经脉，气血运行不畅，胞宫瘀阻所致。症见经前或经期小腹胀痛拒按，月经量少或经行不畅，经色紫暗或有血块，胸胁乳房胀痛，舌质紫暗或有瘀点，脉弦涩。

【使用注意】对本品过敏者禁用，小儿及孕妇禁用，妇女月经期慎用。

【不良反应】对本品敏感或体质虚弱的患者，服用本品后可能出现大便次数增多或轻微腹泻，一般无需特殊处理，减量服用或停药即可。未发现对儿童、老人的不良反应。

复习思考

1. 试述保和丸（颗粒、片）的功用主治、临床应用、用法用量、使用注意和不良反应。

2. 试述六味安消散（胶囊）的功用主治、临床应用、用法用量、使用注意和不良反应。

扫一扫，知答案

扫一扫，看课件

模块四

外科、皮肤科常见中成药

项目一 清热类中成药

【学习目标】

1. 掌握消炎利胆片（颗粒、胶囊）、牛黄醒消丸、如意金黄散、结石通片（胶囊）、排石颗粒的功用主治、配伍特点、临床应用、使用注意和不良反应。

2. 熟悉地榆槐角丸、季德胜蛇药片、京万红软膏、连翘败毒丸（膏、片）、生肌玉红膏、马应龙麝香痔疮膏的功用主治、临床应用、使用注意和不良反应。

清热类中成药是指以清热药物为主组成，具有清热泻火、凉血解毒等作用，用于治疗里热证的一类中成药。

一、清利肝胆类中成药

本类中成药具有清热、祛湿、利胆等功能，主要用于治疗湿热内盛引起的胆胀、胁痛等外科疾病。

消炎利胆片（颗粒、胶囊）

【处方】穿心莲、溪黄草、苦木。

【功用主治】清热、祛湿、利胆。用于肝胆湿热所致的胁痛、口苦，急性胆囊炎、胆管炎见上述证候者。

【配伍特点】方中溪黄草性味苦寒，清热利湿退黄，凉血散瘀，为君药。穿心莲性味苦寒，清热解毒，凉血消肿，为臣药。苦木苦寒有小毒，清热祛湿解毒，为佐使药。诸药合用，共奏清热、祛湿、利胆之功。

【剂型规格】

片剂：薄膜衣小片，每片重 0.26g，相当于饮片 2.6g；薄膜衣大片，每片重 0.52g，相当于饮片 5.2g；糖衣片，片芯重 0.25g，相当于饮片 2.6g。

颗粒：每袋装 2.5g。

胶囊：每粒装 0.45g。

【用法用量】

片剂：口服。一次 6 片（薄膜衣小片或糖衣片）或 3 片（薄膜衣大片），一日 3 次。

颗粒：温开水冲服。一次 1 袋，一日 3 次。

胶囊：口服。一次 3～6 粒，一日 3 次。

【临床应用】

1. 胆胀 因肝胆湿热蕴结所致。症见右胁胀痛，厌食油腻，口苦，小便黄，舌苔黄腻，脉弦滑数；急性胆囊炎、胆管炎见上述证候者。

2. 胁痛 因湿热蕴结肝胆，疏泄失职所致。症见胁痛，厌食油腻，口苦，尿黄，舌苔黄腻，脉弦滑数；急慢性肝炎见上述证候者。

【不良反应】偶见过敏反应。

【现代研究】本品具有抗炎、抑菌、利胆、镇痛等作用。

二、清热解毒类中成药

本类中成药具有清热解毒的作用，用于治疗火毒炽盛所致的外科疾病。

地榆槐角丸

【处方】地榆炭、蜜槐角、炒槐花、大黄、黄芩、地黄、当归、赤芍、红花、防风、荆芥穗、麸炒枳壳。

【功用主治】疏风凉血，泄热润燥。用于脏腑实热、肠道火盛所致的肠风便血、痔疮肛瘘、湿热便秘、肛门肿痛。

【配伍特点】方中地榆、槐角、槐花清热解毒，凉血止血，清肠消痔，为君药。赤芍、地黄、黄芩、大黄清热凉血，燥湿解毒，通便导滞；防风、荆芥穗疏风止血。以上诸药共为臣药。当归、红花养血活血，既防前药过寒之弊，又防止血而留瘀，二者为佐药。枳壳理气消积，宽肠通便，为使药。诸药配伍，共奏疏风凉血、泄热润燥之功。

【剂型规格】丸剂：大蜜丸，每丸重 9g；水蜜丸，每 100 丸重 10g。

【用法用量】口服。大蜜丸一次 1 丸，水蜜丸一次 5g，一日 2 次。

【临床应用】

1. 痔疮 因脏腑实热，肠道火盛所致。症见大便出血，或有痔核脱出，可自行回纳或不可自行回纳，肛缘有肿物，色鲜红或青紫，疼痛；内痔Ⅰ、Ⅱ、Ⅲ期，炎性外痔，血栓性外痔见上述证候者。

2. 肛瘘 因脏腑实热，肠道火盛所致。症见肛旁渗液或流脓，或时有时无。

【使用注意】对本品过敏者禁用。孕妇忌服。脾胃虚寒及过敏体质者慎用。忌食辛辣、油腻食物及海鲜。

【不良反应】有使用本品发生过敏反应的个案报道。

【现代研究】本品具有止血、促进凝血、抗炎、抗菌、镇痛和降血脂等作用。

季德胜蛇药片

【处方】七叶一枝花、蟾蜍皮、蜈蚣、地锦草等。

【功用主治】清热解毒，消肿止痛。用于毒蛇、毒虫咬伤。

【配伍特点】方中七叶一枝花具有清热解毒、消肿止痛的功效，为君药。蟾蜍皮解毒散结，消肿止痛；蜈蚣攻毒散结之力强；地锦草清热解毒，凉血止血。三药共为臣药。诸药配伍，共收清热解毒、消肿止痛之功。

【剂型规格】片剂：每片重 0.4g。

【用法用量】口服。第一次 20 片，以后每隔 6 小时续服 10 片，危急重症者增加 10～20 片，并适当缩短服药间隔时间。不能口服药者，可行鼻饲法给药。

外用。被毒虫咬伤后，以本品和水外搽，即可消肿止痛。

【临床应用】

毒蛇、毒虫咬伤 因蛇虫咬伤，风毒入侵，内攻脏腑所致。症见局部牙痕，红肿疼痛，或起水疱，头晕，头痛，寒战发热，四肢乏力，肌肉痛；各种毒蛇及毒虫咬伤见上述证候者。

【使用注意】孕妇忌用。脾胃虚寒及肝肾功能不全者慎用。本品不可过量、久服。若用药后出现皮肤过敏反应需及时停用。

【现代研究】本品具有抗蛇毒、抗破伤风毒素、抗炎和镇静等作用。

京万红软膏

【处方】地榆、地黄、当归、桃仁、黄连、木鳖子、罂粟壳、血余炭、棕榈、半边莲、土鳖虫、白蔹、黄柏、紫草、金银花、红花、大黄、苦参、五倍子、槐米、木瓜、苍术、白芷、赤芍、黄芩、胡黄连、川芎、栀子、乌梅、冰片、血竭、乳香、没药。

【功用主治】活血解毒，消肿止痛，去腐生肌。用于轻度水、火烫伤，疮疡肿痛，创面溃烂。

【配伍特点】方中赤芍、川芎、乳香、没药、血竭、桃仁、红花、穿山甲、土鳖虫活血化瘀，为君药。黄芩、黄连、黄柏、苦参、苍术、栀子、半边莲、胡黄连清热燥湿，泻火解毒，为臣药。当归补血活血；地黄补血滋阴；地榆、血余炭、棕榈凉血止血；大黄凉血解毒，逐瘀通经；木鳖子散结消肿，攻毒疗疮；金银花清热解毒；紫草清热凉血解毒；冰片清热止痛，防腐生肌；白芷燥湿止痛；木瓜舒筋活络，和胃化湿；乌梅、槐米、白蔹、罂粟壳、五倍子收敛固涩。以上诸药共为佐使。诸药配伍，共奏活血消肿、清热解毒、去腐生肌之功。

【剂型规格】软膏剂：每支装 10g 或 20g，每瓶装 30g 或 50g。

【用法用量】用生理盐水清理创面，涂敷本品或将本品涂于消毒纱布上，敷盖创面，用消毒纱布包扎，一日 1 次。

【临床应用】

1. 烧、烫伤 因外来热源损伤所致。症见局部皮肤色红或起水疱，或疱下基底部皮色鲜红，疼痛；I 度、浅 II 度烧、烫伤见上述证候者。

2. 疮疡 因热毒瘀滞或热盛肉腐所致。症见局部红肿热痛，日久成脓，溃破；体表急性化脓性感染见上述证候者。

【使用注意】本品为外用药，不可内服。对本品过敏者禁用。孕妇、过敏体质者慎用。

【现代研究】本品具有促进烧伤和慢性溃疡创面愈合、抑菌等作用。

连翘败毒丸（膏、片）

【处方】连翘、金银花、紫花地丁、天花粉、大黄、蒲公英、栀子、白芷、黄芩、赤芍、浙贝母、桔梗、玄参、木通、防风、白鲜皮、蝉蜕、甘草。

【功用主治】清热解毒，消肿止痛。用于疮疖溃烂，灼热发烧，流脓流水，丹毒疱疹，疥癣痛痒等。

【配伍特点】方中连翘清热解毒，消肿散结，系治十二经疮毒之圣药；金银花、紫花地丁、蒲公英清热解毒，消散疮肿；赤芍、玄参清热凉血，散瘀止痛，解毒散结；栀子、黄芩、木通、大黄清利热毒从二便排出；天花粉、浙贝母清热消肿散结；桔梗宣肺利咽，祛痰排脓；白鲜皮清热燥湿，祛风解毒；蝉蜕、白芷疏风散结；防风祛风邪，引药归经；甘草调和诸药。诸药配伍，共收清热解毒、消肿止痛之功。

【剂型规格】

丸剂：每袋装 9g。

煎膏剂：每袋装 15g，或 60g，或 120g，或 180g。

片剂：每片重 0.6g。

【用法用量】

丸剂：口服。一次 1 袋，一日 1 次。

煎膏剂：口服。一次 15g，一日 2 次。

片剂：口服。一次 4 片，一日 2 次。

【临床应用】

1. 疮疡 因风热毒邪蕴结肌肤所致。症见肌肤红赤，肿胀，微热，疼痛，舌尖红，脉浮数；体表急性感染性疾病见上述证候者。

2. 丹毒 因热毒瘀滞皮肤所致。症见突发全身发热，患部色红如染丹，边缘微隆起，边界清楚，疼痛，手压之红色减退，抬手复苏，舌红苔黄，脉滑数；网状淋巴管炎见上述证候者。

3. 热疮 因外感风湿热毒所致。症见群集小疱，疱面渗水、灼热刺痒，周身不适，心烦郁闷，舌红苔黄，脉弦数；疱疹、皮肤瘙痒见上述证候者。

【不良反应】有服用本品致亚急性重型药物性肝炎的文献报道。

【使用注意】对本品过敏者、孕妇禁用。服药期间忌烟、酒及辛辣食物。

【现代研究】本品具有提高机体免疫功能及抗内毒素的作用。

牛黄醒消丸

【处方】人工牛黄、人工麝香、乳香（制）、没药（制）、雄黄。

【功用主治】清热解毒，消肿止痛。用于痈疽发背，瘰疬流注，乳痈乳岩，无名肿毒。

【配伍特点】方中牛黄清心解毒，消痈止痛，故为君药。麝香芳香走窜，通络消肿，为臣药。制乳香、制没药行气活血，祛瘀止痛，为佐药。雄黄解毒杀虫，燥湿祛痰，为使药。诸药配伍，共奏清热解毒、活血祛瘀、消肿止痛之功，故善治热毒郁滞、痰瘀互结所致的疮肿。

【剂型规格】丸剂：水丸，每丸 3g。

【用法用量】用温黄酒或温开水送服。一次 3g，一日 1～2 次。患在上部，临睡前服；患在下部，空腹时服。

【临床应用】

1. 痈疽 症见肌肤局部红赤、肿胀高凸、灼热、疼痛。

2. 发背 症见肌肤局部红赤、肿胀高凸、有多个脓头、灼热、疼痛。

3. 瘰疬 症见一侧或两侧颈项及耳前后，或颌下、锁骨上窝、腋部出现结核肿大，一个或数个，成脓时皮色红、皮温高且有鸡啄样疼痛；淋巴结结核成脓见上述证候者。

4. 流注 可见一处或多处发生一侧或两侧颈项及耳前耳后，或颌下、锁骨上窝、腋部结核肿大，成脓时皮色红、皮温高且有鸡啄样疼痛。体表多发性脓肿成脓期见上述证候者。

5. 乳痈 症见乳房肿胀疼痛，皮肤发红。

6. 无名肿痛　症见肢端关节红肿热痛，疼痛剧烈。

【使用注意】本品不宜长期使用。用药后出现皮肤过敏反应及时停用。忌食辛辣、油腻食物及海鲜等发物。

【现代研究】本品具有降血糖，调节神经、内分泌功能和增强机体免疫功能等作用。

生肌玉红膏

【处方】轻粉、紫草、白芷、当归、血竭、甘草、虫白蜡。

【功用主治】解毒消肿，生肌止痛。用于疮疡肿痛、乳痈发背溃烂流脓，浸淫黄水。

【配伍特点】方中轻粉外用解毒祛腐，善治疮痈溃烂，故为君药。紫草解毒消肿，白芷排脓止痛，当归、血竭活血化瘀、生肌止痛，共为臣药。甘草清热解毒，调和诸药，为佐使药。虫白蜡止血生肌敛疮，并作为赋形剂入膏剂中。全方配伍，共奏解毒、祛腐、生肌之功，故善治热毒壅盛所致的疮疡、乳痈。

【剂型规格】软膏剂：每支 12g。

【用法用量】外用。疮面洗净后外涂，一日 1 次。

【临床应用】

1. 疮疡　症见疮面脓液渗出，脓腐将尽或久不收口，舌质红，脉滑数。

2. 乳痈　症见肿消痛减，脓水将尽。

【使用注意】孕妇及溃疡脓腐未清者慎用。本品不可久用，不可内服。忌辛辣、油腻及海鲜等食物。

【现代研究】本品有促进疮面愈合、改善疮面微循环的作用。

三、清热利湿类中成药

本类中成药具有清热利湿的作用，主要用于治疗湿热瘀阻所致的各类痔疮、肛裂及热毒瘀滞肌肤所致的疮疡肿痛、丹毒流注。

马应龙麝香痔疮膏

【处方】人工麝香、人工牛黄、珍珠、煅炉甘石、硼砂、冰片、琥珀。

【功用主治】清热燥湿，活血消肿，去腐生肌。用于湿热瘀阻所致的各类痔疮、肛裂。症见大便出血，或疼痛，有下坠感，亦用于肛周湿疹。

【配伍特点】方中麝香开窍醒神，活血通经，消肿止痛，为君药。牛黄清热解毒，为臣药。珍珠、炉甘石、硼砂解毒生肌，收湿敛疮；冰片开窍醒神，清热止痛。四药共为佐药。诸药配伍，共奏清热燥湿、活血消肿、去腐生肌之功。

【剂型规格】软膏剂：每支装 5g，或 10g，或 20g。

【用法用量】外用，涂擦患处。用于痔疮便血肿痛时，应将备用的注入管轻轻捅入肛门内，挤入 2g 左右药膏；用于肛裂时，把药膏敷于裂口内，敷药前应将肛门洗净。

【临床应用】

1. 内痔 因湿热瘀阻所致。症见大便时出血，有痔核脱出；Ⅰ、Ⅱ、Ⅲ 期内痔见上述证候者。

2. 肛裂 因湿热瘀阻所致。症见大便带血，肛门疼痛。

3. 肛周湿疹 因湿热瘀阻所致。症见肛门周围湿痒。

【使用注意】孕妇慎用或遵医嘱。不可内服。忌辛辣、油腻食物。

【现代研究】本品外用具有局部抗炎、镇痛、止血的作用。

如意金黄散

【处方】姜黄、大黄、黄柏、苍术、厚朴、陈皮、甘草、生天南星、白芷、天花粉。

【功用主治】清热解毒，消肿止痛。用于热毒瘀滞肌肤所致的疮疡、丹毒、流注，症见肌肤红、肿、热、痛，亦可用于跌打损伤。

【配伍特点】方中重用天花粉清热泻火，消肿排脓；大黄清热解毒，活血祛瘀；黄柏清热燥湿，泻火除蒸，解毒疗疮。三药合用，解毒消肿，清热除湿，共为君药。姜黄、白芷活血行气，消肿止痛，为臣药。天南星、苍术、厚朴、陈皮燥湿辟秽，行气止痛，同为佐药。甘草调和诸药，为使药。诸药配伍，共奏清热解毒、消肿止痛之功。

【剂型规格】散剂：每袋（瓶）装 3g，或 6g，或 9g，或 12g，或 30g。

【用法用量】红肿、烦热、疼痛，用清茶调敷；漫肿无头，用醋或葱、酒调敷，亦可用植物油或蜂蜜调敷。一日数次。

【临床应用】

1. 疮疡 因热毒瘀滞肌肤所致。症见疮形高肿，皮色焮红，灼热疼痛；急性蜂窝组织炎、急性化脓性淋巴结炎、肛周脓肿见上述证候者。

2. 丹毒 因热毒瘀滞皮肤所致。症见突发全身发热，患部色红如染丹，边缘微隆起，边界清楚，疼痛，手压之红色减退，抬手复苏，舌红苔黄，脉滑数；淋巴管炎见上述证候者。

3. 流注 因热毒瘀滞肌肤所致。症见疮形高突，皮温微热，疼痛，可见一处或多处发生；体表多发性脓肿见上述证候者。

【使用注意】外用药，不可内服。对本品过敏者及孕妇慎用。

【不良反应】有使用本品后发生过敏性皮疹的报道。

【现代研究】本品具有抑菌、抗炎、镇痛等作用。

四、通淋消石类中成药

本类中成药具有清热利水、通淋排石等作用，用于治疗下焦湿热所致的石淋。

结石通片（胶囊）

【处方】广金钱草、海金沙草、石韦、车前草、鸡骨草、茯苓、玉米须、白茅根。

【功用主治】清热利湿，通淋排石，镇痛止血。用于泌尿系统感染，膀胱炎，肾炎水肿，尿路结石，血尿，尿液淋沥浑浊，尿道灼痛等。

【配伍特点】方中广金钱草利湿退黄、利尿通淋，海金沙草清热解毒、利水通淋，共为君药。石韦、车前草利尿通淋，清肺止咳，凉血止血，祛痰，解毒，共为臣药。鸡骨草利湿退黄、清热解毒、疏肝止痛，茯苓利水渗湿、健脾宁心，二者为佐药。玉米须止血利尿，白茅根凉血止血、清热利尿，二者为使药。诸药配伍，共奏清热利湿、通淋排石、镇痛止血之功。

【剂型规格】

片剂：每片重 0.3g（相当于原药材 2g）。

胶囊：每粒装 0.35g。

【用法用量】

片剂：口服。一次 5 片，一日 3 次。

胶囊：口服。一次 4 粒，一日 3 次。

【临床应用】

1. 热淋　因湿热蕴结下焦，膀胱气化不利所致。症见小便黄赤、频急短涩、灼热疼痛，小腹拘急，口苦，苔黄腻，脉滑数；泌尿系统感染见上述证候者。

2. 石淋　因湿热蕴结下焦，煎熬尿液结为砂石所致。症见小便淋涩不畅，尿中带血，尿道窘迫疼痛，少腹拘急，或腰腹绞痛难忍，或排尿时突然中断，甚至尿中时夹砂石，舌红，苔薄黄，脉弦或弦数；尿路结石见上述证候者。

【使用注意】双肾结石或结石直径 ≥ 1.5cm 或结石嵌顿时间长的患者慎用，或根据需要配合其他治疗方法。服药期间不宜进食辛辣、油腻和煎炸类食物。

【现代研究】本品有镇痛、利尿、止血的作用。

排石颗粒

【处方】连钱草、车前子（盐水炒）、木通、徐长卿、石韦、忍冬藤、滑石、瞿麦、茼麻子、甘草。

【功用主治】清热利水，通淋排石。用于下焦湿热所致的石淋。症见腰腹疼痛，排尿不畅或伴有血尿；泌尿系结石见上述证候者。

【配伍特点】方中连钱草利湿通淋，清热解毒，散瘀消肿；车前子清热利尿通淋，渗湿止泻。两药共为君药。木通、石韦、滑石、瞿麦、茼麻子均为清热利湿之品，能清热利尿、通淋排石，为臣药。忍冬藤清热解毒，徐长卿祛风化湿止痛，为佐药。甘草既能调和诸药，又善缓急、止淋痛，为使药。诸药配伍，共收清热利水、通淋排石之功。

【剂型规格】颗粒：每袋装 20g，或 5g（无蔗糖）。

【用法用量】温开水冲服。一次 1 袋，一日 3 次；或遵医嘱。

【临床应用】

石淋 因湿热蕴结下焦，煎熬尿液所致。症见小便艰涩，或排尿突然中断，少腹拘急，或腰腹绞痛难忍，尿中带血，舌红，苔薄黄，脉弦；泌尿系结石见上述证候者。

【使用注意】双肾结石或结石直径大于 1.5cm 或结石嵌顿时间长伴肾积水者禁用。脾虚便溏者及孕妇慎用。服药期间应多饮水并适当活动，忌辛辣、油腻食物。

【现代研究】本品具有抑制尿路结石形成、利尿、抗炎及镇痛等作用。

复习思考

1. 试述消炎利胆片（颗粒、胶囊）的功用主治、用法用量、临床应用及使用注意。

2. 试述季德胜蛇药片的使用方法。

3. 试述马应龙麝香痔疮膏的临床应用、用法用量。

4. 试述排石颗粒的功用主治、用法用量、临床应用、使用注意。

扫一扫，知答案

项目二　温经理气、活血散结类中成药

【学习目标】

1. 掌握内消瘰疬丸、小金丸（胶囊、片）的功用主治、临床应用、使用注意及不良反应。

2. 了解本类中成药的概念、使用范围和注意事项。

本类药物具有温经理气、活血散结的作用，主要用于治疗痰气凝结、气滞血瘀所致的瘰疬、瘿瘤、乳岩、乳癖等。

内消瘰疬丸

【处方】夏枯草、玄参、大青盐、海藻、浙贝母、薄荷、天花粉、蛤壳（煅）、白蔹、连翘、熟大黄、甘草、地黄、桔梗、枳壳、当归、玄明粉。

【功用主治】软坚散结。用于瘰疬、痰核或肿或痛。

【配伍特点】方中夏枯草辛苦寒，入肝经，清肝泻火，散结消肿，为君药。海藻、天花粉、浙贝母、海蛤壳、玄明粉、大青盐、枳壳、白蔹增强化痰散结、破坚消积、解毒消肿之功，共为臣药。当归、地黄、玄参滋阴养血，熟大黄、连翘泻火解毒，共为佐药。桔梗、薄荷化痰且载药上浮；甘草配海藻相反相成，既能化痰解毒，又能调和药性。三药共为使药。全方配伍，共奏清肝降火、软坚散结、化痰消肿之功。

【剂型规格】丸剂：水丸，每瓶装 9g，或每 100 粒重 6g；浓缩丸，每 10 丸重 1.85g。

【用法用量】口服。水丸一次 9g，一日 1～2 次；浓缩丸一次 8 丸，一日 3 次。

【临床应用】

瘰疬　因痰湿凝滞所致。症见一侧或两侧颈项及耳前耳后，或颌下、锁骨上窝、腋部淋巴结肿大，一个或数个，皮色不变，推之能动，不热不痛，以后逐渐增大窜生；淋巴结结核见上述证候者。

【使用注意】孕妇慎用。忌食辛辣、油腻的食物及海鲜等发物。

【现代研究】本品具有抑菌、消炎、扩张血管等作用。

小金丸（胶囊、片）

【处方】人工麝香、木鳖子（去壳、去油）、制草乌、枫香脂、乳香（制）、没药（制）、五灵脂（醋炒）、当归（酒炒）、地龙、香墨。

【功用主治】散结消肿，化瘀止痛。用于痰气凝滞所致的瘰疬、瘿瘤、乳岩、乳癖。症见肌肤或肌肤下肿块一处或数处，推之能动，或骨及骨关节肿大，皮色不变，肿硬作痛。

【配伍特点】方中草乌祛风除湿，温经止痛；木鳖子散结消肿，攻毒疗疮。两药共为君药。五灵脂、地龙、枫香脂活血祛瘀，通络止痛，为臣药。乳香、没药、当归活血化瘀，消肿定痛；麝香辛香走窜，活血通络，散结开壅；香墨消肿化痰。上药共为佐药。诸药配伍，共奏散结消肿、化瘀止痛之功。

【剂型规格】

丸剂：每 10 丸重 6g；每 100 丸重 3g 或 6g。

胶囊：每粒装 0.3g 或 0.35g。

片剂：每片重 0.36g。

【用法用量】

丸剂：打碎后口服。一次 1.2 ～ 3g，一日 2 次，小儿用量酌减。

胶囊：口服。一次 4 ～ 10 粒（每粒装 0.3g），或一次 3 ～ 7 粒（每粒装 0.35g），一日 2 次，小儿用量酌减。

片剂：口服。一次 2 ～ 3 片，一日 2 次，小儿用量酌减。

【临床应用】

1.瘰疬 因痰气凝结所致。症见颈项及耳前耳后结核，一个或数个，皮色不变，推之能动，不热不痛；淋巴结结核见上述证候者。

2.瘿瘤 因痰气凝结所致。症见颈部正中皮下肿块，不热不痛，随吞咽上下活动；甲状腺瘤、结节性甲状腺肿见上述证候者。

3.乳癖 因肝郁痰凝所致。症见乳部肿块，一个或多个，皮色不变，经前疼痛；乳腺病见上述证候者。

4.乳岩 因痰凝血瘀所致。症见乳房局部肿块，质地坚硬，高低不平，固定不移；乳腺癌不适宜手术的患者可服本品，需严密观察。

【使用注意】孕妇禁用。运动员及肝肾功能不全者慎用。本品含制草乌，不宜长期服用。服药期间忌辛辣、油腻及海鲜等食物。

【不良反应】有服用本品后引起皮肤过敏、腹泻、鼻衄的个案报道。

【现代研究】本品具有抗炎和镇痛的作用。

复习思考

1. 试述内消瘰疬丸的功用主治、用法用量、临床应用和使用注意。
2. 试述小金丸（胶囊、片）的功用主治、用法用量、临床应用和使用注意。

扫一扫，知答案

项目三 祛风止痒类中成药

【学习目标】

1. 掌握消风止痒颗粒、消银片（胶囊、颗粒）的功用主治、临床应用、使用注意及不良反应。

2. 了解本类中成药的使用范围和注意事项。

本类药物具有清热除湿、凉血养血润肤、祛风止痒的作用，主要用于风湿热邪蕴阻肌肤所致的湿疮、风疹瘙痒、小儿瘾疹，也用于血热风燥型白疕和血虚风燥型白疕。

消风止痒颗粒

【处方】防风、蝉蜕、荆芥、炒苍术、当归、亚麻子、地骨皮、地黄、木通、石膏、甘草。

【功用主治】消风清热，除湿止痒。用于丘疹样荨麻疹，也用于湿疹、皮肤瘙痒症。

【配伍特点】方中荆芥、防风、苍术、蝉蜕、亚麻子疏风解表，为君药。石膏、木通、地骨皮清热利湿，为臣药。当归、地黄和甘草调和诸药，兼以清热解毒，为使药。全方配伍，共奏疏风清热、除湿止痒之功。

【剂型规格】颗粒：每袋装 15g。

【用法用量】温开水冲服。1 岁以内一日 1 袋，1～4 岁一日 2 袋，5～9 岁一日 3 袋，10～14 岁一日 4 袋，15 岁以上一日 6 袋，分 2～3 次服用；或遵医嘱。

【临床应用】

1. 湿疮 因风湿热邪蕴阻肌肤所致。症见皮损初起潮红、发热、轻度肿胀，继而粟疹成片或水疱密集，渗液流津，瘙痒无休，常伴身热、口渴、心烦、大便秘结、小便短赤；湿疹见上述证候者。

2. 风疹瘙痒 因风湿热邪蕴阻肌肤所致。症见皮肤瘙痒，夜间为重，遇热易发作，无原发性损害，搔抓后皮肤出现抓痕、血痂、色素沉着、湿疹化、苔藓样变等；皮肤瘙痒症见上述证候者。

3. 小儿瘾疹 因风湿热邪蕴阻肌肤所致。症见皮损为散在的梭形丘疹性风团，风团上或有水疱，瘙痒剧烈；丘疹性荨麻疹见上述证候者。

【现代研究】本品具有抗过敏、抗炎的作用。

消银片（胶囊、颗粒）

【处方】地黄、牡丹皮、赤芍、当归、苦参、金银花、玄参、牛蒡子、蝉蜕、白鲜皮、防风、大青叶。

【功用主治】清热凉血，养血润肤，祛风止痒。用于血热风燥型白疕和血虚风燥型白疕。症见皮疹为点滴状，基底鲜红色，表面覆有银白色鳞屑；或皮疹表面覆有较厚的银白色鳞屑、较干燥，基底淡红色，瘙痒较甚。

【配伍特点】方中牡丹皮、地黄、玄参凉血润燥，为君药。金银花、大青叶清热凉血解毒，当归、赤芍活血化瘀，寓有"治风先治血，血行风自灭"之义，共为臣药。苦参、白鲜皮、防风、牛蒡子、蝉蜕疏风止痒，兼清里热，俱为佐药。全方配伍，共奏清热凉血、养血润燥、祛风止痒之功，善治血热风燥型白疕和血虚风燥型白疕。

【剂型规格】

片剂：薄膜衣片，每片重 0.32g；糖衣片，片芯重 0.3g。

胶囊：每粒装 0.3g。

颗粒：每袋装 3.5g。

【用法用量】

片剂：口服。一次 5～7 片，一日 3 次。1 个月为一个疗程。

胶囊：口服。一次 5～7 粒，一日 3 次。1 个月为一个疗程。

颗粒：温开水冲服。一次 3.5g，一日 3 次。1 个月为一个疗程。

【临床应用】

白疕　因血热风燥所致。症见皮疹色鲜红或淡红，呈点滴状或片状，表面覆有白色鳞屑或鳞屑较厚，刮之可见薄膜现象、筛状出血、瘙痒；银屑病见上述临床表现者。

【现代研究】本品具有抗炎、抗过敏、降低血管通透性等作用。

复习思考

1. 试述消风止痒颗粒的功用主治、用法用量、临床应用和使用注意。

2. 试述消银片（胶囊、颗粒）的功用主治、用法用量、临床应用和使用注意。

扫一扫，知答案

扫一扫，看课件

模 块 五

妇科常用中成药

项目一　理气类中成药

【学习目标】

1.掌握妇科十味片、益母草膏（颗粒、胶囊、片）、葆宫止血颗粒、茜芷胶囊的功用主治、配伍特点、用法用量、临床应用、使用注意及不良反应。

2.熟悉七制香附丸、少腹逐瘀丸（颗粒、胶囊）、生化丸的功用主治、用法用量、临床应用。

3.了解妇科常用理气类中成药的适用范围和使用注意。

一、理气养血类中成药

本类中成药具有理气养血的作用，适用于气滞血虚所致的妇科疾病。

妇科十味片

【处方】醋香附、川芎、当归、醋延胡索、白术、甘草、大枣、白芍、赤芍、熟地黄、碳酸钙。

【功用主治】养血疏肝，调经止痛。用于血虚肝郁所致的月经不调、痛经、月经前后诸证。症见行经后错，经水量少，有血块，行经小腹疼痛，血块排出痛减，经前双乳胀痛，烦躁，食欲不振。

【配伍特点】方中香附疏肝解郁，理气宽中，调经止痛，为君药。当归补血活血、调经止痛，熟地黄补血滋阴，白芍滋阴柔肝。三药并用，养血柔肝，共为臣药。川芎、赤芍活血化瘀，延胡索活血行气止痛，白术、大枣益气健脾、补气生血，共为佐药。甘草调和诸药，为使药。碳酸钙补充体内钙质。诸药合用，共奏养血疏肝、调经止痛之效。

【剂型规格】片剂：素片，每片重 0.3g；薄膜衣片，每片重 0.33g。

【用法用量】口服。一次 4 片，一日 3 次。

【临床应用】

1. 月经失调 因营血不足，肝郁不舒，血海满溢不足，经血不畅所致。症见经行后错，经水量少，色暗，有血块，舌质暗淡，脉弦细；功能失调性子宫出血见上述证候者。

2. 痛经 因营血不足，肝郁不舒，冲任二脉失于濡养所致。症见行经小腹疼痛，经水量少，色暗，有血块，块出痛减，月经错后，舌质暗淡，脉弦细；原发性痛经见上述证候者。

3. 月经前后诸证 因素体血虚肝郁，经前、经期气血下注冲任，心肝失于营血滋养，肝郁加重所致。症见经前双乳胀痛拒按，经期心情烦躁，胸胁胀满，食欲不振，经行后错，经水量少，舌质暗淡，苔薄，脉弦；经前期紧张综合征见上述证候者。

【使用注意】对本品过敏者及孕妇禁用。气血不足导致的月经不调者慎用。服药期间忌食辛辣刺激性食物。

【现代研究】本品具有改善血液流变性的作用。

七制香附丸

【处方】醋香附、地黄、茯苓、当归、熟地黄、川芎、炒白术、白芍、益母草、艾叶（炭）、黄芩、酒萸肉、天冬、阿胶、炒酸枣、砂仁、醋延胡索、艾叶、粳米、盐小茴香、人参、甘草。辅料为黄酒、鲜牛乳、食盐。

【功用主治】疏肝理气，养血调经。用于气滞血虚所致的痛经、月经量少、闭经。症见胸胁胀痛，经行量少，行经小腹胀痛，经前双乳胀痛，经水数月不行。

【配伍特点】方中香附疏肝解郁，调经止痛，为君药。当归补血活血；白芍养血柔肝，缓急止痛；熟地黄、阿胶养血滋阴；延胡索、川芎、益母草、小茴香活血祛瘀，行气止痛；艾叶及艾叶炭温经止血，散寒止痛。上药俱为臣药。人参、白术、茯苓、砂仁、粳米益气健脾；地黄、天冬养阴凉血；山茱萸补肝肾益精；黄芩清热燥湿止带；酸枣仁养心补肝，宁心安神；黄酒通经活络，鲜牛乳温中补虚。上药共为佐药。甘草调和诸药，食盐引药入肾经，为使药。全方配伍，行补结合，共奏疏肝理气、养血调经之功，故善治气滞血虚所致的经行量少、行经小腹胀痛、经前乳房胀痛。

【剂型规格】丸剂：水丸，每袋装 6g。

【用法用量】口服。一次 6g，一日 2 次。

【临床应用】

1. 痛经 多因情志怫郁，肝气郁结，冲任气血郁滞，血海气机不利，经血运行不畅；

或因肝旺克脾，脾失健运，血虚不能濡养经脉所致。症见行经前后小腹胀痛，月经量少，经色紫暗有块，胸胁胀痛，烦躁易怒，经前双乳胀痛，面色萎黄，周身乏力，舌质淡暗有瘀点，脉沉弱弦。

2. 闭经　多因肝气郁结，气血瘀滞，冲任瘀阻，经水阻隔不行；或因肝旺克脾，脾虚则化源不足，血海空虚所致。症见经水数月不行，精神抑郁，烦躁易怒，胸胁胀满，面色萎黄，食少乏力，舌质淡、有瘀点，脉沉弦弱。

3. 月经量少　多因脾气郁结，或脾气虚弱，气虚血少，冲任失养所致。症见经行血水少，或有血块，面色萎黄，烦躁易怒，经前双乳疼痛，舌质淡暗或有瘀点，脉沉细弦；功能失调性子宫出血见上述证候者。此外，本品还可用于治疗子宫肌瘤。

【使用注意】服本药时不宜同时服用藜芦、五灵脂、皂荚及其制剂。不宜喝茶和吃萝卜，以免影响药效。平素月经周期正常，突然月经错后，应在排除早早孕后才可服药。孕妇禁服。

二、活血化瘀类中成药

本类中成药具有疏通血脉、祛除血瘀的作用，用于治疗血瘀所致的妇科诸疾。

益母草膏（颗粒、胶囊、片）

【处方】益母草。

【功用主治】活血调经。用于血瘀所致的月经不调、产后恶露不绝。症见月经量少，淋沥不净，产后出血时间过长；产后子宫复旧不全见上述证候者。

【配伍特点】益母草苦辛微寒，主入血分，活血祛瘀，调理月经，为妇科经产要药。本品为单药制剂，力专效宏，总以活血化瘀、调经止痛为用。

【剂型规格】

煎膏剂：每瓶装 125g 或 250g。

颗粒：每袋装 15g。

胶囊：每粒装 0.36g（每粒相当于原药材 2.5g）。

片剂：每片含盐酸水苏碱 15mg。

【用法用量】

煎膏剂：口服。一次 10g，一日 1～2 次。

颗粒：温开水冲服。一次 15g，一日 2 次。

胶囊：口服。一次 2～4 粒，一日 3 次。

片剂：口服。一次 3～4 片，一日 2～3 次。

【临床应用】

1.月经不调 因瘀血内停胞宫，气血运行不畅所致。症见经水量少，淋沥不净，经色紫暗，有血块，行经腹痛，块下痛减，或经期错后，舌紫暗或有瘀点，脉沉；功能失调性子宫出血见上述证候者。

2.产后恶露不绝 多因产后瘀阻，胞脉不畅，冲任失和，新血不得归经所致。症见产后出血时间过长，小腹疼痛，舌紫暗或有瘀点，脉弦涩；产后子宫复旧不全见上述证候者。

【使用注意】对本品过敏者、孕妇禁用。月经量多者慎用。不宜过量服用。

【不良反应】有服用本品出现过敏反应、腹泻的个案报道。

【现代研究】本品具有促进子宫平滑肌收缩、镇痛、抗炎、改善微循环等作用。

少腹逐瘀丸（颗粒、胶囊）

【处方】当归、蒲黄、五灵脂（醋炒）、赤芍、小茴香（盐炒）、延胡索（醋制）、没药（炒）、川芎、肉桂、炮姜。

【功用主治】温经活血，散寒止痛。用于寒凝血瘀所致的月经后期、痛经、产后腹痛。症见行经后错，行经小腹冷痛，经血紫暗，有血块，产后小腹疼痛、喜热、拒按。

【配伍特点】方中当归甘辛温，补血活血，调经止痛；蒲黄止血，化瘀，通淋。两药相须为用，共为君药。五灵脂、赤芍、延胡索、没药、川芎活血化瘀，理气止痛，可增强君药之力，共为臣药。肉桂、炮姜、小茴香温经散寒，通络止痛，共为佐药。诸药合用，共奏温经活血、散寒止痛之功。

【剂型规格】

丸剂：每丸重9g。

颗粒：每袋装1.6g或5g。

胶囊：每粒重0.45g。

【用法用量】

丸剂：温黄酒或温开水送服。一次1丸，一日2～3次。

颗粒：温开水冲服。一次1.6g（每袋装1.6g），一日2～3次，或遵医嘱；一次5g（每袋装5g），一日3次，或遵医嘱。

胶囊：口服。一次3粒，一日3次；或遵医嘱。

【临床应用】

1.月经后期 多因寒凝胞宫，冲任瘀阻，阴血不能按时下注胞宫所致。症见月经周期后错，经血色暗红，有血块，月经量少，经行不畅，或伴少腹冷痛，腹胀喜温，畏寒肢冷，舌质紫暗，或有瘀斑瘀点，苔薄白，脉沉弦；功能失调性子宫出血见上述证候者。

2. 痛经 因经期感寒饮冷，寒凝胞宫，经脉阻滞所致。症见经期将至或经行之时小腹冷痛，喜温，拒按，甚则腹痛难忍，经血或多或少，有血块，块下痛减，腰腹胀，四肢不温，舌质淡暗或有瘀斑瘀点，脉沉弦。

3. 产后腹痛 多因产后受寒，胞脉阻滞所致。症见小腹冷痛，喜温，得温痛减，恶露淋沥不止，色暗，畏寒肢冷，面色㿠白，舌质淡暗，脉沉弦。

【使用注意】孕妇禁用。治疗产后腹痛应排除胚胎或胎盘组织残留，出血多者慎用。

【现代研究】本品具有镇痛、抗炎、降低血浆黏度、降低红细胞压积、调节血清中雌激素和孕激素水平的作用。

生化丸

【处方】当归、川芎、桃仁、干姜（炒炭）、甘草。

【功用主治】养血祛瘀。用于产后受寒恶露不行或行而不畅，夹有血块，小腹冷痛。

【配伍特点】方中重用当归补血活血，化瘀生新，调经止痛，为君药。川芎活血行气，祛风止痛；桃仁活血通经，祛瘀生新，助君药活血祛瘀、调经止痛。两药共为臣药。干姜炒炭即为炮姜，入血散寒，善温经止痛，故为佐药。甘草缓急止痛，调和诸药，用以为使。全方配伍，寓生新于化瘀之内，使瘀血化，新血生，共奏养血祛瘀、温经止痛之功。

【剂型规格】丸剂：大蜜丸，每丸重 9g；小蜜丸，每袋装 9g。

【用法用量】口服。一次 9g，一日 3 次。

【临床应用】

产后恶露不绝 因产后血虚，寒邪乘虚而入，寒凝血瘀，留阻胞宫所致。症见产后恶露过期不止，淋沥量少，色紫暗或有血块，小腹冷痛拒按，块下痛减，舌紫暗，或有瘀点，脉涩；产后子宫复旧不良，子宫轻度感染，胎盘、胎膜残留，药物流产等临床见阴道少量出血、夹有血块，小腹冷痛等症，辨证属于寒凝血瘀证者。

【使用注意】产后出血量多者慎用。血热证者不宜使用。

【现代研究】本品具有收缩子宫平滑肌、促进造血等作用。

三、止血类中成药

本类中成药具有凉血止血、祛瘀止血等作用，用于治疗各种原因引起的出血病证。

葆宫止血颗粒

【处方】牡蛎（煅）、白芍、侧柏叶（炒炭）、地黄、金樱子、柴胡（醋炙）、三七、仙鹤草、椿皮、大青叶。

【功用主治】固经止血，滋阴清热。用于冲任不固，阴虚血热所致的月经过多、经期延长。症见月经量多或经期延长，经色深红、质稠，或有小血块，腰膝酸软，咽干口燥，潮热心烦，舌红少津，苔少或无苔，脉细数；功能失调性子宫出血及上环后子宫出血见上述证候者。

【配伍特点】方中牡蛎重镇安神，潜阳补阴，软坚散结，为君药。白芍、地黄滋补肝肾、养血调经，侧柏叶清热燥湿、凉血止血，共为臣药。金樱子、仙鹤草、椿皮清热燥湿、收敛止血，大青叶清热解毒、凉血止血，三七活血化瘀止血，柴胡疏肝和血，共为佐药。诸药合用，共奏滋阴清热、固经止血之功。

【剂型规格】颗粒：每袋装 15g。

【用法用量】温开水冲服。一次 1 袋，一日 2 次。月经来后开始服药，14 天为一个疗程，连续服用 2 个月经周期。

【临床应用】

1. 月经过多　因冲任不固，阴虚血热所致。症见月经量多或经期延长，经色深红、质稠，或有小血块，腰膝酸软，咽干口燥，潮热心烦，舌红少津，苔少或无苔，脉细数；功能失调性子宫出血及上环后子宫出血见上述证候者。

2. 经期延长　因冲任不固，阴虚血热所致。症见经期延长，经色深红、质稠，或有小血块，腰膝酸软，咽干口燥，潮热心烦，舌红少津，苔少或无苔，脉细数；功能失调性子宫出血及上环后子宫出血见上述证候者。

【现代研究】本品具有收缩子宫平滑肌、抗炎、镇痛、止血等作用。

茜芷胶囊

【处方】川牛膝、三七、茜草（制）、白芷。

【功用主治】活血止血，祛瘀生新，消肿止痛。用于气滞血瘀所致的子宫出血过多、时间延长、淋沥不止、小腹疼痛，药物流产后子宫出血量多见上述证候者。

【配伍特点】方中川牛膝逐瘀通经，通利关节，利尿通淋，为君药。三七散瘀止血，消肿定痛，为臣药。茜草凉血止血、祛瘀通经，白芷祛风止痛，共为佐药。诸药合用，共奏活血止血、祛瘀生新、消肿止痛之功。

【剂型规格】胶囊：每粒装 0.4g。

【用法用量】饭后温开水送服。一次 5 粒，一日 3 次，连服 9 天为一个疗程，或遵医嘱。

【临床应用】

子宫出血过多　因药物流产后，瘀血阻滞所致。症见阴道出血量多，出血时间延长，或淋沥不止，色紫暗或紫红，有血块，小腹疼痛等；药物流产后子宫出血量多见上述证候者。

【使用注意】孕妇禁用。大出血者注意综合治疗。饮食宜营养丰富，忌食生冷、辛辣食物。

【不良反应】少数患者服药后胃脘部不适，一般不影响继续用药；偶见皮疹，可对症处理。

【现代研究】本品具有改善微循环、增强子宫收缩力、缩短出血和凝血时间、提高血清中雌激素水平、促进子宫内膜生长的作用。

复习思考

扫一扫，知答案

1. 试述妇科十味片的功用主治、用法用量、临床应用和使用注意。
2. 试述少腹逐瘀丸（颗粒、胶囊）的功用主治、临床应用和使用注意。
3. 比较葆宫止血颗粒和茜芷胶囊的临床应用有何不同？

项目二 清热类中成药

【学习目标】

1. 掌握妇科千金片（胶囊）、妇炎消胶囊、花红片（颗粒、胶囊）的功用主治、配伍特点、用法用量、临床应用、使用注意及不良反应。
2. 熟悉宫炎平片（胶囊）、保妇康栓的功用主治和临床应用。
3. 了解妇科清热类中成药的使用范围和注意事项。

本类中成药具有清热解毒、燥湿止带、消肿散结等作用，用于治疗湿热下注所致带下诸疾，以及湿热蕴结所致的妇科疾病。

妇科千金片（胶囊）

【处方】千斤拔、金樱根、穿心莲、功劳木、单面针、当归、鸡血藤、党参。

【功用主治】清热除湿，益气化瘀。用于湿热瘀阻所致的带下病、腹痛。症见带下量多，色黄质稠，臭秽，小腹疼痛，腰骶酸痛，神疲乏力；慢性盆腔炎、子宫内膜炎、慢性宫颈炎见上述证候者。

【配伍特点】方中千斤拔、功劳木清热解毒，燥湿止带，共为君药。单面针、穿心莲清热解毒，凉血消肿，燥湿止带，为臣药。党参益气健脾，促进水湿运化而止带；鸡血藤、当归养血活血；金樱根固精止带。上药共为佐药。诸药相合，共奏清热除湿、益气化瘀、止带之功。

【剂型规格】

片剂：每片重 0.32g。

胶囊：每粒装 0.4g。

【用法用量】

片剂：口服。一次 6 片，一日 3 次。

胶囊：温开水送服。一次 2 粒，一日 3 次，14 天为一个疗程。

【临床应用】

1. 带下病 因湿热瘀阻所致。症见带下量多，色黄质稠，有臭味，或小腹作痛，或阴痒，伴纳食较差，小便黄少，舌苔黄腻，脉滑；慢性盆腔炎（盆腔炎性疾病后遗症）、子宫内膜炎、慢性宫颈炎见上述证候者。

2. 妇人腹痛 因湿热瘀阻所致。症见妇人腹痛，伴见带下量多，色黄质稠，有臭味，或阴痒，小便黄少，舌苔黄腻，脉滑；慢性盆腔炎（盆腔炎性疾病后遗症）、子宫内膜炎见上述证候者。

3. 月经不调 因湿热瘀阻所致。症见月经量多，经期延长，或淋沥不尽，伴有经期腹痛，小便黄少，舌苔黄腻或厚，脉滑；慢性盆腔炎（盆腔炎性疾病后遗症）见上述证候者。

【使用注意】对本品过敏者禁用。气滞血瘀证、寒凝血瘀证者及糖尿病患者慎用。服药期间饮食宜清淡，忌辛辣食物。

【不良反应】有服用本品引起药疹的个案报道。

【现代研究】本品具有抗炎、镇痛、解除平滑肌痉挛等作用。

妇炎消胶囊

【处方】酢浆草、败酱草、天花粉、大黄、牡丹皮、苍术、乌药。

【功用主治】清热解毒，行气化瘀，除湿止带。用于妇女生殖系统炎症、痛经、带下。

【配伍特点】方中酢浆草利湿消肿，为君药。败酱草清热利湿、解毒排脓，天花粉清热泻火、解毒消肿，为臣药。大黄泄湿热、破积滞、行瘀血，丹皮凉血化瘀，苍术健脾燥湿，乌药行气止痛，为佐使药。诸药合用，共奏清热解毒、行气化瘀、除湿止带之功。

【剂型规格】胶囊：每粒装 0.45g。

【用法用量】口服。一次 3 粒，一日 3 次。

【临床应用】

1. 腹痛 因湿热蕴结，瘀阻冲任，胞脉血行不畅所致。症见小腹疼痛，带下增多，色黄或白，经前或经期小腹疼痛加重，舌红苔黄腻，脉弦数或弦滑；妇女生殖系统疾病见上述证候者。

2. 带下病　因湿热蕴结，损及任带二脉所致。症见带下量增多，色黄质稠，有臭味，或小腹作痛，或阴痒，舌红苔黄腻，脉弦数或弦滑。

3. 痛经　因湿热蕴结，瘀阻冲任，胞脉血行不畅所致。症见经前或经期小腹疼痛，拒按，舌红苔黄腻，脉弦数或弦滑。

【使用注意】对本品过敏者、孕妇及哺乳期妇女禁用。阳虚寒凝证慎用。服药期间忌食辛辣、生冷、油腻食物。

【不良反应】个别患者偶有轻微腹泻，停药后可自行消失。

【现代研究】本品具有抗炎、镇痛的作用。

宫炎平片（胶囊）

【处方】地稔、两面针、当归、五指毛桃、柘木。

【功用主治】清热利湿，祛瘀止痛，收敛止带。用于湿热瘀阻所致的带下病。症见小腹隐痛，经色紫暗，月经有块，带下色黄质稠；慢性盆腔炎（盆腔炎性疾病后遗症）见上述证候者。

【配伍特点】方中重用地稔清热利湿解毒，为君药。两面针清热解毒，消肿止痛，助君药清热解毒，为臣药。当归养血活血、通经止痛，柘木祛风利湿、活血通经，五指毛桃健脾利湿、收敛止带，均为佐药。诸药相合，共奏清热利湿、祛瘀止痛、收敛止带之功。

【剂型规格】

片剂：薄膜衣片，每片重 0.26g；糖衣片，片芯重 0.25g。

胶囊：每粒装 0.2g，或 0.25g，或 0.35g。

【用法用量】

片剂：口服。一次 3～4 片，一日 3 次。

胶囊：口服。一次 3～4 粒（每粒装 0.2g 或 0.25g），或者一次 2 粒（每粒装 0.35g），一日 3 次。

【临床应用】

1. 腹痛　因湿热瘀阻，阻滞冲任，血行不畅所致。症见小腹隐痛，腰骶胀痛，经色紫暗有块，带下量多，色黄质稠，或有异味，或月经不调，舌苔黄腻或厚，脉弦数；慢性盆腔炎（盆腔炎性疾病后遗症）见上述证候者。

2. 带下病　因湿热瘀阻，流注下焦所致。症见带下量多，色黄质稠，小腹隐痛，或阴痒，小便黄少，舌苔黄腻，脉弦滑；慢性盆腔炎（盆腔炎性疾病后遗症）见上述证候者。

【使用注意】对本品过敏者、孕妇及哺乳期妇女禁用。血虚失荣所致的腹痛及寒湿带下者慎用。服药期间忌食生冷、辛辣食物。

花红片（颗粒、胶囊）

【处方】一点红、白花蛇舌草、鸡血藤、桃金娘根、白背叶根、地桃花、菥蓂。

【功用主治】清热解毒，燥湿止带，祛瘀止痛。用于湿热瘀滞所致的带下病、月经不调。症见带下量多，色黄质稠，小腹隐痛，腰骶酸痛，经行腹痛；慢性盆腔炎（盆腔炎性疾病后遗症）、附件炎、子宫内膜炎见上述证候者。

【配伍特点】方中一点红性平，味苦微辛，凉血解毒，为君药。白花蛇舌草清热利湿解毒，菥蓂清热解毒、和中化湿，既能助一点红清热解毒，又能燥湿止带，共为臣药。白背叶根、地桃花清热利湿，鸡血藤、桃金娘根活血止痛，共为佐药。诸药合用，共奏清热解毒、燥湿止带、祛瘀止痛之功。

【剂型规格】

片剂：薄膜衣片，每片重 0.29g；糖衣片，片芯重 0.28g。

颗粒：每袋装 2.5g 或 10g。

胶囊：每粒装 0.25g。

【用法用量】

片剂：口服。一次 4～5 片，一日 3 次，7 天为一个疗程，必要时可连服二至三个疗程，每疗程之间停药 3 天。

颗粒：温开水冲服。一次 1 袋，一日 3 次，7 天为一个疗程，必要时可连服二至三个疗程，每疗程之间停药 3 天。

胶囊：口服。一次 3 粒，一日 3 次，7 天为一个疗程，必要时可连服二至三个疗程，每疗程之间停药 3 天。

【临床应用】

1.腹痛 因湿热蕴结，瘀阻冲任，胞脉血行不畅所致。症见小腹疼痛拒按，腰骶胀痛，带下增多，黄稠，有臭味，或伴低热起伏，胸闷心烦，口苦咽干，纳食较差，小便黄少，舌红苔黄腻，脉弦数；慢性盆腔炎（盆腔炎性疾病后遗症）、附件炎、子宫内膜炎见上述证候者。

2.带下病 因湿热蕴结，损及任带二脉所致。症见带下量增多，色黄质稠，有臭味，或小腹作痛，阴痒，胸闷心烦，口苦咽干，纳食较差，小便黄少，舌红苔黄腻，脉弦数；慢性盆腔炎（盆腔炎性疾病后遗症）、附件炎、子宫内膜炎见上述证候者。

【使用注意】对本品过敏者及孕妇禁用。气血虚弱所致的腹痛、带下异常者，以及妇女经期、哺乳期慎用。服药期间忌食生冷、厚味及辛辣食物。

【不良反应】有服用本品后出现药疹、皮肤过敏的个案报道。

【现代研究】本品有抗炎、镇痛、解除平滑肌痉挛等作用。

保妇康栓

【处方】莪术油、冰片。

【功用主治】行气破瘀，生肌止痛。用于湿热瘀滞所致的带下病。症见带下量多，色黄，时有阴部瘙痒；霉菌性阴道炎、老年性阴道炎、宫颈柱状上皮异位见上述证候者。

【配伍特点】本方为治疗气血瘀滞、湿热内阻所致阴痒阴肿、赤白带下等症的霉菌性阴道炎、宫颈糜烂的有效成药。方中莪术行气破血，消积止痛，为主药；冰片清热止痛、防腐生肌。全方合用，具有行气破血、生肌止痛之功。

【剂型规格】栓剂：每粒重1.74g。

【用法用量】洗净外阴部，将栓剂塞入阴道深部；或在医生指导下用药。每晚1粒。

【临床应用】

1.带下病　因湿热瘀滞，损及任带所致。症见带下增多，色黄或黄白，质黏腻，臭秽，或伴阴部瘙痒，胸闷心烦，口苦咽干，纳食较差，小便黄少，舌红苔黄腻，脉滑或细滑；霉菌性阴道炎、老年性阴道炎、宫颈柱状上皮异位见上述证候者。

2.阴痒　因湿热下注，损伤任带，带下量多，浸渍阴部所致。症见阴部瘙痒，甚则痒痛，带下色黄，黏腻臭秽，或色白如豆渣样，口苦咽干，心烦不宁，小便黄赤，舌红苔黄腻，脉滑数；霉菌性阴道炎、老年性阴道炎见上述证候者。

【使用注意】本品为阴道给药，禁止内服。孕妇禁用，哺乳期妇女在医生指导下用药。脾肾阳虚所致带下者慎用。月经期前至经净3天内停用。饮食宜清淡，忌食辛辣食物。

【不良反应】有应用本品引起发热寒战、白细胞增多、阴道出血、阴道烧灼感、下腹坠胀的文献报道。

【现代研究】本品具有抗病原微生物、抗肿瘤的作用。

复习思考

1.试述妇科千金片（胶囊）的功用主治、用法用量、临床应用和使用注意。

2.试述妇炎消胶囊的功用主治、用法用量、临床应用和使用注意。

3.试述保妇康栓的临床应用和用法用量。

扫一扫，知答案

项目三　扶正类中成药

【学习目标】

1. 熟悉艾附暖宫丸、八珍益母丸（片、胶囊）、乌鸡白凤丸（胶囊、片）、更年安片（胶囊）、千金止带丸的功用主治、配伍特点、用法用量、临床应用、使用注意及不良反应。

2. 了解妇科扶正类中成药的适用范围和使用注意。

本类中成药具有养血、暖宫、调经止带的作用，用于治疗血虚宫寒及气血不足导致的月经病、带下病等妇科疾病。

艾附暖宫丸

【处方】艾叶（炭）、醋香附、制吴茱萸、肉桂、当归、川芎、白芍（酒炒）、地黄、炙黄芪、续断。

【功用主治】理气养血，暖宫调经。用于血虚气滞，下焦虚寒所致的月经不调、痛经。症见经行后错，经量少，有血块，小腹疼痛，经行小腹冷痛喜热，腰膝酸痛。

【配伍特点】方中当归养血活血，调经止痛，为君药。地黄、白芍、川芎滋阴养血，和营调经，增强君药养血调经之力；黄芪补脾益气，可助有形之血化生。上药共为臣药。艾叶炭、吴茱萸、肉桂、续断等温热之品温暖胞宫，补肾固冲，散寒止痛；香附理气解郁，调经止痛。上药合为佐药。诸药合用，共奏养血理气、暖宫调经之功。

【剂型规格】丸剂：大蜜丸，每丸重9g。小蜜丸，每袋装9g；每瓶装45g或72g；每45粒重9g。水蜜丸，每100丸重4g或10g。

【用法用量】口服。大蜜丸，一次1丸；小蜜丸，一次9g（每袋装9g或每45粒重9g），或者一次4～5g（每瓶装45g或72g）；水蜜丸，一次6g。一日2～3次。

【临床应用】

1. 月经后期　因阴血不足，胞宫虚寒，冲任失和所致。症见月经逾期7天以上，经血色暗，有血块，小腹畏寒疼痛，腹胀，喜温喜按，四肢不温，面色无华，倦怠乏力，舌质淡暗，脉弦细；功能失调性子宫出血见上述证候者。

2. 月经过少　因气血两虚，胞宫不温，冲任失和所致。症见月经量渐少，经血淡暗，有血块，小腹冷痛，得温痛减，腰酸腹胀，畏寒肢冷，倦怠乏力，舌质淡暗或有瘀斑，脉弦细；功能失调性子宫出血见上述证候者。

3.痛经　因寒凝胞宫，血虚不荣，气滞血瘀所致。症见经期小腹冷痛坠胀，喜温喜按，经血色暗，有血块，腰酸肢冷，乏力，面黄，舌质淡暗或有瘀斑，脉沉细或弦细。

【使用注意】对本品过敏者及孕妇禁用。热证、实证者不宜用。过敏体质者慎用。服药期间忌食辛辣、寒凉食物。

【现代研究】本品具有镇痛、改善血液流变性等作用。

八珍益母丸（片、胶囊）

【处方】益母草、党参、炒白术、茯苓、甘草、当归、酒白芍、川芎、熟地黄。

【功用主治】益气养血，活血调经。用于气血两虚兼有血瘀所致的月经不调。症见月经周期错后，行经量少，淋沥不净，精神不振，肢体乏力。

【配伍特点】方中重用益母草活血化瘀，调经止痛，为君药。熟地黄、当归、白芍、川芎养血和血，党参、白术、茯苓、甘草益气健脾，共为臣药。益母草与上药合用，消补兼施，益气养血，活血调经。本方是治疗气血不足兼有瘀滞之月经不调的常用方剂。

【剂型规格】

丸剂：大蜜丸，每丸重9g。水蜜丸，每袋装6g；每瓶装60g或120g。小蜜丸，每袋装9g。

片剂：薄膜衣片，每片重0.35g。

胶囊：每粒装0.28g。

【用法用量】

丸剂：口服。大蜜丸，一次1丸，一日2次；水蜜丸，一次6g，一日2次；小蜜丸，一次9g，一日2次。

片剂：口服。一次2～3片，一日2次。

胶囊：口服。一次3粒，一日3次。

【临床应用】

月经不调　因先天禀赋不足，或劳倦内伤太过，气血亏虚，冲任瘀滞，血海不足，经血运行不畅所致。症见月经周期错后，行经量少，淋沥不断，精神不振，肢体乏力，面色无华，舌淡苔白，脉缓弱；功能失调性子宫出血见上述证候者。

【使用注意】对本品过敏者禁用。寒凝血瘀所致的月经不调者慎用。服药期间忌食辛辣、生冷之品。

【不良反应】有少数患者服用本品后有口唇、颈部出现大小不等的紫红色斑疹及水疱等超敏反应，局部轻度瘙痒，稍有全身不适。

【现代研究】本品具有雌激素样作用、调节子宫平滑肌张力及促进造血功能等作用。

更年安片（胶囊）

【处方】地黄、泽泻、麦冬、熟地黄、玄参、茯苓、仙茅、磁石、牡丹皮、珍珠母、五味子、首乌藤、制何首乌、浮小麦、钩藤。

【功用主治】滋阴清热，除烦安神。用于肾阴虚所致的绝经前后诸证。症见烦热出汗，眩晕耳鸣，手足心热，烦躁不安；更年期综合征见上述证候者。

【配伍特点】方中地黄、熟地黄、制何首乌、玄参、麦冬滋养肝肾，补益阴血，清热除烦，为君药。茯苓、泽泻、牡丹皮健脾利水，泻火降浊，为臣药。珍珠母、磁石重镇潜阳安神；钩藤平肝息风止眩晕；首乌藤养血安神除烦；五味子、浮小麦滋阴敛汗，养心安神；仙茅壮阳益肾，阳中求阴。上药共为佐使。诸药相合，共奏滋阴清热、除烦安神之功。

【剂型规格】

片剂：薄膜衣片，每片重 0.31g；糖衣片，片芯重 0.3g。

胶囊：每粒装 0.3g。

【用法用量】

片剂：口服。一次 6 片，一日 2～3 次。

胶囊：口服。一次 3 粒，一日 3 次。

【临床应用】

绝经前后诸证　因肾阴不足，虚阳上浮所致。症见烦热出汗，眩晕耳鸣，腰酸腿软，急躁易怒，心胸烦闷，手足心热，头痛，两胁胀痛，失眠多梦，心悸，口渴，舌红苔少，脉细弦；更年期综合征见上述证候者。

【使用注意】对本品过敏者禁用。糖尿病及肾病患者慎用。

【现代研究】本品具有镇静及雌激素样作用。

乌鸡白凤丸（胶囊、片）

【处方】乌鸡（去毛、爪、肠）、鹿角胶、鳖甲（制）、牡蛎（煅）、桑螵蛸、人参、黄芪、当归、白芍、香附（醋制）、天冬、甘草、地黄、熟地黄、川芎、银柴胡、丹参、山药、芡实（炒）、鹿角霜。

【功用主治】补气养血，调经止带。用于气血两虚所致的身体瘦弱，腰膝酸软，月经不调，崩漏带下。

【配伍特点】方中重用乌鸡补阴血，滋肝肾，清虚热，为君药。人参、黄芪、山药补气健脾，熟地黄、当归、白芍、川芎、丹参养血调经，鹿角霜、鹿角胶补肝肾、益精血，鳖甲、地黄、天冬滋补阴液、清虚热，共为臣药。香附疏肝理气、调经止痛，银柴胡清虚热、除疳热，芡实、桑螵蛸、牡蛎收敛固涩止带，共为佐药。甘草调和诸药，为使药。诸药合用，共奏补气养血、调经止带之功。

【剂型规格】

丸剂：大蜜丸，每丸重 9g；水蜜丸，每袋装 6g；小蜜丸，每袋装 9g。

胶囊：每粒装 0.3g。

片剂：每片重 0.5g。

【用法用量】

丸剂：口服。大蜜丸一次 1 丸，水蜜丸一次 6g，小蜜丸一次 9g，一日 2 次。

胶囊：口服。一次 2～3 粒，一日 3 次。

片剂：口服。一次 2 片，一日 2 次。

【临床应用】

1. 月经不调 因气血双亏，阴虚有热，热扰冲任所致。症见经水先期而至，经量多或经量少，午后潮热，盗汗，腰腿酸软，心烦失眠，舌质偏红，脉细；功能失调性子宫出血见上述证候者。

2. 崩漏 因气血不足，阴虚有热，热迫血行所致，症见经乱无期，月经量多，或淋沥不尽，头晕，乏力，腰腿酸痛，心烦易怒，舌质偏红，脉细数；功能失调性子宫出血见上述证候者。

3. 带下病 因气血虚弱，肝肾不足，虚热内扰，任带脉不固，津液下夺所致。症见带下量多，黄白相兼，腰酸腿软，盗汗，舌质偏红，脉细。

【使用注意】对本品过敏者及孕妇禁用。月经不调属血热实证者慎用。服药期间忌食辛辣、生冷食物。

【不良反应】有服用本品出现过敏反应、心律失常的个案报道。

【现代研究】本品具有促进造血功能、止血、性激素样作用、抑制子宫平滑肌收缩、保肝、抗炎、镇痛及降血脂等作用。

<h2 style="text-align:center">千金止带丸</h2>

【处方】党参、炒白术、当归、白芍、川芎、醋香附、木香、砂仁、小茴香（盐炒）、醋延胡索、盐杜仲、续断、盐补骨脂、鸡冠花、青黛、椿皮（炒）、煅牡蛎。

【功用主治】健脾补肾，调经止带。用于脾肾两虚所致的月经不调、带下病。症见月经先后不定期，量多或淋沥不净，色淡无块，或带下量多，色白清稀，神疲乏力，腰膝酸软。

【配伍特点】方中党参甘补性平，善补气健脾；炒白术甘补苦燥性温，既健脾益气，又燥湿利水。两者共为君药。杜仲、续断善补肝肾，且续断苦辛行散，通行血脉，有补而不滞之功；补骨脂辛温燥湿，善补肾壮阳固涩。三者共为臣药，有补肾助阳、固冲止带之妙。当归补血活血，调经止痛；白芍养血调经，柔肝止痛；川芎、延胡索活血行气止痛。四药合而用之，善补血活血而调经止痛。砂仁除脾湿，醒脾运，散滞气；香附疏肝理气，调经止痛；木香善行脾胃气滞；小茴香温肾暖肝，疏肝止痛。四药合而用之，能温脾肾，畅气机，醒脾运，有健脾益肾止带之功。鸡冠花、椿皮、煅牡蛎收涩止带，青黛清肝凉血止血，合而用之，收涩止带止血功著。以上共为佐药。全方配伍，主以补涩，兼以行散，标本同治，共奏健脾补肾、调经止带之功，善治脾肾两虚所致的月经不调、带下病。

【剂型规格】丸剂：水丸，每袋装 6g；大蜜丸，每丸重 9g。

【用法用量】口服。水丸，一次 6～9g，一日 2～3 次；大蜜丸，一次 1 丸，一日 2 次。

【临床应用】

1. 月经先后不定期　因脾肾两虚所致。症见月经先后不定期，量多或淋沥不止，色淡无块，腰膝酸软，舌质淡，苔薄白，脉弱或沉弱。

2. 带下病　因脾肾两虚所致。症见带下量多，色白清稀，神疲乏力，腰膝酸软，无臭气，绵绵不断，面色无华，纳少便溏，舌质淡，苔薄白，脉弱或沉弱；慢性盆腔炎（盆腔炎性疾病后遗症）、慢性子宫颈炎、阴道炎、盆腔结核、经前期紧张综合征、功能失调性子宫出血等见上述证候者。

【使用注意】孕妇禁用。肝郁血瘀证、湿热证、热毒证者慎用。

【现代研究】本品具有镇痛、抗炎等作用。

复习思考

扫一扫，知答案

1. 试述艾附暖宫丸的功用主治、用法用量、临床应用和使用注意。

2. 试述更年安片（胶囊）的功用主治、用法用量、临床应用和使用注意。

3. 试述乌鸡白凤丸（胶囊、片）的功用主治、用法用量、临床应用和使用注意。

项目四　消肿散结类中成药

【学习目标】

　　1. 掌握宫瘤清片（胶囊、颗粒）、乳癖消颗粒（胶囊、片）、桂枝茯苓丸（胶囊）的功用主治、配伍特点、用法用量、临床应用、使用注意及不良反应。

　　2. 了解妇科消肿散结类中成药的使用范围和注意事项。

本类中成药具有解毒、活血、散结、通络等作用，用于治疗子宫肌瘤及乳房疾病。

宫瘤清片（胶囊、颗粒）

【处方】熟大黄、土鳖虫、水蛭、桃仁、蒲黄、黄芩、枳实、牡蛎、地黄、白芍、甘草。

【功用主治】活血逐瘀，消癥破积。用于瘀血内停所致的妇女癥瘕。症见小腹胀痛，经色紫暗有块，经行不爽；子宫肌瘤见上述证候者。

【配伍特点】方中熟大黄活血祛瘀，消癥散结，为君药。土鳖虫、水蛭破血逐瘀通经；桃仁、蒲黄活血祛瘀；枳实破气消积，使气行则血行。四药相伍，增强大黄活血逐瘀、消癥散结之效，共为臣药。黄芩清肝泄热，协助大黄清瘀热；牡蛎软坚散结；地黄、白芍养血和血，使消癥攻邪而不伤正。四药共为佐药。甘草调和诸药，为使药。诸药合用，共奏活血逐瘀、消癥破积之功。

【剂型规格】

片剂：每片重 0.4g 或 0.37g。

胶囊：每粒装 0.37g。

颗粒：每袋装 4g。

【用法用量】

片剂：口服。一次 3 片，一日 3 次；或遵医嘱。

胶囊：口服。一次 3 粒，一日 3 次；或遵医嘱。

颗粒：温开水冲服。一次 1 袋，一日 3 次；或遵医嘱。

【临床应用】

癥瘕　因瘀血内停所致。症见下腹包块，推之可移，界限清楚，经血量多，经色紫暗夹块，或经行不爽，或月经周期紊乱，经期延长或久漏不止，面色晦暗，口干不欲饮，大便干结，舌紫暗，或有瘀斑或瘀点，苔黄，脉沉弦；子宫肌瘤见上述证候者。

【使用注意】孕妇、经期及经后 3 天禁用。体弱、阴道出血量多者慎用。

【不良反应】极少数患者服药后，可见经期提前，停药后可自行恢复。

【现代研究】本品具有拮抗雌激素、抗炎及改善微循环等作用。

乳癖消颗粒（胶囊、片）

【处方】鹿角、蒲公英、昆布、天花粉、鸡血藤、三七、赤芍、海藻、漏芦、木香、玄参、牡丹皮、夏枯草、连翘、红花。

【功用主治】软坚散结，活血消痈，清热解毒。用于痰热互结所致的乳癖、乳痈。症见乳房结节，数目不等，大小形态不一，质地柔软，或产后乳房结块，红热疼痛；乳腺增生、乳腺炎早期见上述证候者。

【配伍特点】方中鹿角温肾阳，强筋骨，行血消肿，为君药。鸡血藤、红花养血活血，化瘀散结，为臣药。三七、牡丹皮、赤芍活血化瘀止痛，蒲公英、连翘、天花粉、玄参、夏枯草、漏芦、昆布、海藻清热解毒、散结消肿、化痰散结，木香行气止痛，共为佐药。全方配伍，共奏软坚散结、活血消痈、清热解毒之功。

【剂型规格】

颗粒：每袋装 8g（相当于原药材 6g）。

胶囊：每粒装 0.32g。

片剂：薄膜衣片，每片重 0.34g 或 0.67g；糖衣片，片芯重 0.32g。

【用法用量】

颗粒：温开水冲服。一次 8g，一日 3 次。

胶囊：口服。一次 5～6 粒，一日 3 次。

片剂：口服。一次 5～6 片（薄膜衣片每片重 0.34g 或糖衣片），一日 3 次；一次 3 片（薄膜衣片每片重 0.67g），一日 3 次。

【临床应用】

1.乳癖 因肝胃火盛，痰瘀互结所致。症见单侧或双侧乳房胀痛，肿块明显，皮温微热；乳腺增生病见上述证候者。

2.乳痈 因肝胃火盛，痰热互结或乳汁壅积，化为脓腐所致。症见产后乳房结块，无波动，皮肤微红，胀痛；急性乳腺炎见上述证候者。

【使用注意】对本品过敏者及孕妇禁用。阴疽、流注者慎用。

【不良反应】有服用本品引起水肿、急性荨麻疹的个案报道。

【现代研究】本品具有抑制乳腺增生、镇痛等作用。

桂枝茯苓丸（胶囊）

【处方】桂枝、茯苓、牡丹皮、赤芍、桃仁。

【功用主治】活血，化瘀，消癥。用于妇人宿有癥块，或血瘀经闭、经行腹痛、产后恶露不尽。

【配伍特点】方中桂枝味辛甘，性温，温通经脉，助阳化气，为君药。桃仁味苦，善泄滞血，破恶血，消癥瘕；牡丹皮味微苦，性微寒，能散血行瘀、凉血清热；赤芍味苦酸，性微寒，和血养血，使消癥而不伤正。上药共为臣药。茯苓健脾渗湿，以资化源，为佐药。诸药合用，共奏活血、化瘀、消癥之功。

【剂型规格】

丸剂：大蜜丸，每丸重 6g；水蜜丸，每 100 丸重 10g；浓缩水丸，每 10 丸重 1.5g 或 2.2g。

胶囊：每粒装 0.31g。

【用法用量】

丸剂：口服。大蜜丸一次 1 丸；水蜜丸一次 4g；浓缩水丸一次 9 丸（每 10 丸重 1.5g），或一次 6 丸（每 10 丸重 2.2g）。一日 1 ~ 2 次。

胶囊：口服。一次 3 粒，一日 3 次，饭后服。治疗前列腺增生疗程 8 周，其余适应证疗程 12 周，或遵医嘱。

【临床应用】

1.癥瘕　因瘀血内停，瘀阻冲任所致。症见下腹包块，推之可移，界限清楚，妇女月经不畅，血色暗紫，有小血块，腹痛如刺，痛处拒按，舌暗，有瘀斑，脉沉弦或沉涩，按之有力；子宫肌瘤、慢性盆腔炎性包块、卵巢囊肿见上述证候者。

2.痛经　因瘀血内阻所致。症见经前或经期小腹刺痛拒按，量多或少，色暗红，有血块，血块下后痛减，舌暗或有瘀点，脉沉弦或涩；原发性痛经、子宫内膜异位症见上述证候者。

3.闭经　因瘀血内阻所致。症见经闭不行，小腹刺痛拒按，舌暗或有瘀点，脉沉涩；继发性闭经见上述证候者。

4.产后恶露不尽　因瘀血阻滞胞宫所致。症见产后恶露淋沥不尽，量少，色紫暗有块，小腹疼痛拒按，舌紫暗或边有瘀点，脉弦涩；产后子宫复旧不全见上述证候者。

5.乳癖　因瘀血阻络所致。症见乳房疼痛，有肿块，胸胁胀闷；女性乳腺囊性增生病见上述证候者。

6.癃闭　因瘀血阻络所致。症见小便不爽，尿细如线，或点滴而下，小腹胀痛；前列腺增生见上述证候者。

【使用注意】孕妇禁用。经期前后 3 天禁用。体弱、阴道出血量多者慎用。

【不良反应】服用本品后，偶见胃脘不适、隐痛，停药后可自行消失。

【现代研究】本品具有调节内分泌功能、改善微循环、抗炎、镇痛等作用。

复习思考

扫一扫，知答案

1.简述桂枝茯苓丸（胶囊）的配伍特点及临床应用。

2.试述宫瘤清片（胶囊、颗粒）的功用主治和用法用量。

3.试述乳癖消颗粒（胶囊、片）的功用主治、用法用量和临床应用。

扫一扫，看课件

模 块 六

儿科常用中成药

项目一　解表类中成药

凡是以解表药为主要组成，具有发汗、解肌、透疹等作用，用于治疗表证的中成药，称为解表类中成药。

一、辛温解表类中成药

小儿感冒片

【处方】羌活、荆芥、防风、苍术（炒）、白芷、葛根、川芎、苦杏仁（炒）、地黄、黄芩、甘草、人工牛黄。

【功用主治】发汗解肌，清热透表。用于脏腑积热引起的发热怕冷、肌表无汗、头痛口渴，鼻塞咳嗽。

【配伍特点】方中羌活发散风寒，荆芥、防风、白芷祛风解表，共为君药。苍术发汗解表，葛根解表退热，苦杏仁止咳平喘，地黄清热养阴，共为臣药。黄芩、牛黄泻火解毒；川芎上行头目，祛风止痛。三药共为佐药。甘草调和药性。诸药合用，共奏发汗解肌、清热透表之功。

【剂型规格】片剂：素片重0.18g。

【用法用量】口服。周岁以内一次1～2片,1～3岁一次2～3片,3岁以上一次3～5片,一日2次。

【临床应用】

感冒 症见因脏腑积热引起的发热怕冷、肌表无汗、头痛、口渴、鼻塞咳嗽,上呼吸道感染见上述证候者。

小儿至宝丸

【处方】紫苏叶、广藿香、薄荷、羌活、陈皮、白附子（制）、胆南星、芥子（炒）、川贝母、槟榔、山楂（炒）、茯苓、六神曲（炒）、麦芽（炒）、琥珀、冰片、天麻、钩藤、僵蚕（炒）、蝉蜕、全蝎、人工牛黄、雄黄、滑石、朱砂。

【功用主治】疏风镇惊,化痰导滞。用于小儿风寒感冒、停食停乳、发热鼻塞、咳嗽痰多、呕吐泄泻。

【配伍特点】以紫苏叶、广藿香、薄荷、羌活疏风退热,陈皮、白附子、胆南星、白芥子、川贝母化痰止咳,共为君药。槟榔、山楂、茯苓、六神曲、麦芽消食导滞,琥珀、冰片、牛黄、朱砂镇惊安神、开窍醒脑,共为臣药。天麻、钩藤、僵蚕、蝉蜕、全蝎息风止痉,共为佐药。雄黄解毒,滑石利尿、引热下行,为使药。诸药合用,共奏清热解表、消食化滞、化痰息风之功。

【剂型规格】丸剂：大蜜丸,每丸重1.5g。

【用法用量】口服。一次1丸,一日2～3次。

【临床应用】

1. 小儿感冒 因外感风热所致。症见发热恶寒,鼻塞咳嗽,无汗或汗出不畅,舌质淡红,苔薄白,脉浮略数。

2. 小儿咳嗽 因热痰蕴肺所致。症见发热恶寒,痰黄而稠,烦躁口渴,面唇红赤,小便短赤,大便燥结,舌红苔黄厚。

3. 小儿厌食 因胃肠食积所致。症见不思饮食,呕吐酸腐,腹部胀满,大便臭秽,便后痛减,舌苔厚腻,脉象滑数。

4. 小儿惊风 因痰热上扰,肝风内动所致。症见身热面赤,烦躁口渴,气粗痰鸣,突然惊惕抽搐,牙关紧闭,二便秘涩,舌质红。

【使用注意】本品处方中含朱砂、雄黄,不宜过量久服,肝肾功能不全者慎用。服用前应除去蜡皮、塑料球壳;本品可嚼服,也可分份吞服。

二、辛凉解表类中成药

小儿百寿丸

【处方】钩藤、僵蚕（麸炒）、胆南星（酒炙）、天竺黄、桔梗、木香、砂仁、陈皮、苍术、茯苓、山楂（炒）、六神曲（麸炒）、麦芽（炒）、薄荷、滑石、甘草、朱砂、牛黄。

【功用主治】清热散风，消食化滞。用于小儿风热感冒、积滞。症见发热头痛，脘腹胀满，停食停乳，呕吐酸腐，咳嗽痰多，惊风抽搐。

【配伍特点】方中薄荷、钩藤疏风解表；牛黄、天竺黄、胆南星清热化痰；朱砂、僵蚕镇惊息风；六神曲、麦芽、山楂消食导滞；木香、砂仁、苍术、茯苓理气和中；桔梗、陈皮化痰止咳；滑石利尿，引热下行；甘草调和诸药。全方配伍，共奏清热散风、消食化滞、镇惊息风、化痰止咳之功。

【剂型规格】丸剂：大蜜丸，每丸重3g。

【用法用量】口服。一次1丸，一日2次；周岁以内小儿用量酌减。

【临床应用】

1.感冒　因外感风热所致。症见发热恶风，头痛，鼻塞流涕，喷嚏咳嗽，口渴咽痛，脘腹胀满，不思饮食，口臭，呕吐酸腐，舌红苔黄，脉浮数；小儿胃肠型感冒见上述证候者。

2.积滞　因外感风热，内伤食滞所致。症见发热头痛，脘腹胀满，停食停乳，不思饮食，呕吐酸腐，咳嗽痰多，舌红苔黄，脉浮数；胃肠型感冒见上述证候者。

【使用注意】本品处方中含朱砂，不宜过量久服，肝肾功能不全者慎用；服用前应除去蜡皮、塑料球壳；本品可嚼服，也可分份吞服。

【现代研究】本品具有镇静，抗惊厥，舒张胃、肠和支气管平滑肌，祛痰，镇咳，解热，抗炎，抗菌等作用。

小儿宝泰康颗粒

【处方】连翘、地黄、滇柴胡、玄参、桑叶、浙贝母、蒲公英、南板蓝根、滇紫草、桔梗、莱菔子、甘草。

【功用主治】解表清热，止咳化痰。用于小儿风热外感。症见发热，流涕，咳嗽，脉浮等。

【配伍特点】连翘清热解毒，长于散上焦风热，为君药。臣以柴胡、桑叶辛凉解表，疏风清热。蒲公英、板蓝根清热解毒利咽；竹叶清热除烦，生津止渴，又能凉散上焦风热之邪；生地、玄参、紫草清热凉血，以防小儿疾病传变快，热入血分；贝母、桔梗合用化

191

痰利咽止咳；莱菔子既能消食导滞，又能降气化痰、止咳平喘。以上共为佐药。甘草调和诸药，为使。诸药合用，共奏解表清热、止咳化痰之功。

【剂型规格】颗粒：每袋装 2.6g，或 4g，或 8g。

【用法用量】温开水冲服。1 岁以下每次 2.6g，1～3 岁每次 4g，4～12 岁每次 8g，一日 3 次。

【临床应用】

感冒　因风热外感，邪郁肺卫，肺失宣降所致。症见发热，鼻流清涕，咳嗽，咽部红肿，脉浮等；上呼吸道感染见上述证候者。

【使用注意】对本品过敏者及糖尿病患儿禁用。

【不良反应】有服用本品出现风团样皮疹的文献报道。

【现代研究】本品具有解热、抗病原微生物、镇咳、调节机体免疫力的作用。

小儿热速清颗粒（口服液、糖浆）

【处方】柴胡、黄芩、板蓝根、葛根、金银花、水牛角、连翘、大黄。

【功用主治】清热解毒，泻火利咽。用于小儿外感风热所致的感冒。症见发热，头痛，咽喉肿痛，鼻塞流涕，咳嗽，大便干结。

【配伍特点】方中柴胡透表解热；黄芩清泻肺火，除上焦实热。二药表里双解，共为君药。金银花、连翘清热解毒，轻宣外邪；葛根清热解肌，生津止渴；板蓝根、水牛角清热凉血解毒，利咽消肿。上药共为臣药。另入大黄泄热通便，导热下行，为佐药。诸药合用，共奏清热解毒、泻火利咽之功。

【剂型规格】

颗粒：每袋装 2g，或 6g。

口服液：每支装 10mL。

糖浆剂：每支装 10mL，或每瓶装 120mL。

【用法用量】

颗粒：温开水冲服。1 岁以内一次 0.5～1g，1～3 岁一次 1～2g，3～7 岁一次 2～3g，7～12 岁一次 3～4g，一日 3～4 次。

口服液：口服。1 岁以内一次 2.5～5mL，1～3 岁一次 5～10mL，3～7 岁一次 10～15mL，7～12 岁一次 15～20mL，一日 3～4 次。

糖浆剂：口服。1 岁以内一次 2.5～5mL，1～3 岁一次 5～10mL，3～7 岁一次 10～15mL，7～12 岁一次 15～20mL，一日 3～4 次。

【临床应用】

感冒　因风热之邪犯肺，肺失宣肃，气机不利所致。症见高热，头痛，咳嗽，流涕，咽喉肿痛，大便干结；上呼吸道感染见上述证候者。

【使用注意】对本品过敏者禁用。

【不良反应】有服用本品后出现皮疹的个案报道。

【现代研究】本品具有抗病毒、解热、抗炎、镇咳、祛痰、增强机体免疫功能等作用。

三、表里双解类中成药

小儿柴桂退热颗粒（口服液）

【处方】柴胡、桂枝、葛根、浮萍、黄芩、白芍、蝉蜕。

【功用主治】发汗解表，清里退热。用于小儿外感发热。症见发热，头身痛，流涕，口渴，咽红，溲黄，便干等。

【配伍特点】方中桂枝、柴胡、葛根发汗解肌，退热，共为君药。白芍养血柔肝，缓中止痛，与桂枝相配共解表散寒、调和营卫，为臣药。浮萍发汗解表，蝉蜕疏散风热，黄芩清热泻火，共为佐药。诸药合用，共奏发汗解表、清里退热之功。

【剂型规格】

颗粒：每袋装 4g。

口服液：每支装 10mL。

【用法用量】

颗粒：温开水冲服。1 岁以内一次半袋，1 ～ 3 岁一次 1 袋，4 ～ 6 岁一次 1.5 袋，7 ～ 14 岁一次 2 袋，一日 4 次，3 天为一个疗程。

口服液：口服。1 岁以内一次 5mL，1 ～ 3 岁一次 10mL，4 ～ 6 岁一次 15mL，7 ～ 14 岁一次 20mL，一日 4 次，3 天为一个疗程。

【临床应用】

感冒 因外感风热所致的发热。症见发热，头身疼痛，流涕，口渴，咽红，溲黄，便干等。

小儿豉翘清热颗粒

【处方】连翘、淡豆豉、薄荷、荆芥、栀子（炒）、大黄、青蒿、赤芍、槟榔、厚朴、黄芩、半夏、柴胡、甘草。

【功用主治】疏风解表，清热导滞。用于小儿风热感冒夹滞证。症见发热咳嗽，鼻塞流涕，咽红肿痛，纳呆口渴，脘腹胀满，便秘或大便酸臭，溲黄。

【配伍特点】方中连翘、薄荷、荆芥疏散风热，为君药。大黄泻下攻积，泻火解毒；青蒿清热除湿，行气和胃；赤芍清热；槟榔、厚朴行气导滞，消除脘腹胀满；柴胡、黄芩相使为用，和解少阳，清退半表半里之热。上药共为臣药。淡豆豉辛散解表，作用平和，又兼下气和中之效，用于腹胀呃逆，且与栀子、大黄等同用，可护胃，为佐药。甘草调和药性，为使药。诸药合用，共奏疏风解表、清热导滞之功。

【剂型规格】颗粒：每袋装 2g。

【用法用量】温开水冲服。6 个月～1 岁一次 1～2g，1～3 岁一次 2～3g，4～6 岁一次 3～4g，7～9 岁一次 4～5g，10 岁以上一次 6g，一日 3 次。

【临床应用】

感冒夹滞证　因外感风热，内伤食滞所致。症见发热咳嗽，鼻塞流涕，咽红肿痛，纳呆口渴，脘腹胀满，便秘或大便酸臭，溲黄，舌红，苔黄腻；上呼吸道感染兼消化不良见上述证候者。

小儿双清颗粒

【处方】人工牛黄、羚羊角、水牛角浓缩粉、厚朴、板蓝根、连翘、拳参、石膏、莱菔子（炒）、荆芥穗、薄荷脑、冰片。

【功用主治】清热解毒，表里双解。用于小儿外感属表里俱热证，症见发热、流涕、咽红、口渴、便干、溲赤、舌红、苔黄；急性上呼吸道感染见上述证候者。

【配伍特点】方中牛黄、羚羊角、水牛角泻火解毒，用治小儿高热，共为君药。石膏、板蓝根、拳参清热泻火解毒，连翘、荆芥穗、薄荷脑疏散风热，共为臣药。厚朴、莱菔子行气消滞，冰片开窍醒神，共为佐药。诸药合用，共奏清热解毒、表里双解之功。

【剂型规格】颗粒：每袋装 2g。

【用法用量】温开水冲服。周岁以内小儿一次 0.5～1 袋，1～3 岁一次 1～1.5 袋，4～6 岁一次 1.5～2 袋，7 岁以上一次 2～2.5 袋，一日 3 次；重症者于服药后 2 小时加服 1 次。

【临床应用】

发热　因外感风寒入里，表里俱热所致。症见发热，流涕，咽红，口渴，便干，溲赤，舌红，苔黄者；急性上呼吸道感染见上述证候者。

【使用注意】如小孩因本品味苦，服用困难，可酌加蔗糖。本品含羚羊角细粉，冲水后为混悬性液体。

复习思考

1. 试述小儿感冒片的功用主治、配伍特点、临床应用和使用注意。

2. 试述小儿热速清颗粒（口服液、糖浆）的功用主治、配伍特点、临

扫一扫，知答案

床应用和使用注意。

3. 试述小儿柴桂退热颗粒（口服液）的功用主治、配伍特点、临床应用和使用注意。

4. 试述小儿至宝丹的功用主治和用法用量。

5. 试述小儿百寿丸的功用主治和用法用量。

6. 试述小儿宝泰康颗粒的功用主治和用法用量。

项目二 清热类中成药

【学习目标】
　　熟悉小儿化毒散、健儿清解液、小儿清热利肺口服液、小儿泻速停颗粒、小儿肠胃康颗粒、儿泻停颗粒的功用主治、临床应用、使用注意和不良反应。

一、清热解毒类中成药

小儿化毒散

【处方】牛黄、珍珠、雄黄、大黄、黄连、甘草、天花粉、川贝母、赤芍、乳香（制）、没药（制）、冰片。

【功用主治】清热解毒，活血消肿。用于热毒内蕴，毒邪未尽所致的口疮肿痛、疮疡溃烂、烦躁口渴、大便秘结。

【配伍特点】方中牛黄清热解毒，大黄解毒活血消肿、泄热通便，共为君药。黄连清热泻火，燥湿解毒；珍珠清热解毒，生肌敛疮；雄黄解毒消肿；川贝母、天花粉清热化痰，散结解毒，消肿排脓。上药共为臣药。赤芍、乳香、没药凉血活血祛瘀、消肿生肌止痛，冰片清热止痛，共为佐药。甘草清热解毒，兼能调和诸药，为佐使药。诸药合用，共奏清热解毒、活血消肿之功。

【剂型规格】散剂：每袋装 0.6g 或 3g。

【用法用量】口服。一次 0.6g，一日 1～2 次；3 岁以内小儿用量酌减。外用，敷于患处。

【临床应用】

1. 口疮　因小儿心脾热盛，积热上熏，或邪毒入侵，熏灼口舌，腐蚀肌膜所致。症见口腔溃疡，周围红赤，灼热疼痛，口臭流涎，饮食困难，发热，烦躁，大便干燥，小便短赤，舌红苔黄，脉滑数；口腔溃疡见上述证候者。

2. 喉痹　因邪热壅盛传里，或肺胃素有郁热，上冲咽喉所致。症见壮热，头痛，烦躁，口干狂饮，小便少而赤，大便干结，局部黏膜充血严重，黄白色点状渗出物多，口臭；急性咽炎见上述证候者。

3. 疮疖 因皮质不洁，感染邪毒而发。症见疮疖红肿热痛，脓液稠黄；化脓性皮肤病见上述证候者。

【使用注意】脾胃虚弱患儿慎服；本品不宜大量、长期使用。

【现代研究】本品具有解热、抗病原微生物、改善微循环等作用。

健儿清解液

【处方】金银花、菊花、连翘、山楂、苦杏仁、陈皮。

【功用主治】清热解毒，消滞和胃。用于治疗咳嗽咽痛、食欲不振、脘腹胀满。

【配伍特点】方中金银花、连翘清热解毒，为君药；菊花发散风热，清热解毒为臣药；苦杏仁止咳化痰，山楂消食化积，陈皮理气健脾，三药配伍，具有止咳化痰、消食化积、理气健脾之功，共为佐使药。诸药相合，共奏清热解毒、祛痰止咳、消滞和胃之功。

【剂型规格】口服液：每支装 10mL。

【用法用量】口服。一次 10～15mL，婴儿一次 4mL，5 岁以内 8mL，6 岁以上用量酌加，一日 3 次。

【临床应用】

感冒夹滞 因肺胃蕴热，兼感风邪，以致肺失清肃，胃失和降所致。症见咳嗽咽痛，食欲不振，脘腹胀满。

【使用注意】脾胃虚弱、大便次数多者慎用。忌食生冷、辛辣食物。服本药时不宜同时服用滋补性中成药。

【现代研究】本品具有抗病毒、抗菌、镇吐、促进消化的作用，此外，还可调节机体内部的免疫力。

二、清脏腑热类中成药

小儿清热利肺口服液

【处方】麻黄、生石膏、金银花、连翘、牛蒡子、射干、瓜蒌皮、海浮石、苦杏仁、葶苈子、车前子。

【功用主治】清热宣肺，止咳平喘。用于小儿咳嗽属风热犯肺证。症见发热，咳嗽或咯痰，流涕或鼻塞，咽痛，口渴。

【配伍特点】麻黄性温，石膏大寒，二药合用，宣肺而不助热，清肺而不凉遏。苦杏仁、葶苈子止咳平喘。金银花、连翘疏散风热，清热解毒。牛蒡子、射干清热利咽。瓜蒌皮、海浮石、车前子清热化痰。诸药合用，共奏清热宣肺、止咳平喘之功。

【剂型规格】口服液：每支 10mL。

【用法用量】口服。1～2 岁一次 3～5mL，3～5 岁一次 5～10mL，6～14 岁一次 10～15mL，一日 3 次。

【临床应用】

咳嗽　因外感风热所致。症见发热，咳嗽或咯痰，流涕或鼻塞，咽痛，口渴。

【不良反应】个别患者发生恶心呕吐、腹泻、头晕。

【现代研究】本品具有消炎，镇咳等作用。

小儿泻速停颗粒

【处方】地锦草、儿茶、乌梅、山楂（炒焦）、茯苓、白芍、甘草。

【功用主治】清热利湿，健脾止泻，缓急止痛。用于小儿湿热壅遏大肠所致的泄泻。症见大便稀薄如水样，腹痛，纳差；小儿秋季腹泻及迁延性、慢性腹泻见上述证候者。

【配伍特点】方中地锦草苦辛，清热利湿而止泻，为君药。茯苓甘淡，健脾渗湿，为臣药。儿茶、乌梅酸涩止泻，与君药相合，收涩而不敛邪；山楂消食导滞；白芍、甘草缓急止痛。上药共为佐药。甘草调和诸药，兼为使药。诸药合用，共奏清热利湿、健脾止泻、缓急止痛之功。

【剂型规格】颗粒：每袋装 3g，或 5g，或 10g。

【用法用量】温开水冲服。6 个月以下一次 1.5～3g，6 个月～1 岁一次 3～6g，1～3 岁一次 6～9g，3～7 岁一次 10～15g，7～12 岁一次 15～20g，一日 3～4 次。

【临床应用】

泄泻　因湿热蕴结脾胃，使脾胃运化失司，升降失职所致。症见大便稀溏，或便下不爽，气味臭秽，腹痛，纳差，或肛门灼热；小儿秋季腹泻及迁延性、慢性腹泻见上述证候者。

【使用注意】对本品过敏者禁用。如病情较重或服用 1～2 天后，疗效不佳者可酌情增加剂量。脱水者，可口服或静脉补液。服药期间忌生冷、油腻、辛辣食物。

【现代研究】本品具有抑制肠运动、改善肠功能、镇痛等作用。

儿泻停颗粒

【处方】茜草藤、乌梅、甘草。

【功用主治】清热燥湿，固肠止泻。用于湿热内蕴型小儿腹泻。症见大便呈水样或蛋花汤样，或伴有发热、腹痛、恶心、呕吐等。

【配伍特点】乌梅收敛固涩，具有较强的固肠止泻作用；茜草藤止血化瘀，清热凉血；甘草补脾益气，清热解毒，缓急止痛。诸药合用，共奏清热燥湿、固肠止泻之功。

【剂型规格】颗粒：每袋装 1g。

【用法用量】温开水冲服。1 ～ 6 月一次半袋（0.5g），7 个月～ 2 岁一次 1 袋（1g），3 岁一次 2 袋（2g），4 ～ 6 岁一次 3 袋（3g），7 ～ 14 岁一次 4 袋（4g），一日 3 次，3 天为一个疗程。

【临床应用】

小儿泄泻 因湿热内蕴所致。症见大便呈水样或蛋花汤样，或伴有发热，腹痛，恶心，呕吐等；小儿消化不良、急性肠炎等见上述证候者。

【使用注意】重度营养不良、鼠伤寒沙门氏菌肠炎及大便有脓血者，需配合其他治疗。

【现代研究】本品具有降低肠蠕动、止泻、抑菌等作用。

小儿肠胃康颗粒

【处方】鸡眼草、地胆草、谷精草、夜明砂、蚕沙、蝉蜕、谷芽、盐酸小檗碱、木香、党参、麦冬、玉竹、赤芍、甘草。

【功用主治】清热平肝，调理脾胃。用于小儿营养紊乱所引起的食欲不振，面色无华，精神烦忧，夜寝哭啼，腹泻腹胀。

【配伍特点】方中鸡眼草清热解毒，健脾利湿。地胆草清热解毒，利尿消肿。谷精草清肝热，疏风热。夜明砂清肝热。蚕沙化湿和中。蝉蜕息风止痉，治疗小儿夜啼不安。谷芽消食化积。盐酸小檗碱用于肠道感染及菌痢。木香行气止痛。麦冬、玉竹滋阴，清肺胃热。赤芍清肝经之热。党参补脾益气。甘草调和药性。诸药合用，共奏清热平肝、调理脾胃之功。

【剂型规格】颗粒：每袋装 5g。

【用法用量】温开水冲服。一次 5 ～ 10g，一日 3 次。

【临床应用】

泄泻 因肝经有热，湿邪困脾所致。症见食欲不振，面色无华，精神烦忧，夜寝哭啼，腹泻腹胀；小儿肠炎、小儿营养紊乱见上述证候者。

【使用注意】对盐酸小檗碱过敏者、有溶血性贫血史者、葡萄糖 –6- 磷酸脱氢酶缺乏者，以及糖尿病患儿禁服。感冒时不宜服用。

【不良反应】偶有恶心、呕吐、皮疹和药热，停药后即消失。

【现代研究】本品具有增加胃肠蠕动、抗感染等作用。

复习思考

1.试述小儿化毒散的功用主治和用法用量。

2. 试述健儿清解液的功用主治和用法用量。

3. 试述小儿清热利肺口服液的功用主治和用法用量。

4. 试述小儿泻速停颗粒的功用主治和用法用量。

5. 试述儿泻停颗粒的功用主治和用法用量。

6. 试述小儿肠胃康颗粒的功用主治和用法用量。

扫一扫，知答案

项目三 化痰止咳平喘类中成药

【学习目标】

1. 掌握小儿肺热清颗粒、小儿咳喘灵颗粒（口服液、合剂）、小儿清热止咳口服液（合剂、糖浆）、小儿消积止咳口服液（颗粒）的功用主治、配伍特点、临床应用、使用注意和不良反应。

2. 熟悉小儿肺热咳喘颗粒（口服液）、小儿热咳口服液、小儿肺咳颗粒的功用主治、临床应用、使用注意和不良反应。

凡是以化痰止咳平喘药为主组成，具有化痰止咳平喘等作用，用于治疗痰证、咳嗽、喘证等的中成药，称为化痰止咳平喘类中成药。

小儿肺热清颗粒

【处方】麻黄（蜜炙）、石膏、苦杏仁（炒）、桑白皮（蜜炙）、葶苈子（炒）、当归、丹参、地龙、僵蚕（炒）、甘草。

【功用主治】清肺化痰，止咳平喘。用于小儿急性支气管炎引起的肺热咳嗽，咳痰，痰多色黄，小便黄，大便干，舌红，苔黄或腻，脉滑数等。

【配伍特点】方中麻黄辛甘温，宣肺解表而平喘；石膏辛甘大寒，清泄肺胃之热以生津。两药相辅相成，既能宣肺，又能泄热，共为君药。杏仁降利肺气而平喘咳，桑白皮、葶苈子泻肺平喘，地龙、僵蚕清热平喘，共为臣药。当归润肠通便，兼能平喘；甘草既能益气和中，又与石膏相合而生津止渴。两药为佐使药。诸药合用，共奏清肺化痰、止咳平喘之功。

【剂型规格】颗粒：每袋装 4g。

【用法用量】温开水冲服。1～3 岁一次 4g，3～7 岁一次 6g，7～12 岁一次 8g，12～14 岁一次 12g，一日 3 次，5 天为一个疗程。

【临床应用】

咳嗽 因肺有蕴热所致。症见咳嗽，咳痰，痰多色黄，小便黄，大便干，舌红，苔黄或腻，脉滑数等；小儿急性支气管炎见上述证候者。

【不良反应】个别患儿服药后出现轻度恶心、呕吐、腹泻等胃肠反应，偶见患儿出现口唇发干。

【现代研究】本品具有抗菌、抗病毒、镇咳、平喘等作用。

小儿咳喘灵颗粒（口服液、合剂）

【处方】麻黄、金银花、苦杏仁、板蓝根、石膏、甘草、瓜蒌。

【功用主治】宣肺清热，止咳祛痰平喘。用于上呼吸道感染、气管炎、肺炎、咳嗽等。

【配伍特点】本方由麻杏石甘汤加减化裁而成。麻杏石甘汤功能辛凉宣肺，清热平喘；加金银花、板蓝根清热解毒，疏散风热；加瓜蒌清热化痰，能祛阻于肺窍之痰浊以畅肺气。诸药合用，共奏宣肺清热、止咳祛痰平喘之功。

【剂型规格】

颗粒：每袋装 2g。

口服液：每支装 10mL。

合剂：每瓶装 90mL。

【用法用量】

颗粒：温开水冲服。2 岁以内一次 1g，3～4 岁一次 1.5g，5～7 岁一次 2g，一日 3～4 次。

口服液：口服。2 岁以内一次 5mL，3～4 岁一次 7.5mL，5～7 岁一次 10mL，一日 3～4 次。

合剂：口服。2 岁以内一次 5mL，3～4 岁一次 7.5mL，5～7 岁一次 10mL，一日 3～4 次。

【临床应用】

咳喘 因外感风热袭肺所致。症见发热恶风，微有汗出，咳嗽咯痰，咳喘气促；上呼吸道感染、支气管炎、肺炎见上述证候者

【使用注意】忌辛辣、生冷、油腻食物。不宜在服药期间同时服用滋补性中药。

小儿肺热咳喘颗粒（口服液）

【处方】麻黄、苦杏仁、生石膏、甘草、金银花、连翘、知母、黄芩、板蓝根、麦冬、鱼腥草。

【功用主治】清热解毒，宣肺化痰。用于热邪犯于肺卫所致发热、汗出、微恶风寒、

咳嗽、痰黄，或兼喘息、口干而渴。

【配伍特点】方中银花、连翘、麻黄为君药，寒温并用，共达辛凉宣肺、疏风散热之功，具有疏引入里之邪热从卫分而解之效；辅以生石膏、黄芩之寒凉，增强君药清泄肺热之力；佐以板蓝根、鱼腥草清热解毒、止咳化痰，杏仁降气止咳平喘，知母、麦冬清热养阴生津；全方苦寒之品较多，故用甘草调中和胃，为使药。诸药相伍，共达辛凉宣肺、疏风散热、清热解毒、止咳平喘之功。

【剂型规格】

颗粒：每袋装 3g。

口服液：每支装 10mL。

【用法用量】

颗粒：温开水冲服。3 岁以下一次 3g，一日 3 次；3 岁以上一次 3g，一日 4 次；7 岁以上一次 6g，一日 3 次。

口服液：口服。1～3 岁一次 1 支，一日 3 次；4～7 岁一次 1 支，一日 4 次；8～12 岁一次 2 支，一日 3 次。或遵医嘱。

【临床应用】

感冒　因风热侵犯肺卫所致。症见发热重，恶风，头身疼痛，鼻塞流浊涕，喷嚏，咳嗽，口渴，咽痛，咽喉红肿，舌红苔薄黄，脉浮数，或指纹浮紫；上呼吸道感染见上述证候者。

【使用注意】高血压、心脏病患儿慎用。

【不良反应】大剂量服用可有轻度胃肠不适的反应。

【现代研究】本品具有广谱抗菌、抗病毒、强力祛痰、平喘、镇咳、解热等作用。

小儿热咳口服液

【处方】麻黄（蜜炙）、生石膏、苦杏仁、连翘、大黄、瓜蒌、桑白皮、败酱草、红花、甘草（蜜炙）。

【功用主治】清热宣肺，化痰止咳。用于痰热壅肺证所致的咳嗽，痰黄或喉中痰鸣，发热，咽痛，口渴，大便干等。

【配伍特点】本方由麻杏石甘汤加减化裁而成。麻杏石甘汤功能辛凉宣肺，清热平喘。配以连翘疏散风热，大黄、败酱草泻火解毒，红花凉血解毒，瓜蒌、桑白皮祛痰止咳。诸药合用，共奏清热宣肺、化痰止咳之功。

【剂型规格】口服液：每支装 10 mL。

【用法用量】口服。2～6 岁一次 10mL，7～14 岁一次 20mL，一日 3 次。7 天为一个疗程。

【临床应用】

咳嗽 因痰热壅肺所致。症见咳嗽，痰黄或喉中痰鸣，发热，咽痛，口渴，大便干；小儿急性支气管炎见上述证候者。

【不良反应】服用后偶见腹痛。

【现代研究】本品具有解热、镇咳等作用。

小儿清热止咳口服液（合剂、糖浆）

【处方】麻黄、苦杏仁（炒）、石膏、黄芩、板蓝根、北豆根、甘草。

【功用主治】清热宣肺，平喘利咽。用于小儿外感风热所致的感冒。症见发热恶寒，咳嗽痰黄，气促喘息，口干音哑，咽喉肿痛。

【配伍特点】方中麻黄辛甘温，温肺解表而平喘；石膏辛甘大寒，清泄肺胃之热以生津。两药相辅相成，既能宣肺，又能清热，共为君药。杏仁味苦，降利肺气而平喘咳，与麻黄相配则宣降相因，与石膏相伍则清肃协同，是为臣药。再以苦寒之黄芩清肺泻火解毒，板蓝根、北豆根清热解毒利咽。全方配伍则寒热除，肿痛消，共奏清热宣肺、平喘利咽之功。

【剂型规格】

口服液：每支装 10mL。

合剂：每瓶装 90mL。

糖浆剂：每瓶装 90mL。

【用法用量】

口服液：口服。1～2 岁一次 3～5mL，3～5 岁一次 5～10mL，6～14 岁一次 10～15mL，一日 3 次。用时摇匀。

合剂：口服。1～2 岁一次 3～5mL，3～5 岁一次 5～10mL，6～14 岁一次 10～15mL，一日 3 次。用时摇匀。

糖浆剂：口服。1～2 岁一次 3～5mL，3～5 岁一次 5～10mL，6～14 岁一次 10～15mL，一日 3 次。用时摇匀。

【临床应用】

感冒 因外感风热所致。症见发热恶寒，咳嗽痰黄，气促喘息，口干音哑，咽喉肿痛等。

【使用注意】高血压、心脏病患儿慎用。糖尿病患儿、脾虚易腹泻者应在医师指导下服用。

小儿肺咳颗粒

【处方】人参、茯苓、白术、陈皮、鸡内金、大黄（酒炙）、鳖甲、地骨皮、北沙参、炙甘草、青蒿、麦冬、桂枝、干姜、附子（制）、瓜蒌、桑白皮、款冬花、紫菀、胆南星、黄芪、枸杞子。

【功用主治】健脾益肺，止咳平喘。用于肺脾不足，痰湿内壅所致的咳嗽或痰多稠黄，咳吐不爽，气短，喘促，动辄汗出，食少纳呆，周身乏力，舌红苔厚；小儿支气管炎见以上证候者。

【配伍特点】方中人参、黄芪、桂枝、干姜、附子、白术、茯苓温中益气，健脾益肺；大黄、鸡内金消积导滞，使腑气通畅，肺气得宜；鳖甲、北沙参、麦冬、枸杞、青蒿、地骨皮滋阴清热；瓜蒌、桑白皮、款冬花、紫菀、陈皮、胆南星理气宽胸，化痰止咳；炙甘草调和诸药。上方共奏健脾益肺、止咳平喘之功。

【剂型规格】颗粒：每袋装 2g，或 3g，或 6g。

【用法用量】温开水冲服。1 岁以下一次 2g，1～4 岁一次 3g，5～8 岁一次 6g，一日 3 次。

【临床应用】

1. 痰湿咳嗽 因小儿脾肺气虚，脾失运化，肺失宣降，痰湿蕴肺所致。症见痰多壅盛，色白而稀，痰声辘辘，胸闷纳呆，神乏困倦，舌淡红，苔白腻，脉滑；急、慢性气管炎见上述证候者。

2. 痰热咳嗽 因小儿脾肺气虚，气不化津，痰湿内蕴，易从阳化热，造成痰热壅肺，肺失清肃所致。症见咳嗽痰多，色黄黏稠，难以咯出，甚则喉间痰鸣，发热口渴，烦躁不宁，尿少色黄，大便干结，兼见喘促多汗，食少倦怠，舌质红，苔黄腻，脉滑或指纹紫；急、慢性气管炎见上述证候者。

【使用注意】对本品过敏者禁用。高热咳嗽慎用。服药期间饮食宜清淡，忌辛辣、生冷、油腻食物。

【现代研究】本品具有祛痰、止咳、平喘、镇静、解热等作用。

小儿消积止咳口服液（颗粒）

【处方】连翘、枇杷叶（蜜炙）、瓜蒌、枳实、葶苈子（炒）、桔梗、山楂（炒）、莱菔子（炒）、槟榔、蝉蜕。

【功用主治】清热肃肺，消积止咳。用于小儿食积咳嗽属痰热者。症见咳嗽夜重，喉间痰鸣，腹胀，口臭等。

【配伍特点】方中连翘清热，枇杷叶止咳，共为君药。瓜蒌、枳实、葶苈子、桔梗清肺消痰，为臣药。山楂、莱菔子、槟榔消食导滞，蝉蜕宣肺利咽，为佐药。全方共奏清热肃肺、消积止咳之功。

【剂型规格】

口服液：每支装 10mL。

颗粒：每袋装 3g。

【用法用量】

口服液：口服。1 岁以内一次 5mL，1～2 岁一次 10mL，3～4 岁一次 15mL，5 岁以上一次 20mL，一日 3 次，5 天为一个疗程。

颗粒：温开水冲服。1 岁以内一次 3g，1～2 岁一次 6g，3～4 岁一次 9g，5 岁以上一次 12g，一日 3 次，5 天为一个疗程。

【临床应用】

咳嗽　由脾失健运，乳食停滞，化热生痰，又外感风邪，肺失清肃所致。症见咳嗽痰鸣，痰黏黄稠，腹胀，口臭；上呼吸道感染、急性支气管炎见上述证候者。

【使用注意】3 个月以下婴儿不宜用。服药期间饮食宜清淡，忌生冷、辛辣、油腻食品。

【不良反应】有服用本品引起腹泻的文献报道。

【现代研究】本品具有镇咳、祛痰、抗炎、促进胃肠蠕动等作用。

复习思考

1. 试述小儿肺热清颗粒的功用主治、用法用量、临床应用和使用注意。

2. 试述小儿咳喘灵颗粒（口服液、合剂）的功用主治、用法用量、临床应用和使用注意。

3. 试述小儿清热止咳口服液（合剂、糖浆）的功用主治、用法用量、临床应用和使用注意。

4. 试述小儿消积止咳口服液（颗粒）的功用主治、用法用量、临床应用和使用注意。

扫一扫，知答案

项目四　扶正类中成药

【学习目标】

1. 掌握健儿消食合剂（口服液）、醒脾养儿颗粒的功用主治、配伍特点临床应用、使用注意和不良反应。

2. 熟悉宝儿康散、儿脾醒颗粒的功用主治、用法用量。

凡是以补益药为主组成，具有补养人体气、血、阴、阳等作用，用于治疗各种虚证的中成药，称为扶正类中成药。

宝儿康散

【处方】太子参、芡实、薏苡仁、茯苓、白扁豆（炒）、甘草、白术、麦芽、山楂、北沙参、山药、陈皮、石菖蒲、莲子。

【功用主治】补气健脾，开胃消食，渗湿止泻。用于小儿脾胃虚弱所致的消化不良，食欲不振，大便异常，精神困倦，睡眠不安，夜惊，夜啼等症。

【配伍特点】方中太子参、白术、茯苓益气健脾渗湿，为君。配以山药、莲子助太子参健脾益气，兼以止泻。薏苡仁、白扁豆助白术、茯苓以健脾渗湿。四药共为臣。佐以麦芽、山楂、陈皮开胃消食，北沙参滋养胃阴，莲子健脾止泻，石菖蒲化湿和胃。甘草健脾和中，调和诸药，为使。诸药合用，共奏补气健脾、开胃消食、渗湿止泻之功。

【剂型规格】散剂：每瓶装 1g。

【用法用量】口服。1 岁小儿一次 0.25g,2～3 岁一次 0.5g,4～6 岁一次 1g，一日 2 次。

【临床应用】

厌食　因脾胃虚弱所致。症见食欲不振，大便异常，精神困倦，睡眠不安，夜惊，夜啼等；小儿消化不良见上述证候者。

【使用注意】服药期间忌食寒凉及不易消化的食品。

【现代研究】本品具有刺激消化液分泌、加快胃蠕动、抗菌等作用。

儿脾醒颗粒

【处方】山楂、麦芽、鸡内金、山药、薏苡仁、白扁豆、陈皮、茯苓。

【功用主治】健脾和胃，消食化积。用于脾虚食滞引起的小儿厌食。

【配伍特点】方中山楂、麦芽、鸡内金健脾消食化积，为君药。山药、薏苡仁、白扁豆、茯苓益气健脾，为臣药。佐以陈皮行气调中，以行脾胃气滞。诸药合用，共奏健脾和胃、消食化积之功。

【剂型规格】颗粒：每袋装 2.5g。

【用法用量】温开水冲服。1～2 岁一次 1.25g，一日 2 次；3～5 岁一次 1.25g，一日 3 次；6～14 岁一次 2.5g，一日 2～3 次；14 岁以上，一次 2.5g～5g，一日 2～3 次。

【临床应用】

厌食　因脾虚食滞所致。症见厌食，大便稀溏，消瘦体弱，脉细弱等；小儿营养不良、消化不良等见上述证候者。

【使用注意】感冒时不宜服用。忌食生冷、油腻及不易消化的食物。

健儿消食合剂（口服液）

【处方】黄芪、炒白术、陈皮、炒莱菔子、炒山楂、黄芩、麦冬。

【功用主治】健脾益胃，理气消食。用于小儿饮食不节损伤脾胃所致的纳呆食少，脘腹胀满，手足心热，自汗乏力，大便不调，以至厌食、恶食。

【配伍特点】方中黄芪益气固表，健脾升阳，以资化源，为君药。白术补气健脾，固表止汗，为臣药。陈皮理气运脾，莱菔子、山楂消食化积，黄芩、麦冬清湿热、益胃阴，共为佐药。诸药相合，共奏健脾益胃、理气消食之功。

【剂型规格】

合剂：每瓶装 120mL。

口服液：每支装 10mL。

【用法用量】

合剂：口服。3 岁以内一次 5 ～ 10mL，3 岁以上一次 10 ～ 20mL，一日 2 次，用时摇匀。

口服液：口服。3 岁以内一次 5 ～ 10mL，3 岁以上一次 10 ～ 20mL，用时摇匀。

【临床应用】

厌食　因脾胃虚弱，运化失调所致。症见纳呆食少，面色萎黄，脘腹胀满，容易出汗，舌苔薄白，脉弱无力；小儿厌食症见上述证候者。

【使用注意】对本品过敏者禁用。胃阴不足者慎用。服药期间应调节饮食，纠正不良饮食习惯，忌油腻、不易消化的食物。

【现代研究】本品具有调节胃肠道功能、促进消化液分泌等作用。

醒脾养儿颗粒

【处方】毛大丁草、蜘蛛香、一点红、山栀茶。

【功用主治】醒脾开胃，养血安神，固肠止泻。用于脾气虚所致的儿童厌食、腹泻便溏、烦躁冷汗、遗尿夜啼。

【配伍特点】方中毛大丁草醒脾开胃，消食化滞，行气祛湿，利水止泻，为君药。蜘蛛香理气和中，散寒除湿，安神镇静，为臣药。一点红清热解毒，利水止泻；山栀茶宁心除烦，镇静安神。二药共为佐药。四药合用，共奏醒脾开胃、养血安神、固肠止泻之功。

【剂型规格】颗粒：每袋装 2g。

【用法用量】温开水冲服。1 岁以内一次 2g，一日 2 次；1 ～ 2 岁一次 4g，一日 2 次；3 ～ 6 岁一次 4g，一日 3 次；7 ～ 14 岁一次 6 ～ 8g，一日 2 次。

【临床应用】

1. 厌食　因脾胃气虚，升降失司所致。症见不思进食，食而不化，大便溏薄，夹不消化食物，面色少华，形体偏瘦，肢体倦怠乏力，舌质淡，苔薄白，脉缓无力；小儿厌食症见上述证候者。

2. 泄泻　因脾胃虚弱，乳食不节所致。症见倦怠乏力，纳呆食少，大便稀溏，色淡不臭，多于食后作泻，时轻时重，面色萎黄，形体消瘦；或大便稀溏，夹有乳凝块或食物残渣，气味酸臭，脘腹胀痛；或呕吐泛酸，不思乳食，夜卧不安。小儿慢性肠炎见上述证候者。

3. 遗尿　因脾肾亏虚，气化不足，水道失约所致。症见神疲乏力，面色无华，食欲不振，夜间遗尿，大便溏薄，舌质淡，脉沉无力；功能性遗尿见上述证候者。

4. 夜啼　因脾肾虚寒，气机不通，腹痛所致。症见胃纳欠佳，脘腹隐痛，夜间尤甚，至夜啼哭，时发时止，兼见烦躁不安。

【使用注意】对本品过敏者、糖尿病患儿禁用。湿热泄泻者慎用。服药期间忌食生冷、油腻及不易消化的食物。

【现代研究】本品具有抑制小肠运动、抗应激及增强机体免疫功能的作用。

复习思考

1. 试述健儿消食合剂（口服液）的功用主治、用法用量、临床应用和使用注意。
2. 试述醒脾养儿颗粒的功用主治、用法用量、临床应用和使用注意。
3. 试述宝儿康散的功用主治和用法用量。
4. 试述儿脾醒颗粒的功用主治和用法用量。

扫一扫，知答案

项目五　理气和胃消食类中成药

【学习目标】

　　熟悉小儿香橘丸、小儿七星茶颗粒（口服液、糖浆）、小儿消食片（颗粒）的功用主治、配伍特点、用法用量、临床应用、使用注意和不良反应。

　　凡是以理气药、消食药为主组成，具有舒畅气机、消食化积等作用，用于治疗脾胃气滞、饮食积滞证的中成药，称为理气和胃消食类中成药。

小儿香橘丸

【处方】木香、陈皮、苍术（米泔炒）、炒白术、茯苓、甘草、白扁豆（去皮）、麸炒山药、莲子、麸炒薏苡仁、炒山楂、炒麦芽、六神曲（麸炒）、姜厚朴、麸炒枳实、醋香附、砂仁、法半夏、泽泻。

【功用主治】健脾和胃，消食止泻。用于脾虚食滞所致的呕吐泄泻，脾胃不和，身热腹胀，面黄肌瘦，不思饮食。

【配伍特点】方中白术补气健脾，为治疗脾气虚弱，食少便溏的要药，故为君药。茯苓、薏苡仁淡渗利湿，健脾止泻；白扁豆、山药、莲子补脾益气，化湿止泻；苍术芳香燥烈，健脾止泻。六药共助君药健脾和胃，利湿止泻，为臣药。六神曲、山楂、麦芽消食化积；陈皮、木香、厚朴、枳实、香附、砂仁疏利气机，使气利而积消；半夏燥湿化痰，和胃降逆；泽泻利水渗湿。上药共助君药加强理气消积、和胃化湿的作用，使脾胃健运功能得以恢复，共为佐药。甘草缓和药性，调和诸药，为使药。诸药相合，共奏健脾和胃、消食止泻之功。

【剂型规格】丸剂：大蜜丸，每丸重3g。

【用法用量】口服。一次1丸，一日3次。周岁以内小儿用量酌减。

【临床应用】

小儿厌食症　因脾虚食滞所致。症见呕吐泄泻，脾胃不和，身热腹胀，面黄肌瘦，不思饮食。

【使用注意】服用前应除去蜡皮、塑料球壳；本品可嚼服，也可分份吞服。

小儿七星茶颗粒（口服液、糖浆）

【处方】薏苡仁、稻芽、山楂、淡竹叶、钩藤、蝉蜕、甘草。

【功用主治】开胃消滞，清热定惊。用于小儿积滞化热所致的消化不良，不思饮食，烦躁易惊，夜寐不安，大便不畅，小便短赤。

【配伍特点】方中薏苡仁健脾止泻，为君药；稻芽、山楂消导积滞，淡竹叶清心火、利小便，共为臣药；蝉蜕、钩藤定惊安神，为佐药；甘草调和诸药。诸药配伍，共奏消食导滞、定惊安神之功。

【剂型规格】

颗粒：每袋装3.5g或7g。

口服液：每支装10mL。

糖浆剂：每瓶装10mL。

【用法用量】

颗粒：温开水冲服。一次 3.5 ～ 7g，一日 3 次。

口服液：口服。一次 10 ～ 20mL（1 ～ 2 支），一日 2 次，婴儿用量酌减。

糖浆剂：口服。一次 10 ～ 20mL，一日 2 次，婴儿用量酌减。

【临床应用】

积滞　因小儿乳食内积所致。症见呕吐酸馊乳片或食物残渣，腹满胀痛，夜卧不安，食欲不振，大便酸臭或便秘，小便短黄或如米泔，或伴低热，舌红苔腻，脉弦滑；小儿消化不良见上述证候者。

【使用注意】过敏体质者慎用。服药期间忌食生冷、油腻、不易消化的食物。

小儿消食片（颗粒）

【处方】鸡内金（炒）、山楂、六神曲（炒）、麦芽（炒）、槟榔、陈皮。

【功用主治】消食化滞，健脾和胃。用于食滞肠胃所致的积滞。症见食少，便秘，脘腹胀满，面黄肌瘦。

【配伍特点】方中山楂善健脾开胃，消一切饮食积滞，故为君药。六神曲、麦芽消食化滞、健胃和中；鸡内金运脾健胃、消化食积，共为臣药。槟榔、陈皮行气消积，导滞通便，为佐药。诸药合用，共奏消食化滞、健脾和胃之功。

【剂型规格】

片剂：每片重 0.3g；薄膜衣片，每片重 0.4g

颗粒：每袋装 1g。

【用法用量】

片剂：口服。1 ～ 3 岁一次 2 ～ 3 片，3 ～ 7 岁一次 3 ～ 5 片，一日 3 次。

颗粒：温开水冲服。1 ～ 3 岁一次 0.5 ～ 1.0g，3 ～ 7 岁一次 1.0 ～ 1.5g，一日 3 次。

【临床应用】

食积　因食滞胃肠所致。症见食少，便秘，脘腹胀满，面黄肌瘦。

【使用注意】脾虚泄泻、大便溏薄、次数多者应慎用或不用。

复习思考

1.试述小儿香橘丸的功用主治、用法用量、临床应用和使用注意。

2.试述小儿七星茶颗粒（口服液、糖浆）的功用主治、用法用量、临床应用和使用注意。

3.试述小儿消食片（颗粒）的功用主治、用法用量、临床应用和使用注意。

扫一扫，知答案

扫一扫，看课件

模 块 七
眼科常用中成药

项目一　清热类中成药

【学习目标】
1. 熟悉黄连羊肝丸、明目蒺藜丸、明目上清丸（片）的功用主治、配伍特点、临床应用、使用注意和不良反应。
2. 了解熊胆眼药水、八宝眼药的功用主治、临床应用、使用注意和不良反应。

凡是以清热药为主组成，具有清热散风、明目止痛、泻火明目等作用，用于治疗上焦火盛所致的暴发火眼、睑弦赤烂，或肝火旺盛所致的暴风客热、天行赤眼、胬肉攀睛等眼科疾病的中成药，称为眼科清热类中成药。

黄连羊肝丸

【处　方】黄连、胡黄连、黄芩、黄柏、龙胆、柴胡、青皮（醋炒）、木贼、密蒙花、茺蔚子、决明子（炒）、石决明（煅）、夜明砂、鲜羊肝。

【功用主治】泻火明目。用于肝火旺盛所致的目赤肿痛，视物昏暗，羞明流泪，胬肉攀睛。

【配伍特点】方中黄连、黄芩、黄柏、龙胆泻火解毒，清心泻肝，为君药。密蒙花、决明子、石决明、茺蔚子、夜明砂、木贼均入肝经，能散风清热，平肝明目；胡黄连亦可清除湿热，以助君药泻火。上药共为臣药。柴胡、青皮亦入肝经，顺气行血；鲜羊肝苦寒，可治目赤肿痛。上药共为佐药。诸药合用，苦寒直折，共奏清热泻火之功。

【剂型规格】丸剂：大蜜丸，每丸重9g；水蜜丸，每20丸重1g；小蜜丸，每100丸重20g。

【用法用量】口服。大蜜丸，一次 1 丸，一日 1～2 次；水蜜丸，一次 6g，一日 1～2 次；小蜜丸，一次 9g（45 丸），一日 1～2 次。

【临床应用】

1. 暴风客热 因肝火旺盛所致。症见白睛红赤如火，水肿，眵多干结，目中灼热，口渴咽干，溲赤便秘，舌红苔黄，脉弦数；急性卡他性结膜炎见上述证候者。

2. 天行赤眼 因感受时疫疠气而起，易于传染，多见双眼发病。症见白睛红赤或有小片出血，灼热涩痛，畏光流泪，少眵或无眵；流行性眼角膜结膜炎见上述证候者。

3. 胬肉攀睛 因肝火上炎所致。症见胬肉初生于内眦或外眦部，沿白睛渐向黑睛攀生，甚则遮蔽瞳神，红赤高起，刺痒磨痛或轻度畏光，每遇过食辛辣厚味，或饮酒之后，或少睡眠，则红赤增甚，胬肉渐长；翼状胬肉见上述证候者。

4. 视瞻昏渺 因肝火上炎所致。症见眼外观正常，自觉视力逐渐下降，昏渺不清，或伴眼球疼痛，口苦口干，舌红苔黄，脉弦数；球后视神经炎、视神经萎缩早期见上述证候者。

【使用注意】孕妇慎用。服药期间饮食宜清淡，忌食辛辣、肥甘之品。有外眼症状者，须配合外用眼药治疗。

【现代研究】本品具有抗炎、镇痛、增加机体免疫功能的作用。

明目蒺藜丸

【处方】黄连、川芎、白芷、蒺藜（盐水炙）、地黄、荆芥、旋覆花、菊花、薄荷、蔓荆子（微炒）、黄柏、连翘、密蒙花、防风、赤芍、栀子（姜水炙）、当归、甘草、决明子（炒）、黄芩、蝉蜕、石决明、木贼。

【功用主治】清热散风，明目退翳。用于上焦火盛引起的暴发火眼，云蒙障翳，羞明多眵，眼边赤烂，红肿痛痒，迎风流泪。

【配伍特点】方中蒺藜、蔓荆子、菊花、蝉蜕疏风明目，止痒退翳，为君药。旋覆花、荆芥、薄荷、白芷、木贼、决明子、密蒙花、石决明清泄肝热，平抑肝气，祛风止痒，明目通翳；黄连、黄芩、栀子、黄柏、连翘直折三焦实火而翳明目。上药共为臣药。当归、赤芍、地黄、川芎养血行血，清热凉血，为佐药。防风轻疏散风，载药上行；甘草调和诸药。两药共为使药。诸药合用，共奏清热散风、明目退翳之功。

【剂型规格】丸剂：水丸，每 20 粒重 1g。

【用法用量】口服。一次 9g，一日 2 次。

【临床应用】

1. 暴风客热 因外感风热，入里化热，上焦火盛所致。症见白睛红赤肿胀高起，眼睑肿胀，眵多如脓，伴有口渴，便秘，舌红苔黄，脉数；急性卡他性结膜炎见上述证候者。

2. 黑睛障翳 因风热上扰黑睛所致。症见黑睛表面溃破，生星翳或如银星，或如凝脂翳状，伴有疼痛，羞明，流泪，白睛抱轮红赤，甚则视力下降，头额疼痛；单纯性角膜溃疡见上述证候者。

3. 睑弦赤烂 因风热夹湿，上犯眼睑所致。症见睑弦生鳞屑样痂皮，或睫毛周围生脓点，脓痂，刺痒不适，甚则溃烂延及眼睑皮肤，脓水浸淫成疮；鳞屑性睑缘炎、化脓性睑缘炎、眼睑湿疹见上述证候者。

【使用注意】对本品过敏者禁用。孕妇、阴虚火旺者及年老体弱者慎用。服药期间饮食宜清淡，忌辛辣、肥甘厚腻之品，忌烟酒。

明目上清丸（片）

【处方】菊花、连翘、黄芩、黄连、薄荷脑、荆芥油、蝉蜕、蒺藜、栀子、熟大黄、石膏、天花粉、麦冬、玄参、赤芍、当归、车前子、枳壳、陈皮、桔梗、甘草。

【功用主治】清热散风，明目止痛。用于治疗暴发火眼。症见红肿作痛，头晕目眩，眼边刺痒，大便燥结，小便赤黄。

【配伍特点】方中菊花、连翘疏散风热以明目，黄芩、黄连清泻肝经实火湿热，四药清热疏风明目，共为君药。薄荷脑、荆芥油、蝉蜕、蒺藜助君药疏风散热，栀子、熟大黄、石膏、天花粉清入里之无形邪热，合为臣药。麦冬、玄参养阴清热；赤芍、当归活血散瘀；车前子清热明目，引邪热由小便而解；枳壳、陈皮条达气机，宽中导滞。上七味共为佐药。另以桔梗载药上行，甘草清热解毒，调和诸药，为佐使药。诸药合用，共奏清热散风、明目止痛之功。

【剂型规格】

丸剂：每袋（瓶）装9g。

片剂：素片，每片重0.6g；薄膜衣片，每片重0.63g。

【用法用量】

丸剂：口服。一次9g，一日1～2次。

片剂：口服。一次4片，一日2次。

【临床应用】

1. 暴风客热 因肝经风热上扰所致。症见白睛红肿虚浮，甚则眼睑红赤、肿胀、灼热、异物感，眵多如脓，或有身热恶风，耳前淋巴结肿大，大便干结，小便黄赤，舌红苔黄，脉洪数；急性细菌性结膜炎见上述证候者。

2. 睑弦赤烂 因风热夹湿所致。症见眼睑边缘红赤刺痒、灼热疼痛，甚则眼睑边缘及附近皮肤溃烂，流脓水，睫毛乱生或脱落，口苦咽干，舌红苔黄，脉数；溃疡性睑缘炎见上述证候者。

【使用注意】对本品过敏者及孕妇禁用。脾胃虚寒者及年老体弱者慎用。服药期间饮食宜清淡，忌辛辣、油腻食物。使用本品时，应配合使用治疗暴发火眼的外用眼药，如滴眼剂、洗眼剂和外敷剂等。患有严重高血压、心脏病、肾病、糖尿病等慢性病的患者应在医师指导下服用。

熊胆眼药水

【处方】熊胆粉。

【功用主治】清热解毒，祛翳明目。用于急、慢性卡他性结膜炎。

【配伍特点】熊胆苦寒，有清热解毒、清泻肝火、息风止痉之功，又兼有一定的清肝明目之效，故可治疗肝热所致的目赤翳障及目赤肿痛。

【剂型规格】每支装 10mL。

【用法用量】滴入眼睑内，一次 1～3 滴，一日 3～5 次。

【临床应用】

急、慢性卡他性结膜炎　症见单眼或双眼结膜充血，有大量脓性分泌物或自觉异物感、干涩感、痒、刺痛及视力疲劳等。

【使用注意】孕妇慎用。打开瓶盖后，7 天内用完。

【现代研究】有显著的抗炎，确切的抗病毒、抑菌，稳定的镇痛和快速止痒的作用。

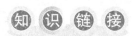

眼药水的正确使用方法

1. 清洁手及脸部。

2. 平躺在床上，眼睛看向天花板。

3. 打开眼药水，瓶盖不要朝下放，以免污染。

4. 拉开下眼睑，将 1～2 滴眼药水滴入下眼睑和眼球之间。注意不要让瓶口接触到睫毛。

5. 轻轻松开下眼睑，闭目养神 3 分钟以上，同时用右手拇指及食指轻轻压住两个内眼角，以防眼药水通过鼻泪管进入鼻腔。

八宝眼药

【处方】珍珠、麝香、熊胆、海螵蛸（去壳）、硼砂、朱砂、冰片、炉甘石（三黄汤飞）、地栗粉。

【功用主治】清火止痛，消肿退翳。用于目赤肿痛，眼缘溃烂，畏光怕风，眼角涩痒。

【配伍特点】方中熊胆、珍珠清热明目；炉甘石、麝香止痛去翳；海螵蛸治疮多脓汁；朱砂、硼砂、冰片清热解毒；地栗粉，即荸荠，不特消痞积，更能辟瘴气。诸药合用，共奏清火止痛、消肿退翳之功。

【剂型规格】散剂：每瓶装 0.3g。

【用法用量】每用少许点于眼角，一日 2～3 次。

【临床应用】

暴风客热　因风热上扰所致。症见白睛红赤，眼睑肿胀，眵多如脓，迎风流泪，伴有口渴，便秘，舌红苔黄，脉数；急性结膜炎见上述证候者。

【使用注意】孕妇慎用。

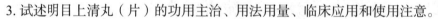

复习思考

扫一扫，知答案

1. 试述黄连羊肝丸的功用主治、用法用量、临床应用和使用注意。
2. 试述明目蒺藜丸的功用主治、用法用量、临床应用和使用注意。
3. 试述明目上清丸（片）的功用主治、用法用量、临床应用和使用注意。

项目二　扶正类中成药

【学习目标】

　　熟悉明目地黄丸、石斛夜光丸、障眼明片（胶囊）、珍珠明目滴眼液的功用主治、配伍特点临床应用、使用注意和不良反应。

凡是以补虚药为主组成，具有滋肾、养肝、明目等作用，主要用于治疗肝肾阴虚所致的视瞻昏渺、干涩昏花、圆翳内障等眼科疾病的中成药，称为眼科扶正类中成药。

明目地黄丸

【处方】熟地黄、酒萸肉、枸杞子、山药、当归、白芍、蒺藜、石决明（煅）、牡丹皮、茯苓、泽泻、菊花。

【功用主治】滋肾，养肝，明目。用于肝肾阴虚所致的目涩畏光，视物模糊，迎风流泪。

【配伍特点】方中熟地黄滋补肾阴，填精益髓，精气充则神旺，神旺则目精光明，故为君药。山茱萸、枸杞子、山药、当归、白芍补精养血，血盛则形强，以充养神光，为臣药。蒺藜、石决明平肝祛翳，明目除昏；牡丹皮凉血散瘀，治血中郁热；茯苓、泽泻清热利湿，引浮火下行。上药共为佐药。菊花清热散风，除头痛目赤，引药上行，可升发阴精，为佐使药。诸药合用，共奏滋肾养肝、益精升阴明目之功。

【剂型规格】丸剂：大蜜丸，每丸重 9g；水蜜丸，每袋装 6g；小蜜丸，每袋装 9g；浓缩丸，每 8 丸相当于原生药 3g。

【用法用量】口服。大蜜丸一次 1 丸，水蜜丸一次 6g，小蜜丸一次 9g，一日 2 次；浓缩丸一次 8 ～ 10 丸，一日 3 次。

【临床应用】

1. 视瞻昏渺 因劳神竭视，血少，元气弱或精血亏损所致。症见眼外观端好，无异常人，自觉视力渐降，视物不清；一些慢性视神经、视网膜疾病如慢性球后视神经炎、轻度视神经萎缩、视网膜黄斑部的退行性病变见上述证候者。

2. 干涩昏花 因劳瞻竭视，过多思虑，或房劳过度，致伤神水所致。症见目干涩不爽，视物昏花，甚则黑睛枯干，视力受损，常伴口干鼻燥，妇女月经不调，白带稀少；角膜结膜干燥症见上述证候者。

3. 溢泪症 因年老体衰，精血不足，筋肉弛缓，眼液失约所致。症见初起迎风流泪，甚则时时泪下，但冲洗泪道检查通畅；泪道狭窄见上述证候者。

【使用注意】肝经风热、肝火上扰者，以及脾胃虚弱、运化失调者宜慎用。服药期间忌辛辣、油腻食物。

【现代研究】本品具有抑制白内障形成的作用。

石斛夜光丸

【处方】石斛、人参、山药、茯苓、甘草、肉苁蓉，枸杞子、菟丝子、地黄、熟地黄、五味子、天冬、麦冬、苦杏仁、防风、川芎，麸炒枳壳、黄连、牛膝、菊花、盐蒺藜，青葙子、决明子、水牛角浓缩粉、羚羊角。

【功用主治】滋阴补肾，清肝明目。用于肝肾两亏，阴虚火旺所致的内障目暗，视物昏花。

【配伍特点】方中麦冬、天冬滋阴润燥，养阴生津；地黄、熟地黄补肾生精，养血滋阴。二冬合二地，金水相生，再加石斛清热生津、滋阴明目，共为君药，共奏生津补肾、滋阴养血之功。臣以肉苁蓉、菟丝子、枸杞子补益肝肾，益精明目。佐以人参、茯苓、山药补脾健肺，资生气血；蒺藜、菊花、青葙子、决明子疏风散热，清肝明目；黄连、水牛角、羚羊角凉血清热；川芎、防风、枳壳、杏仁行气活血，畅达气机；五味子酸涩暖肾，固精生津；牛膝补益肝肾，活血祛瘀，引热下行。使以甘草调和药性。诸药合用，共奏滋

215

阴补肾、清肝明目之功。

【剂型规格】丸剂：水蜜丸、小蜜丸，每 10 丸重 9g；大蜜丸，每丸重 9g。

【用法用量】口服。水蜜丸、小蜜丸一次 9g，大蜜丸一次 1 丸，一日 2 次。

【临床应用】

1. 圆翳内障　因肝肾不足所致，多发于 50 岁以上老人。症见双眼先后或同时发病，视物逐渐昏花，视力缓慢下降或有单眼复视、多视，伴干涩不舒，腰膝酸软，不能久视；老年性白内障见上述证候者。

2. 五风内障　因阴虚阳亢，肝风上扰所致。症见头目胀痛，瞳仁散大，视物昏蒙，观灯火有虹晕，目珠变硬，伴眩晕耳鸣，口燥咽干，舌红少苔，脉弦而数；青光眼见上述证候者。

3. 暴盲　因肝阴不足，虚火炽盛所致。症见视力缓慢下降，眼眶深部疼痛，视乳头无变化或充血，伴头晕耳鸣，颧红唇干，五心烦热，舌红少苔，脉细数；视神经炎、视神经萎缩见上述证候者。

【使用注意】服药期间忌烟、酒及辛辣刺激性食物。

【现代研究】本品具有改善微循环、调节免疫机能、抗疲劳等作用。

障眼明片（胶囊）

【处方】肉苁蓉、枸杞子、熟地黄、山茱萸、蕤仁（去内果皮）、密蒙花、菊花、决明子、青葙子、川芎、黄芪、黄精、石菖蒲、葛根、党参、蔓荆子、车前子、白芍、甘草、菟丝子、升麻、关黄柏。

【功用主治】补益肝肾，退翳明目。用于肝肾不足所致的干涩不舒，单眼复视，腰膝酸软，或轻度视力下降；早、中期老年性白内障见上述证候者。

【配伍特点】方中枸杞子、黄精滋补肝肾，益精明目，为君药。菟丝子、山茱萸、肉苁蓉补阳益阴、固精明目，熟地黄、白芍、川芎养血明目，共为臣药。佐以决明子、密蒙花、青葙子、蕤仁、菊花清肝泄热，明目退翳；黄柏滋阴降火；蔓荆子、葛根、升麻疏散风热，清利头目；党参、黄芪健脾益气，养血生津；石菖蒲、车前子化湿开窍。使以甘草调和药性。全方合用，共奏补益肝肾、退翳明目之功。

【剂型规格】

片剂：糖衣片，片芯重 0.21g；薄膜衣片，每片重 0.21g 或 0.42g。

胶囊：每粒装 0.25g 或 0.4g。

【用法用量】

片剂：口服。一次 4 片（糖衣片或薄膜衣片重 0.21g），一日 3 次；或一次 2 片（薄膜衣片重 0.42g），一日 3 次。

胶囊：口服。一次 4 粒（每粒装 0.25g），一日 3 次；或一次 3 粒（每粒装 0.4g），一日 3 次。

【临床应用】

圆翳内障　因肝肾不足所致,多发于 50 岁以上老人。症见双眼先后或同时发病,视物逐渐昏花,视力缓慢下降或有单眼复视、多视,伴干涩不舒,腰膝酸软,不能久视;老年性白内障早、中期见上述证候者。

【使用注意】对本品过敏者禁用。脾胃虚寒者慎用。忌辛辣、油腻食物。

【现代研究】本品具有抑制白内障形成的作用。

珍珠明目滴眼液

【处方】珍珠液、冰片。

【功用主治】清肝,明目,止痛。用于老年性白内障、慢性结膜炎、视疲劳等,能近期提高早期老年性白内障的远视力,并能改善眼胀、眼痛、干涩不舒、不能持久阅读等症。

【配伍特点】方中珍珠水解液具有养阴息风、清热逐痰、去翳明目的功能,冰片具有通诸窍、散郁火、去翳明目、消肿止痛的功能。两者合用,共奏清热明目止痛之功。

【剂型规格】滴眼剂:每支装 8mL,或 10mL,或 12mL,或 15mL。

【用法用量】滴入眼睑内,一次 1 ～ 2 滴,一日 3 ～ 5 次。

【临床应用】

1.圆翳内障　因肝肾阴虚,不能养目所致。症见视力缓慢下降,视物昏花,晶珠轻度混浊;老年性白内障早期见上述证候者。

2.干涩昏花　因肝阴不足,不能濡养目窍所致。症见眼痒刺痛,干涩不舒,隐涩难开,眼睑沉重;慢性结膜炎见上述证候者。

3.视力疲劳　因肝阴不足,肝气偏亢所致。症见阅读不能持久,久则模糊,复视,甚则头痛、眩晕,双眼胀痛,眼睑垂闭,不敢睁眼,心烦易怒。

【使用注意】过敏体质者慎用。滴后有沙涩磨痛、流泪频频者停用;有眼痒、眼睑皮肤潮红、结膜水肿者停用,并及时就诊。

【不良反应】有使用本品致过敏反应的个案报道。

【现代研究】本品具有抗炎、抑制白内障形成、解除平滑肌痉挛等作用。

复习思考

1.试述明目地黄丸的功用主治、用法用量、临床应用和使用注意。

2.试述石斛夜光丸的功用主治、用法用量、临床应用和使用注意。

3.试述障眼明片(胶囊)的功用主治、用法用量、临床应用和使用注意。

扫一扫,知答案

项目三 祛瘀类中成药

凡是以活血化瘀药为主组成，具有活血化瘀、益气养阴等作用，主要用于治疗血瘀兼气阴两虚证导致的视物不清、视力下降等眼科疾病的中成药，称为眼科祛瘀类中成药。

复方血栓通胶囊（片）

【处方】三七、黄芪、丹参、玄参。

【功用主治】活血化瘀，益气养阴。用于血瘀兼气阴两虚证的视网膜静脉阻塞。症见视力下降或视觉异常，眼底瘀血征象，神疲乏力，咽干，口干。还可用于血瘀兼气阴两虚的稳定性劳累型心绞痛，症见胸闷、胸痛、心悸、心慌、气短、乏力、心烦、口干。

【配伍特点】方中三七既可止血，又有活血化瘀的功效，有利于止血而不留瘀；丹参活血化瘀；黄芪补气升阳；玄参养阴生津。诸药合用，共奏活血化瘀、益气养阴之功。

【剂型规格】
胶囊：每粒装 0.5g。
片剂：每片重 0.35g 或 0.40g。

【用法用量】
胶囊：口服。一次 3 粒，一日 3 次。
片剂：口服。一次 2 片（每片重 0.35g），一日 3 次；或一次 3 片（每片重 0.40g），一日 3 次。

【临床应用】

1. 视物昏渺 症见眼前有黑影遮挡，视物不清或视物变形，眼底检查可见视网膜静脉阻塞的相关征象，伴口苦咽干，舌质淡紫，脉缓涩；视网膜静脉阻塞见上述证候者。

2. 胸痹 因血瘀兼气阴两虚所致。症见胸闷气短，胸痛时作，心慌，倦怠乏力，自汗盗汗，心烦，口干，舌质淡紫，少苔，脉细涩或结代；稳定性劳累型心绞痛见上述证候者。

【使用注意】对本品过敏者禁服。孕妇慎用。服药期间不宜食用辛辣厚味、肥甘滋腻、难于消化的食物。用药期间须密切观察，以防病变发生。

【不良反应】个别用药前 ALT 异常的患者在服药过程中出现 ALT 增高，是否与服用药物有关，尚无结论。

【现代研究】本品具有抗氧化损伤，抑制血管内皮生长因子表达、上调色素上皮衍生因子的表达、抑制肾素 – 血管紧张素 – 醛固酮系统、抑制白细胞介素的作用。

复习思考

试述复方血栓通胶囊（片）的功用主治和用法用量。

扫一扫，知答案

扫一扫，看课件

模块八

耳鼻喉、口腔科常用中成药

项目一　耳病常用中成药

【学习目标】

　　熟悉耳聋左慈丸、通窍耳聋丸等中成药的功用主治、临床应用、使用注意和不良反应。

　　凡是具有滋肾平肝、清肝泻火等作用，用于治疗耳鸣耳聋、耳底肿痛等证的中成药，称为耳病常用中成药。

耳聋左慈丸

【处方】熟地黄、山茱萸（制）、山药、泽泻、茯苓、牡丹皮、竹叶、柴胡、磁石（煅）。

【功用主治】滋肾平肝。用于阴虚阳亢所致的耳鸣耳聋，头晕目眩。

【配伍特点】方中重用熟地黄滋阴补肾，填精益髓，为君药。山茱萸补养肝阴，山药补益脾阴，二药配伍，辅助君药滋养肝脾肾，共为臣药。泽泻利湿泄浊，并防熟地黄之滋腻恋邪；茯苓健脾渗湿，并助山药之健运；牡丹皮清泻相火，并制山茱萸之温涩；竹叶、柴胡疏肝解郁；磁石重镇平肝，潜纳浮阳，聪耳明目。上药共为佐药。诸药合用，共奏滋补肾阴、平肝潜阳、宣通耳窍之功。

【剂型规格】丸剂：大蜜丸，每丸重9g；水蜜丸，每100粒重10g；浓缩丸，每8丸相当于原生药3g。

【用法用量】口服。大蜜丸，一次1丸，一日2次；水蜜丸，一次6粒，一日2次；浓缩丸，一次8丸，一日3次。

【临床应用】

1. 耳鸣 因肾阴不足，阴虚阳亢，肝火上扰清窍所致。症见耳内蝉鸣，伴头晕头痛，面红目赤，口苦咽干，烦躁不宁，或有手足心热，盗汗，腰膝酸软，舌红，苔少，脉弦细数；神经性耳鸣见上述证候者。

2. 耳聋 因肾阴不足，阴虚阳亢，肝火上扰清窍所致。症见听力下降，伴头晕头痛，面红目赤，口苦咽干，烦躁不宁，或有手足心热，盗汗，腰膝酸软，舌红，苔少，脉弦细数；神经性耳聋见上述证候者。

【使用注意】对本品过敏者及突发耳鸣、耳聋者禁用。肝阳上亢、痰瘀阻滞实证者不宜用。注意饮食调理，忌辛辣刺激及油腻食物。伴有头痛头晕，血压偏高者，应同时配合服用降压药物。

【不良反应】有服用本品引起药疹的个案报道。

【现代研究】本品具有镇静、抗惊厥和减轻药物性耳损伤的作用。

通窍耳聋丸

【处方】柴胡、龙胆、芦荟、熟大黄、黄芩、青黛、天南星（矾炙）、木香、青皮（醋炙）、陈皮、当归、栀子（姜炙）。

【功用主治】清肝泻火，通窍润便。用于肝经热盛所致的头目眩晕，耳聋蝉鸣，耳底肿痛，目赤口苦，胸膈满闷，大便燥结。

【配伍特点】方中龙胆、青黛泻肝火，清热毒，共为君药；芦荟、大黄清热通便，导热下行，共为臣药；黄芩、栀子、天南星清热燥湿，柴胡、当归养血疏肝，青皮、陈皮、木香行气燥湿，共为佐药。诸药合用，共奏清肝泄热、宣通耳窍之功。

【剂型规格】丸剂：每100粒重6g。

【用法用量】口服。一次6g，一日2次。

【临床应用】

1. 耳聋 因肝胆火盛，循经上扰耳窍所致。症见听力下降，伴头痛，眩晕，面红，目赤，口苦咽干，烦躁易怒，舌红苔薄黄，脉弦数；神经性耳聋见上述证候者。

2. 耳疖 因肝经热盛，正盛邪实，壅塞耳道所致。症见耳道红肿高突，如半球状，或疖肿多发，顶部可见黄色脓头，脓溃则痛减，发热，小便短赤，大便干结，舌质红苔黄，脉弦数；外耳道疖见上述证候者。

3. 脓耳 因肝胆火热，上攻耳窍所致。症见耳底肿痛，耳鸣，耳聋，口苦，咽干，目眩，检查见鼓膜充血，或有穿孔，舌质红，苔黄，脉弦数；急性中耳炎见上述证候者。

【使用注意】阴虚火旺、脾胃虚寒者不宜用；孕妇慎用；年老体弱者慎用。本品不可过服、久服。服药期间饮食宜清淡、易消化，忌辛辣、油腻食物。

复习思考

1. 试述耳聋左慈丸的功用主治和用法用量。
2. 试述通窍耳聋丸的功用主治和用法用量。

扫一扫，知答案

项目二　鼻病常用中成药

【学习目标】

　　熟悉鼻炎康片、藿胆丸（片、滴丸）、香菊片（胶囊）、辛芩颗粒、鼻渊舒胶囊（口服液）、千柏鼻炎片的功用主治、临床应用、使用注意和不良反应。

　　凡是具有宣通鼻窍的作用，用于治疗鼻渊、鼻痒、鼻塞等证的中成药，称为鼻病常用中成药。

鼻炎康片

【处方】广藿香、苍耳子、鹅不食草、麻黄、野菊花、当归、黄芩、猪胆粉、薄荷油、马来酸氯苯那敏（扑尔敏）。

【功用主治】清热解毒，宣肺通窍，消肿止痛。用于风邪蕴肺所致的急、慢性鼻炎，过敏性鼻炎。

【配伍特点】方中野菊花功善疏散风热，清热解毒；黄芩苦寒，清热燥湿，泻火解毒；猪胆汁苦寒，清热解毒。三药配伍，清热解毒力胜，针对主要病机，共为君药。麻黄、薄荷宣肺散邪；苍耳子温和疏达，味辛散风，通窍止痛。三药辅助君药，增强疏风散邪、宣肺通窍之功，共为臣药。广藿香芳香化湿，鹅不食草祛湿化浊，以助君臣药物化湿浊之功；当归和血行血，以防辛温燥烈之品耗伤气血。三药共为佐药。更加抗组胺之西药扑尔敏。诸药合用，标本兼顾，共奏清热解毒、宣肺通窍、消肿止痛之效。

【剂型规格】片剂：每片重 0.37g（含马来酸氯苯那敏 1mg）。

【用法用量】口服。一次 4 片，一日 3 次。

【临床应用】

1. 伤风鼻塞　因风热外袭，上犯于鼻，热毒蕴肺，肺失宣肃，热壅鼻道，风热鼓胀肌膜，鼻失通畅所致。症见鼻塞较重，鼻流黏稠黄涕，擤出不爽，鼻黏膜色红肿胀，鼻道有黄色脓涕积留，伴发热，头痛，微恶风，口渴，咳嗽，痰黄黏稠，舌尖红，苔薄黄，脉浮数；急性鼻炎见上述证候者。

2. 鼻窒 因风热上攻，热毒蕴肺所致。症见鼻塞时轻时重，或交替性鼻塞，遇冷则塞减，鼻气灼热，鼻涕色黄量少，嗅觉减退，伴有头昏不清，咳嗽痰黄，时有胸中烦热，舌尖红，苔薄黄，脉浮有力；慢性鼻炎见上述证候者。

3. 鼻鼽 因风热上攻，热毒蕴肺所致。症见阵发性鼻痒，喷嚏，流鼻涕，小便色黄，大便干燥，舌尖红，苔薄黄，脉浮数；过敏性鼻炎见上述证候者。

【使用注意】孕妇及高血压患者、肺脾气虚或气滞血瘀者、过敏性鼻炎属虚寒证者慎用。不宜过量、长期服用。服药期间忌辛辣、油腻食物。用药期间不宜驾驶车辆、管理机械及高空作业。

【不良反应】可见困倦、瞌睡、口渴、虚弱感；个别患者服药后偶有胃部不适，停药后可消失。有服用本药出现药疹的个案报道。

【现代研究】本品有抗炎、镇痛、抗过敏，以及抑菌的作用。

藿胆丸（片、滴丸）

【处方】广藿香叶、猪胆粉。

【功用主治】清热化浊，宣通鼻窍。用于风寒化热，胆火上攻引起的鼻塞欠通、鼻渊头痛。

【配伍特点】方中猪胆粉苦寒，清热解毒，为君药。广藿香叶辛散，既可解表散风，又能芳香化湿浊，宣通鼻窍，为臣药。二药合用，共奏清热化浊、宣通鼻窍之功。

【剂型规格】

丸剂：每10丸重0.24g；或每195粒约重3g。

片剂：每片片芯重0.2g。

滴丸剂：每丸重50mg。

【用法用量】

丸剂：口服。一次3～6g，一日2次。

片剂：口服。一次3～5片，一日2～3次；儿童用量酌减或饭后服用，遵医嘱。

滴丸剂：口服。一次4～6粒，一日2次。

【临床应用】

1. 伤风鼻塞 因风寒化热，胆火上攻，鼻失通畅所致。症见鼻塞较重，鼻流黏稠黄涕，伴发热，头痛，口渴，咳嗽，痰黄黏稠；急性鼻炎见上述证候者。

2. 鼻渊 因风寒化热，内郁化火，胆火上攻所致。症见前额部或眉棱骨疼痛，鼻流浊涕，不知香臭，头痛剧烈，伴发热，口苦，咽干，目眩，耳聋耳鸣，舌质红，苔黄，脉弦数；急性鼻窦炎见上述证候者。

【使用注意】慢性鼻炎属虚寒证者不宜用。脾虚便溏者、孕妇慎用。服药期间忌烟酒及辛辣、油腻食物。

【不良反应】有服用本品引起剥脱性皮炎、麻疹样药疹、过敏反应、四肢浅静脉黑染的个案报道。

【现代研究】本品具有抗炎、镇痛、抗过敏、增强机体免疫功能，以及抑菌的作用。

香菊片（胶囊）

【处方】化香树果序（除去种子）、夏枯草、黄芪、防风、甘草、野菊花、辛夷、白芷、川芎。

【功用主治】辛散祛风，清热通窍。用于急慢性鼻窦炎，鼻炎等。

【配伍特点】方中化香树果序祛风燥湿，消肿止痛，为君药。黄芪益气固表，实卫御邪，升举清阳；白芷辛散疏风，通窍止涕；辛夷芳香通窍；野菊花疏散风热，清热解毒。诸药共为臣药。夏枯草清泻肝火，消肿止痛；防风发表祛风；川芎活血行气，祛风止痛。诸药共为佐药。甘草清热解毒，调和诸药，为使药。诸药合用，共奏祛风通窍、解毒固表之功。

【剂型规格】

片剂：素片，每片重 0.3g；薄膜衣片，每片重 0.32g。

胶囊：每粒装 0.3g。

【用法用量】

片剂：口服。一次 2～4 片，一日 3 次。

胶囊：口服。一次 2～4 粒，一日 3 次。

【临床应用】

1.鼻渊 因风热袭肺，或肺经郁热，兼表虚不固所致。症见鼻塞，涕黄或白黏，量少，检查见鼻内肌膜红肿，中鼻道有稠涕，窦窍部位压痛，多伴头痛、发热、畏寒、咳嗽等症，苔薄黄，脉浮数；急、慢性鼻窦炎见上述证候者。

2.鼻窒 因风热袭肺，或肺经郁热，兼表虚不固所致。症见鼻塞时轻时重，或交替性鼻塞，冷则塞减，鼻气灼热，鼻涕色黄量少，嗅觉减退，伴有头昏不清，咳嗽痰黄，时有胸中烦热，舌尖红，苔薄黄，脉浮无力；急、慢性鼻炎见上述证候者。

此外，有用本品治疗甲型 H2N1 流感、感冒、儿童上呼吸道感染、常年性过敏性鼻炎、慢性鼻窦炎、鼻息肉、鼻内镜术后的文献报道。

【使用注意】过敏体质者及孕妇慎用。服药期间忌烟酒及辛辣、鱼腥食物。

【现代研究】本品具有降低病原微生物感染死亡率、提高机体免疫功能、抗炎、镇痛和抗过敏的作用。

辛芩颗粒

【处方】细辛、黄芩、苍耳子、白芷、荆芥、防风、石菖蒲、白术、桂枝、黄芪。

【功用主治】益气固表，祛风通窍。用于肺气不足，风邪外袭所致的鼻痒，喷嚏，流清涕，易感冒；过敏性鼻炎见上述证候者。

【配伍特点】方中黄芪补气健脾，益气固表；白术健脾益气；防风辛散，引黄芪走表。三药合用，有益气固表、疏风除邪之功，共为君药。细辛疏风散寒、通窍止痛，荆芥、桂枝发表疏风，共为臣药。白芷解表散风，通窍止痛；苍耳子通窍止涕；石菖蒲芳香开窍；黄芩清热燥湿，泻火解毒，制诸药辛温燥烈。四药共为佐药。诸药合用，共奏益气固表、祛风通窍之功。

【剂型规格】颗粒：每袋装5g。

【用法用量】温开水冲服。一次1袋，一日3次，20日为一个疗程。

【临床应用】

1.鼻鼽　因肺气虚弱，卫表不固，风寒犯肺，肺气不宣，鼻窍不利所致。症见鼻痒，喷嚏，清涕，鼻塞不通，嗅觉减退，平素恶风怕冷，每遇风冷则发作，反复不愈，伴倦怠懒言，声低气怯，或有自汗，舌质淡红，苔薄白，脉虚弱；过敏性鼻炎见上述证候者。

2.鼻窒　因肺虚卫外不固，风寒犯肺所致。症见鼻塞呈交替性，或鼻塞时轻时重，鼻涕清稀，遇寒加重，检查见鼻内黏膜肿胀色淡，伴咳嗽痰稀，气短，舌质淡红，苔薄白，脉缓或浮无力；慢性鼻炎见上述证候者。

此外，有用本品治疗血管运动性鼻炎、鼻窦炎围手术期、鼻息肉术后复发、喉源性咳嗽、上呼吸道感染、儿童慢性鼻窦炎、春季性结膜炎的文献报道。

【使用注意】外感风热或风寒化热所致的鼻窒不宜用。本品不宜过量、长期服用。

【不良反应】有服用本品出现骨关节疼痛的个案报道。

【现代研究】本品具有抗炎、抗过敏等作用。

鼻渊舒胶囊（口服液）

【处方】辛夷、苍耳子、栀子、黄芩、黄芪、川芎、柴胡、细辛、薄荷、川木通、茯苓、白芷、桔梗。

【功用主治】疏风清热，祛湿通窍。用于鼻炎、鼻窦炎属肺经风热及胆腑郁热证者。

【配伍特点】方中辛夷、苍耳子为主药，祛风寒，通鼻窍，散寒解表。柴胡、薄荷疏风散热解郁。川芎、细辛、白芷辛散通窍止痛。茯苓、木通利水祛湿。黄芪益气固表，扶正补虚，提高机体免疫功能，改善鼻腔的血液循环。栀子泻三焦实火，黄芩清解上焦肺热。桔梗载药上行，宣肺排脓。诸药合用，共奏清热通窍、疏风化浊的功能。

【剂型规格】

胶囊：每粒装 0.3g。

口服液：每支装 10mL。

【用法用量】

胶囊：口服。一次 3 粒，一日 3 次，7 日为一个疗程，或遵医嘱。

口服液：口服。一次 10mL，一日 3 次，20 日为一个疗程。

【临床应用】

1.伤风鼻塞 因肺经风热所致。症见鼻塞较重，鼻流黏稠黄涕，伴发热，头痛，口渴，咳嗽，痰黄黏稠；急性鼻炎见上述证候者。

2.鼻窒 因肺经风热蕴肺所致。症见鼻塞时轻时重，或交替性鼻塞，遇冷则塞减，鼻气灼热，鼻涕色黄量少，嗅觉减退，伴有头昏不清，咳嗽痰黄，时有胸中烦热，舌尖红，苔薄黄，脉浮有力；慢性鼻炎见上述证候者。

3.鼻渊 因胆腑郁热所致。症见前额部或眉棱骨疼痛，鼻流浊涕，不知香臭，头痛剧烈，伴发热，口苦，咽干，目眩，耳聋耳鸣，舌质红，苔黄，脉弦数；急性鼻窦炎见上述证候者。

【使用注意】本品略有沉淀是正常现象，服用本品时，请摇匀或用温开水浸泡药瓶使沉淀溶散。

<h2 style="text-align:center">千柏鼻炎片</h2>

【处方】千里光、卷柏、决明子、麻黄、羌活、白芷、川芎。

【功用主治】清热解毒，活血祛风，宣肺通窍。用于风热犯肺，内郁化火，凝滞气血所致的鼻塞，时轻时重，鼻痒气热，流涕黄稠，或持续鼻塞，嗅觉迟钝；急慢性鼻炎、急慢性鼻窦炎见上述证候者。

【配伍特点】方中千里光味苦气寒，专于清热解毒，为君药。卷柏辛散而活血化瘀；川芎芳香走窜，活血行气，祛风止痛；麻黄、白芷配伍苦寒之千里光，祛风解表而不助热，且能通透鼻窍。上药共为臣药。决明子苦甘而微寒，既能疏散风热，又可清热润肠通便、引热下行；羌活上升发散而解肌表之风邪。两药共为佐药。诸药合用，共奏清热解毒、活血祛风之功。

【剂型规格】片剂：每瓶 100 片。

【用法用量】口服。一次 3～4 片，一日 3 次。

【临床应用】

1.鼻塞 因肺经风热所致。症见鼻塞较重，鼻流黏稠黄涕，伴发热，头痛，口渴，咳嗽，痰黄黏稠；急慢性鼻炎见上述证候者。

2. 鼻渊 因胆腑郁热所致。症见前额部或眉棱骨疼痛，鼻流浊涕，不知香臭，头痛剧烈，伴发热，口苦，咽干，目眩，耳聋耳鸣，舌质红，苔黄，脉弦数；急慢性鼻窦炎见上述证候者。

【使用注意】孕妇慎用。不宜在服药期间同时服用温补性中成药。有高血压、心脏病等慢性病者，应在医师指导下服用。忌辛辣、鱼腥食物。

复习思考

1. 比较鼻炎康片、鼻渊舒胶囊（口服液）、千柏鼻炎片的临床应用。
2. 试述辛芩颗粒的功用主治和用法用量。
3. 比较香菊片（胶囊）和藿胆丸（片、滴丸）的功用主治。

扫一扫，知答案

项目三 咽喉、口腔病常用中成药

【学习目标】

1. 熟悉黄氏响声丸、六神丸、清咽滴丸、玄麦甘桔胶囊（颗粒）、口炎清颗粒的功用主治、配伍特点，临床应用、使用注意和不良反应。
2. 了解清音丸、口腔溃疡散的功用主治、临床应用、使用注意和不良反应。

凡是以清热药为主组成，具有利咽开音、消肿止痛等作用，用于治疗咽喉肿痛、声音嘶哑、口舌生疮等咽喉、口腔疾病的中成药，称为咽喉、口腔病常用中成药。

黄氏响声丸

【处方】桔梗、薄荷、薄荷脑、蝉蜕、诃子肉、胖大海、浙贝母、儿茶、川芎、大黄（酒制）、连翘、甘草。

【功用主治】疏风清热，化痰散结，利咽开音。用于风热外束，痰热内盛所致的急、慢性喉瘖。症见声音嘶哑，咽喉肿痛，咽干灼热，咽中有痰，或寒热头痛，或便秘尿赤；急、慢性喉炎及声带小结、声带息肉初起见上述证候者。

【配伍特点】方中桔梗辛散苦泄，主入肺经，功能开宣肺气、祛痰宽胸、利咽开音，故为君药。风热外束，痰热内盛，肺窍壅塞，金实不鸣，故配薄荷、薄荷脑、蝉蜕辛凉宣散，助君药疏散风热、开宣肺气、利咽开音；诃子肉苦泄酸收，助君药清咽开音、敛肺止咳；胖大海甘寒清润，助君药清宣肺热、化痰利咽、开音治瘖，兼有润肠通便之功；浙贝母苦寒清热,助君药清肺化痰散结;儿茶苦涩性凉,助君药清肺化痰生津。上药共为臣药。川芎活血行气止痛;大黄清热解毒,攻积导滞,引火下行;连翘清热解毒,疏散风热。上药共为佐药,佐助君药发挥活血止痛、通便泄热、疏散风热、利咽开音之功。甘草清热解毒,并调和诸药,为使药。诸药合用,共奏疏风清热、化痰散结、利咽开音之功。

【剂型规格】丸剂:炭衣丸,每丸重0.1g或0.133g;糖衣丸,每丸重0.1g。

【用法用量】口服。一次8丸(炭衣丸重0.1g),一日3次,饭后服用,儿童用量减半;或一次6丸(炭衣丸重0.133g),一日3次,饭后服用,儿童用量减半;或一次20粒(糖衣丸),一日3次,饭后服用,儿童用量减半。

【临床应用】

喉瘖 因风热外束,痰热内盛,壅结喉门所致。症见声音嘶哑,咽喉肿痛,咽干灼热,咽中有痰,或寒热头痛,或便秘,尿赤,舌红,苔黄,脉数;急、慢性喉炎及声带小结、声带息肉初起见上述证候者。

【使用注意】孕妇及阴虚火旺所致急、慢喉瘖者慎用。服药期间饮食宜清淡,忌辛辣、油腻食物,戒烟酒,不宜同时服用温补性中成药。

六神丸

【处方】珍珠粉、牛黄、麝香、雄黄、蟾酥、冰片。

【功用主治】清凉解毒,消炎止痛。用于烂喉丹痧,咽喉肿痛,喉风喉痈,单双乳蛾,小儿热疖,痈疡疔疮,乳痈发背,无名肿毒。

【配伍特点】方中牛黄清热解毒;麝香活血化瘀,散结消肿;冰片清热消肿,止痛;蟾酥解毒,止痛;雄黄解毒疗疮;珍珠粉清热解毒,收敛伤口。诸药合用,共奏清热解毒、消炎止痛之功。

【剂型规格】丸剂:每1000粒重3.125g。

【用法用量】一日3次,温开水吞服。1岁每次服1粒,2岁每次服2粒,3岁每次服3～4粒,4～8岁每次服5～6粒,9～10岁每次服8～9粒,成年每次服10粒。另可外敷在皮肤红肿处。取丸十数粒,用冷开水或米醋少许,盛食匙中化散,敷搽四周,每日数次,常保潮润,直至肿退为止。如红肿已将出脓或已穿烂,切勿再敷。

【临床应用】

1. 咽喉肿痛 因热毒壅结,或风热上攻所致。症见口舌生疮,咽喉肿痛。

2. 外科疮疡 因热壅于肌肤所致。症见肌表局部红肿,灼热,疼痛等。

【使用注意】孕妇忌服。运动员慎用。本品不宜与华素片、西瓜霜等消炎润喉药同时服用;不宜与助消化药多酶片及胃蛋白酶合用;也不宜与抗贫血药富马铁片同服;更不宜与解痉止痛药阿托品等联用。

【现代研究】本品具有强心、抗惊、镇静与增强免疫力等作用。

清咽滴丸

【处方】薄荷脑、青黛、冰片、诃子、甘草、人工牛黄。

【功用主治】疏风清热，解毒利咽。用于风热喉痹，咽痛，咽干，口渴，或微恶风，发热，咽部红肿，舌边尖红，苔薄白或黄，脉浮数或滑数；急性咽炎见上述证候者。

【配伍特点】方中牛黄清热解毒，消肿利咽，为君。薄荷脑凉散风热，清利咽喉；青黛清热解毒，凉血消肿；冰片清热泻火，解毒消肿。三药共为臣药。诃子敛肺利咽，为佐。甘草解毒利咽，调和诸药，为使。诸药相合，共奏疏风清热、解毒利咽之功。

【剂型规格】滴丸剂：每丸重20mg。

【用法用量】含服。一次4～6粒，一日3次。

【临床应用】

急喉痹　因外感风热所致。症见咽部肿痛，咽干口渴，或微恶风，发热，咽部红肿，舌边尖红，苔薄白或薄黄，脉浮数或滑数；急性咽炎见上述证候者。

【使用注意】虚火喉痹者、孕妇、过敏体质者慎用。服药期间饮食宜清淡，忌食辛辣刺激性食物。

【不良反应】有服用本品引起胃肠不适、瘙痒的个案报道。

【现代研究】本品具有抗病毒和调节机体免疫功能的作用。

玄麦甘桔胶囊（颗粒）

【处方】玄参、麦冬、甘草、桔梗。

【功用主治】清热滋阴，祛痰利咽。用于阴虚火旺，虚火上浮所致的口鼻干燥，咽喉肿痛。

【配伍特点】方中玄参清热凉血，泻火解毒，滋阴；麦冬养阴生津，润肺清心；桔梗宣肺祛痰，利咽排脓；甘草补脾益气，清热解毒，祛痰止咳，缓急止痛，调和诸药。诸药合用，共奏清热滋阴、祛痰利咽之功。

【剂型规格】

胶囊：每粒装0.35g。

颗粒：每袋装10g。

【用法用量】

胶囊：口服。一次3～4粒，一日3次。

颗粒：温开水送服。一次10g，一日3～4次。

【临床应用】

1. 慢喉痹　因虚火上炎，熏灼咽喉所致。症见咽部红肿，干燥灼热，痒痛不适，咽内异物感，口鼻干燥，干咳少痰，舌红少津，脉细数；慢性咽炎见上述证候者。

2. 慢乳蛾　因肺阴受损，阴亏津伤，咽窍失于濡养，虚火上攻喉核所致。症见喉核红肿，咽喉干燥，微痒微痛，干咳少痰，鼻干少津，舌红而干，脉细数；慢性扁桃体炎见上述证候者。

【使用注意】风热喉痹、乳蛾、脾胃虚寒者慎用。服药期间饮食宜清淡，忌辛辣、油腻、鱼腥食物，忌烟酒。

【不良反应】有服用本品引起药疹的个案报道。

【现代研究】本品具有抗炎、镇咳、祛痰、镇痛、改善微循环和增强机体免疫功能等作用。

清音丸

【处方】诃子肉、川贝母、百药煎、乌梅肉、葛根、茯苓、甘草、天花粉。

【功用主治】清热利咽，生津润燥。用于肺热津亏所致的咽喉不利，口舌干燥，声哑失音。

【配伍特点】方中诃子肉、乌梅肉酸涩性平，可敛肺止咳，兼生津开音，用于久咳燥咳之喑哑、咽痒效佳；百药煎润肺化痰，生津止渴；贝母润肺化痰，清热散结；天花粉滋阴清热，润燥止咳；葛根升阳生津，助脾气上升，散精达肺；茯苓健脾助运，化水谷为津液；甘草甘平，既解毒利咽，又调和诸药。诸药合用，清香凉爽，既清热泻火解毒，又消肿利咽开音，故临床被广泛用于口腔之火毒之证。

【剂型规格】水蜜丸，每100丸重10g；大蜜丸，每丸重3g。

【用法用量】温开水送服或嚼化。水蜜丸一次2g，大蜜丸一次1丸，一日2次。

【临床应用】

喉痹　因风热火毒蕴结咽喉所致。症见声音嘶哑，咽喉红肿疼痛，口干口渴，舌红脉数。

【现代研究】本品具有抗炎、抑菌等作用。

口腔溃疡散

【处方】青黛、白矾、冰片。

【功用主治】清热消肿止痛。用于火热内蕴所致的口舌生疮，黏膜破溃，红肿灼痛；复发性口疮、急性口炎见上述证候者。

【配伍特点】方中青黛清热解毒，凉血疗疮，为君药。冰片凉散清热，消肿止痛；白矾外用解毒杀虫、燥湿止痒，内服止血止泻、祛除风痰。二者共为臣药。诸药合用，共奏清火敛疮之功。

【剂型规格】散剂：每瓶装3g。

【用法用量】用消毒棉球蘸药擦患处，一日2～3次。

【临床应用】

口疮、口糜 因心脾积热或虚火上扰所致。症见口内疼痛，口渴口臭，便黄尿短赤，溃疡量多，周围充血明显，舌红苔黄，脉数，或见手足心热，乏力，舌红苔少，脉细数；急性口炎、复发性口腔溃疡见上述证候者。

【使用注意】不可内服。对本品过敏者禁用。

【现代研究】本品具有促进口腔溃疡愈合，减轻溃疡充血和水肿以及止痛的作用。

口炎清颗粒

【处方】天冬、麦冬、玄参、山银花、甘草。

【功用主治】滋阴清热，解毒消肿。用于阴虚火旺所致的口腔炎症。

【配伍特点】方中天冬、麦冬滋阴润燥，清肺降火，养胃生津，共为君药。玄参滋阴降火，解毒利咽，为臣药。山银花清热解毒，消肿止痛，为佐药。甘草清热和中，调和诸药，为使药。诸药合用，共奏滋阴清热、解毒消肿之功。

【剂型规格】颗粒：每袋装3g或10g。

【用法用量】温开水冲服。一次2袋，一日1～2次。

【临床应用】

口疮 因阴虚火旺，虚火上炎所致。症见黏膜破溃，口疮反复发作，口渴口干，手足心热，便干尿黄，舌苔薄黄，脉沉细；复发性口疮见上述证候者。

【使用注意】脾胃虚寒者、过敏体质者慎用。服药期间忌烟酒及辛辣、油腻食物。

【现代研究】本品具有抗炎、抗溃疡、抗过敏、抗菌和促进菌群失调的恢复等作用。

复习思考

1. 试述黄氏响声丸的用法用量和临床应用。

2. 试述六神丸的使用注意。

3. 比较清咽滴丸和清音丸的功用主治。

扫一扫，知答案

扫一扫，看课件

模块九

骨伤科常用中成药

项目一 活血化瘀类中成药

【学习目标】

1. 掌握跌打丸、接骨七厘散（片、丸、胶囊）、三七伤药片（胶囊、颗粒）、云南白药（片、胶囊、酊、膏、气雾剂）的功用主治、配伍特点、临床应用、使用注意和不良反应。

2. 了解七厘散（胶囊）、伤科接骨片的功用主治、临床应用。

凡是以活血化瘀药为主组成，具有活血化瘀、消肿止痛等作用，主要用于治疗跌打损伤、痹病等骨科疾病的中成药，称为骨科活血化瘀类中成药。

跌打丸

【处方】三七、当归、白芍、赤芍、桃仁、红花、血竭、北刘寄奴、骨碎补（烫）、续断、苏木、牡丹皮、乳香（制）、没药（制）、姜黄、三棱（醋制）、防风、甜瓜子、枳实（炒）、桔梗、甘草、木通、自然铜（煅）、土鳖虫。

【功用主治】活血散瘀，消肿止痛。用于跌打损伤、筋断骨折、瘀血肿痛、闪腰岔气。

【配伍特点】方中用续断、三七、乳香、没药、骨碎补、血竭活血通络，接筋续骨；土鳖虫、自然铜、三棱、桃仁、苏木、赤芍活血化瘀，接骨消肿；当归、刘寄奴、丹皮、甜瓜子、姜黄、红花活血消肿，散结化瘀；桔梗、甘草、白芍、木通、防风、枳实理气通络，清热祛湿。诸药合用，共奏活血散瘀、消肿止痛之功。

【剂型规格】丸剂：大蜜丸，每丸重3g。

【用法用量】口服。一次1丸，一日2次。

【临床应用】

1.跌打损伤 因外伤扭挫，瘀血阻滞，经络不通所致。症见局部疼痛，皮肤青肿，活动受限，舌质紫暗，脉弦涩；软组织损伤见上述证候者。

2.筋断骨折 因外力撞击所致。症见伤处肿胀，疼痛剧烈，或有骨摩擦音，活动受限，肢体畸形，舌红或紫，脉弦或弦数；骨折脱位见上述证候者。

3.闪腰岔气 因跌仆扭挫，瘀血阻滞，经络不通所致。症见腰痛，活动受限或胸胁腹痛，胸闷气急，呼吸说话时有牵掣痛；急性腰扭伤见上述证候者。

【使用注意】孕妇禁用。

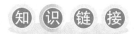

近年来，经临床观察发现跌打丸外用还有多种用途。

1.急性乳腺炎：用跌打丸3～5粒研末，加白酒适量调为稀糊状，将糊均匀地冷敷于患处，直径以超过肿块3～5cm为宜，然后覆盖消毒纱布，胶布固定。每日换药2次，每次维持4～6小时，两次敷药间隔2～3小时。外敷时适时在敷料上滴入适量白酒，以保持局部湿润，借以增强疗效，连续使用7～10天。

2.肌内注射后硬结：根据患处大小，用跌打丸2～3粒研细，加白酒适量调为稀糊状，将糊均匀地敷于患处，每日换药2次，连续2～5天可愈。

3.药物性静脉炎：可据患处大小，取跌打丸3～7粒，如治急性乳腺炎之法外敷患处，不断洒酒，以保持药物湿润，每日换药1次。敷后患者可感疼痛减轻，有轻微瘙痒感，一般换药2～3次即可痊愈。

4.肋软骨炎：用跌打丸2～3粒，加白酒或75%酒精适量，加热成糊状，外敷患处，用氧化锌胶布固定，每日1换，连续1月左右便可痊愈。

接骨七厘散（片、丸、胶囊）

【处方】乳香（制）、没药（制）、骨碎补（烫）、熟大黄（酒蒸）、当归、土鳖虫、硼砂、自然铜（醋煅）。

【功用主治】活血化瘀，接骨止痛。用于跌打损伤、续筋接骨、血瘀疼痛。

【配伍特点】方中自然铜散瘀止痛，接骨续筋，为君药。土鳖虫破血逐瘀通络，骨碎补补肾强骨、活血续筋，乳香、没药活血止血、消肿生肌，共为臣药。大黄清热凉血，活血逐瘀，通经止痛；血竭活血逐瘀，消肿定痛，续筋接骨；当归补血活血，通脉止痛；硼砂消肿散积，以上诸药共为佐药。诸药合用，共奏活血化瘀、接骨续筋之功。

【剂型规格】

散剂：每袋装 1.5g。

片剂：每片相当于原生药 0.3g。

丸剂：每袋装 1.5g 或 2g。

胶囊：每粒装 0.26g。

【用法用量】

散剂：口服。一次 1.5g，一日 2 次，小儿用量酌减。

片剂：黄酒送服。一次 5 片，一日 2 次。

丸剂：口服。一次 1 袋，一日 2 次，小儿用量酌减。

胶囊：温开水或黄酒送服。一次 2 粒，一日 2 次。

【临床应用】

1. 骨折筋伤　因外力撞击所致。症见伤处肿胀，疼痛剧烈，或有骨摩擦音，活动受限，肢体畸形，舌红或紫，脉弦或弦数；骨折脱位见上述证候者。

2. 跌打损伤　因外伤扭挫，瘀血阻滞，经络不通所致。症见局部疼痛，皮肤青肿，活动受限，舌质紫暗，脉弦涩；软组织损伤见上述证候者。

3. 闪腰岔气　因跌仆扭挫，瘀血阻滞，经络不通所致。症见腰痛，活动受限或胸胁腹痛，胸闷气急，呼吸说话时有牵掣痛；急性腰扭伤见上述证候者。

【使用注意】孕妇禁用。脾胃虚弱者慎用。服药期间忌生冷、油腻食物。

【不良反应】服用本品后偶见便秘、胃胀气、口干。

【现代研究】本品具有促进骨折愈合、镇痛、抗炎、改善血液流变性和降血脂等作用。

七厘散（胶囊）

【处方】血竭、乳香（制）、红花、儿茶、冰片、人工麝香、朱砂、没药（制）。

【功用主治】化瘀消肿，止痛止血。用于跌仆损伤，血瘀疼痛，外伤出血。

【配伍特点】方中血竭、红花活血化瘀，消肿止痛，为君药。乳香、没药化瘀消肿，行气止痛，为臣药。儿茶、朱砂清热止血、镇心安神，麝香、冰片散瘀止痛，共为佐药。诸药合用，共奏活血止血、化瘀镇痛之功。

【剂型规格】

散剂，每瓶（袋）装 1.5g 或 3g。

胶囊：每粒装 0.25g 或 0.5g。

【用法用量】

散剂：口服，一次1～1.5g，一日1～3次。外用，调敷患处。

胶囊：口服，一次2～3粒，一日1～3次。

【临床应用】

1. 跌打损伤 因外伤、扭伤所致。症见伤处肿胀疼痛，青紫，活动受限；软组织损伤见上述证候者。

2. 外伤出血 因外力诸如跌打、刀伤所致。症见出血，肢体局部肿胀，畸形，活动受限，舌质紫暗，脉弦涩；脱臼、骨折、切割伤见上述证候者。

【使用注意】孕妇禁用。皮肤过敏者、运动员慎用。本品不可过量、久服，宜饭后服用。

【现代研究】本品具有抗炎、镇痛、改善血液流变性的作用。

三七伤药片（胶囊、颗粒）

【处方】三七、制草乌、雪上一枝蒿、冰片、骨碎补、红花、接骨木、赤芍。

【功用主治】舒筋活血，散瘀止痛。用于跌打损伤，风湿瘀阻，关节痹痛；急慢性扭挫伤、神经痛见上述证候者。

【配伍特点】方中三七活血止血、消肿止痛，红花活血散瘀、消肿止痛，二者共为君药。骨碎补活血止血，疗伤止痛，续筋健骨；雪上一枝蒿消炎止痛，祛风逐湿；草乌辛苦大热，祛风除湿，温经止痛；接骨木祛风活血利水。四药配合，既加强活血止痛之力，又能逐风寒湿、温通经脉，共为臣药。赤芍化瘀血，凉血热，止出血；冰片清热解毒，辛香走窜，通行经络。二者既以其寒凉之性佐制其他多数温热之品，又引诸药达于病所，共为佐使药。诸药合用，共奏活血止痛、续筋疗伤之功。

【剂型规格】

片剂：素片，每片重0.35g。

胶囊：每粒装0.25g。

颗粒：每袋装1g。

【用法用量】

片剂：口服。一次3片，一日3次，或遵医嘱。

胶囊：口服。一次3粒，一日3次，或遵医嘱。

颗粒：温开水冲服。一次1袋，一日3次，或遵医嘱。

【临床应用】

1. 跌打损伤 因外伤、扭伤所致。症见伤处肿胀疼痛，青紫，活动受限；软组织损伤见上述证候者。

2. 痹病 因风湿瘀阻经络所致。症见关节疼痛，痛处固定不移或痛而重者，肢体麻木，筋骨拘急。

【使用注意】孕妇禁用。有心血管疾病患者慎用。

【不良反应】有服用本品引起皮肤红疹、胸闷、气短、眼花、周身不适、心慌，甚至出现窦性心动过缓或室上性心动过速、呼吸困难，严重者甚至死亡的报道。

【现代研究】本品具有镇痛、抗炎及止血的作用。

伤科接骨片

【处方】红花、三七、没药（炙）、冰片、海星（炙）、鸡骨（炙）、土鳖虫、朱砂、马钱子粉、自然铜（煅）、乳香（炙）、甜瓜子。

【功用主治】活血化瘀，消肿止痛，舒筋壮骨。用于跌打损伤，闪腰岔气，伤筋动骨，瘀血肿痛，损伤红肿等。对骨折患者需经复位后配合使用。

【配伍特点】方中三七活血养血、消肿止痛，土鳖虫、自然铜活血逐瘀、接筋续骨，共为君药。红花、没药、乳香、甜瓜子活血消肿、生肌止痛，冰片、朱砂消肿散结、解毒止痛，以上共为臣药。海星、鸡骨强筋壮骨，马钱子散结定痛，共为佐药。诸药合用，共奏活血化瘀消肿、舒筋止痛壮骨之功。

【剂型规格】片剂：每片重 0.55g。

【用法用量】开水或黄酒送服。成人一次 4 片，10 ～ 14 岁儿童一次 3 片，一日 3 次。

【临床应用】

1. 骨折筋伤　因暴力撞击导致骨折。症见骨折或筋伤错位，肿胀疼痛，活动不利；外伤骨折见上述证候者。

2. 跌打损伤　因外伤扭挫，瘀血阻络所致。症见肢体肿胀疼痛，局部皮肤青紫，活动受限；急性软组织损伤见上述证候者。

3. 闪腰岔气　因负重劳动等所致。症见腰痛，活动受限或胸胁胀痛，痛呈走窜，胸闷气急，伴牵掣痛；急性腰扭伤、胸胁进伤见上述证候者。

【使用注意】对本品过敏者、孕妇、10 岁以下儿童禁用。运动员慎用。不可随意增加用量，须按医嘱服用。不可过服、久服，出现中毒症状应立即停药并进行急救。

【现代研究】本品具有抗炎、镇痛、促进骨折愈合、改善血液流变性的作用。

云南白药（片、胶囊、酊、膏、气雾剂）

【处方】本品处方保密。

云南白药（片、胶囊）

【功用主治】化瘀止血，活血止痛，解毒消肿。用于跌打损伤，瘀血肿痛，吐血、咳血、便血、痔血、崩漏下血，疮疡肿毒及软组织挫伤，闭合性骨折，支气管扩张及肺结核咳血，溃疡病出血，以及皮肤感染性疾病。

【剂型规格】

散剂：每瓶装 4g，配保险子 1 粒。

片剂：素片，每片重 0.35g。

胶囊：每粒装 0.25g。

【用法用量】

散剂：刀、枪、跌打诸伤，无论轻重，出血者用温开水送服；瘀血肿痛与未流血者用酒送服；妇科各症用酒送服，但月经过多、红崩用温水送服。毒疮初起服 0.25g，另取药粉用酒调匀敷患处，如脓成，只需内服。其他内出血各证均可内服。一次 0.25～0.5g，一日 4 次（2～5 岁按 1/4 剂量服用，6～12 岁按 1/2 剂量服用）。遇较重跌打损伤或先服保险子 1 粒，轻伤及其他病症不必服。

片剂：刀、枪、跌打诸伤，无论轻重，出血者用温开水送服；瘀血肿痛与未流血者用酒送服；妇科各症用酒送服，但月经过多、红崩用温水送服。毒疮初起服 1 片，另取数片碾细用酒调匀，敷患处，如已化脓，只需内服。其他内出血各证均可内服。一次 1～2片，一日 4 次（2～5 岁按 1/4 剂量服用，6～12 岁按 1/2 剂量服用）。

胶囊：口服。一次 1～2 粒，一日 4 次（2～5 岁按 1/4 剂量服用，6～12 岁按 1/2剂量服用）。

【临床应用】

1.跌打损伤 因外伤扭挫，瘀血阻滞所致。症见伤处青红紫斑，痛如针刺，焮肿闷胀，不敢触摸，活动受限，舌质紫暗；软组织挫伤见上述证候者。

2.吐血 因热毒灼伤胃络所致。症见吐血鲜红，夹有食物残渣，身热烦躁，牙龈肿痛，便秘，尿赤；胃及十二指肠溃疡出血、食管炎出血见上述证候者。

3.咯血 因热毒灼伤肺络所致。症见血色鲜红，夹有痰涎，咽痒咳嗽，舌红苔黄，脉数有力；支气管扩张、肺结核咯血见上述证候者。

4.便血 因热毒壅遏肠道，灼伤络脉所致。症见大便带血，血色鲜红，肛门肿胀；胃及十二指肠溃疡出血、痔疮、肛裂出血见上述证候者。

5.崩漏 因热毒内盛，冲任失固所致。症见经血非时而下，量多或淋沥不尽，血色鲜红或有瘀块；功能失调性子宫出血、人流后出血见上述证候者。

6.疮疡 因热毒蕴结肌肤所致。症见肌肤红赤，肿胀，微热，疼痛，舌尖红，脉浮数；体表急性感染性疾病见上述证候者。

【使用注意】对本品过敏者、孕妇禁用。经期及哺乳期妇女、运动员慎用。服药 1 日内忌食蚕豆、鱼类及酸冷食物。

云南白药酊

【功用主治】活血散瘀，消肿止痛。用于跌打损伤，风湿麻木，筋骨及关节疼痛，肌肉酸痛及冻伤等症。

【剂型规格】酊剂。

【用法用量】内服，常用量一次 3 ～ 5mL，一日 3 次，极量一次 10mL。外用，取适量擦揉患处，每次 3 分钟左右，一日 3 ～ 5 次，可止血消炎；风湿筋骨疼痛，蚊虫叮咬，Ⅰ度、Ⅱ度冻伤可擦揉患处数分钟，一日 3 ～ 5 次。

【临床应用】

1. 跌打损伤　因外伤扭挫，瘀血阻滞所致。症见伤处青红紫斑，痛如针刺，焮肿闷胀，不敢触摸，活动受限，舌质紫暗；软组织损伤见上述证候者。

2. 痹病　因风湿瘀阻经络所致。症见关节疼痛，痛处固定不移或痛而重者，肢体麻木，筋骨拘急。

3. 冻疮　因风寒侵袭，瘀血阻络所致。症见局部肿胀、麻木、痛痒、青紫，或起水疱，甚至破溃成疮；冻疮见上述证候者。

【使用注意】对本品过敏者、酒精过敏者、孕妇禁用。皮肤破损处不宜用。经期及哺乳期妇女慎用。皮肤过敏者停用。服药后 1 日内，忌食蚕豆、鱼类及酸冷食物。

【现代研究】本品具有抗炎、镇痛、改善皮肤局部血管通透性、改善局部组织微循环的作用。

云南白药膏

【功用主治】活血散瘀，消肿止痛，祛风除湿。用于跌打损伤，瘀血肿痛，风湿疼痛等症。

【剂型规格】贴膏剂。

【用法用量】贴患处。

【临床应用】

1. 跌打损伤　因外伤扭挫，瘀血阻滞所致。症见伤处青红紫斑，痛如针刺，焮肿闷胀，不敢触摸，活动受限，舌质紫暗；软组织损伤见上述证候者。

2. 痹病　因风湿瘀阻经络所致。症见关节疼痛，痛处固定不移或痛而重者，肢体麻木，筋骨拘急。

【使用注意】对本品过敏者、孕妇禁用。皮肤破损处不宜用。经期及哺乳期妇女慎用。皮肤过敏者停用。

【不良反应】过敏体质患者可能有胶布过敏反应或药物接触性瘙痒反应。

【现代研究】本品具有抗炎、镇痛、改善皮肤局部血管通透性、改善局部组织微循环的作用。

云南白药气雾剂

【处方】三七、重楼等经加工制成的气雾剂。

【功用主治】活血散瘀，消肿止痛。用于跌打损伤，瘀血肿痛，肌肉酸痛及风湿性关节疼痛等症。

【剂型规格】气雾剂。

【用法用量】外用，喷于伤患处，一日 3 ～ 5 次。

【临床应用】

1. 跌打损伤 因瘀血阻滞所致。症见伤处青红紫斑，痛如针刺，焮肿闷胀，不敢触摸，活动受限，舌质紫暗；软组织损伤见上述证候者。

2. 痹病 因风湿瘀阻经络所致。症见关节疼痛，痛处固定不移或痛而重者，肢体麻木，筋骨拘急。

【使用注意】对本品过敏者、酒精过敏者、孕妇禁用。皮肤破损处不宜用。经期及哺乳期妇女慎用。本品只限于外用，切勿喷入口、眼、鼻。使用本品保险液时先振摇，喷嘴离皮肤 5 ～ 10cm，喷射时间应限制在 3 ～ 5 秒钟，以防止局部冻伤。

【不良反应】极少数患者用药后引起过敏性药疹，出现全身奇痒，躯干及四肢等部位出现荨麻疹，停药即消失。

【现代研究】本品具有抗炎、镇痛、改善皮肤局部血管通透性、改善局部组织微循环的作用。

复习思考

1. 试述跌打丸的功用主治、用法用量、临床应用和使用注意。

2. 比较接骨七厘散（片、丸、胶囊）、七厘散（胶囊）、伤科接骨片的功用主治和临床应用。

扫一扫，知答案

3. 详述云南白药（片、胶囊、酊、膏、气雾剂）的临床应用和使用方法。

项目二 活血通络类中成药

【学习目标】

　　熟悉活血止痛散（片、胶囊）、颈舒颗粒、舒筋活血丸（片、胶囊）、腰痹通胶囊、颈复康颗粒、狗皮膏的功用主治、临床应用、使用注意和不良反应。

凡是以活血、祛风湿、通经络药为主组成，具有活血通络的作用，主要用于治疗骨痹、腰痛等骨科疾病的中成药，称为骨科活血通络类中成药。

活血止痛散（片、胶囊）

【处方】当归、三七、乳香（制）、冰片、土鳖虫、自然铜（锻）。

【功用主治】活血散瘀，消肿止痛。用于跌打损伤，瘀血肿痛。

【配伍特点】方中当归活血通经，消肿止痛；土鳖虫破血逐瘀，疗伤止痛，接筋续骨。两者共为君药。自然铜活血疗伤，三七活血定痛、止血疗伤，共为臣药。乳香活血止痛、消肿生肌，冰片解毒消肿止痛，共为佐使药。诸药合用，共奏活血止痛、消肿生肌之功。

【剂型规格】

散剂：每袋（瓶）装 1.5g。

片剂：每片重 0.4g。

胶囊：每粒装 0.25g 或 0.5g。

【用法用量】

散剂：用温黄酒或温开水送服。一次 1.5g，一日 2 次。

片剂：用温黄酒或温开水送服。一次 4 片，一日 2 次。

胶囊：用温黄酒或温开水送服。一次 6 粒（每粒装 0.25g），一日 3 次；或一次 3 粒（每粒装 0.5g），一日 2 次。

【临床应用】

跌打损伤　因外伤扭挫，瘀血阻滞所致。症见伤处青红紫斑，痛如针刺，嫩肿闷胀，不敢触摸，活动受限，舌质紫暗；软组织损伤见上述证候者。

【使用注意】对本品过敏者、孕妇、6 岁以下儿童、肝肾功能异常者禁用。经期及哺乳期妇女慎用。宜饭后服用，服药期间忌生冷、油腻食物。

【现代研究】本品具有镇痛、抗炎的作用。

颈舒颗粒

【处方】三七、当归、川芎、红花、天麻、肉桂、人工牛黄。

【功用主治】活血化瘀，温经通窍止痛。用于神经根型颈椎病属瘀血阻络证者。症见颈肩部僵硬、疼痛，患侧上肢窜痛等。

【配伍特点】方中三七活血化瘀、通络止痛，当归补血活血、温经止痛，共为君药。川芎活血祛风、通痹止痛，红花活血化瘀、通络止痛，合为臣药。肉桂温经散寒、活血止痛，天麻祛风通痹、息风止痉，牛黄清心开窍、凉肝息风，共为佐药。诸药合用，共奏活血化瘀、温经通窍止痛之功。

【剂型规格】颗粒：每袋 6g。

【用法用量】温开水冲服。一次 6g，一日 3 次，1 个月为一个疗程。

【临床应用】

骨痹　因瘀血阻络所致。症见头晕，颈项僵硬，肩背酸痛，患侧上肢窜痛，手臂麻木；神经根型颈椎病见上述证候者。

【使用注意】对本品过敏者及孕妇禁用。过敏体质者慎用。

【不良反应】服用本品后偶见轻度恶心。

舒筋活血丸（片、胶囊）

【处方】土鳖虫、红花、桃仁、牛膝、骨碎补、续断、熟地黄、白芷、栀子、赤芍、桂枝、三七、乳香（制）、苏木、自然铜（醋煅）、大黄、儿茶、马钱子（制）、当归、冰片。

【功用主治】舒筋通络，活血止痛。用于跌打损伤、闪腰岔气、筋断骨折、瘀血肿痛。

【配伍特点】方中土鳖虫、红花、桃仁、赤芍、三七、乳香舒筋活血、散瘀止痛，苏木、自然铜、儿茶、马钱子行血祛瘀、通络止痛、散结消肿、接骨疗伤，牛膝、骨碎补、续断补肝肾、强筋骨、续折伤、利关节，熟地黄、当归补血活血，桂枝、白芷温通经脉、除湿止痛，大黄逐瘀通经，栀子、冰片消肿止痛。诸药合用，共奏舒筋通络、活血止痛之功。

【剂型规格】

丸剂：每丸重 6g。

片剂：每片重 0.3g。

胶囊：每粒装 0.35g。

【用法用量】

丸剂：黄酒或温开水送服。一次 1 丸，一日 2 次；或遵医嘱。

片剂：口服。一次 5 片，一日 3 次。

胶囊：口服。一次 5 粒，一日 3 次。

【临床应用】

1.跌打损伤　因外伤致肌肉、筋膜、韧带损伤。症见局部瘀血肿胀，剧烈疼痛，关节活动不利；软组织损伤见上述证候者。也可用于闭合性骨折的辅助治疗。

2.闪腰岔气　因突然遭受间接暴力引起腰肌筋膜、腰部韧带损伤和小关节错缝所致。症见腰部疼痛、压痛、肿胀或屈伸不利。

【使用注意】孕妇禁用。脾胃虚弱者、经期及哺乳期妇女慎用。不可过量服用。

【现代研究】本品具有抗炎、镇痛和改善血液循环的作用。

腰痹通胶囊

【处方】三七、川芎、延胡索、白芍、牛膝、狗脊、熟大黄、独活。

【功用主治】活血化瘀，祛风除湿，行气止痛。用于血瘀气滞，脉络闭阻所致的腰痛。症见腰腿疼痛，痛有定处，痛处拒按，轻者俯仰不便，重者剧痛不能转侧；腰椎间盘突出症见上述证候者。

【配伍特点】方中三七散瘀止血，消肿定痛，祛在经之瘀血，为君药。川芎活血行气、祛风止痛，延胡索活血行气止痛，白芍养血敛阴、柔筋止痛，共为臣药。狗脊补益肝肾、除风湿、健腰膝、利关节，独活祛风胜湿、散寒止痛，熟大黄活血化瘀、消肿止痛，共为佐药。牛膝逐瘀通经，补肝肾，强筋骨，引药下行，为佐使药。诸药合用，共奏活血化瘀、祛风除湿、行气止痛之功。

【剂型规格】胶囊：每粒装 0.42g。

【用法用量】口服。一次 3 粒，一日 3 次，宜饭后服用，30 天为一个疗程。

【临床应用】

腰痛　因跌仆扭伤或长期劳损，经络气血运行不畅所致。症见腰腿疼痛，痛有定处，拒按，轻者仰俯不便，重者因痛剧而不能转侧，舌暗或有瘀点、瘀斑；急、慢性腰椎间盘突出症，强直性脊柱炎见上述证候者。

【使用注意】孕妇禁用。消化性溃疡、脾虚便溏者慎用。

【现代研究】本品具有降低脊髓损伤组织内皮素含量的作用，利于组织修复治疗。

颈复康颗粒

【处方】黄芪、党参、丹参、白芍、生地黄、石决明、威灵仙、花蕊石（煅）、葛根、黄柏、秦艽、王不留行（炒）、川芎、苍术、羌活、桃仁（去皮）、乳香（制）、没药（制）、红花、地龙（酒炙）、土鳖虫（酒炙）。

【功用主治】活血通络，散风止痛。用于风湿瘀阻所致的颈椎病。症见头晕，颈项僵硬，肩背酸痛，手臂麻木。

【配伍特点】方中黄芪、党参、白芍补中益气、养血荣筋、扶正祛邪。威灵仙、秦艽祛风除湿、舒筋活络止痛。羌活祛风胜湿、散寒止痛。丹参、川芎、花蕊石、王不留行、桃仁、红花、乳香、没药、地龙、土鳖虫活血化瘀、通络止痛。苍术燥湿健脾、祛风散寒。石决明平肝潜阳以治头痛。葛根除颈项僵痛。生地黄清热养阴，黄柏清热燥湿，佐制诸药之辛热。诸药合用，共奏活血通络、祛风止痛之功。

【剂型规格】颗粒：每袋装 5g。

【用法用量】温开水冲服。每次 1 ～ 2 袋，一日 2 次，饭后服用。

【临床应用】

骨痹　因风寒湿瘀阻所致。症见头晕，颈项僵硬，肩背痛，手臂麻木，日久见关节畸形僵硬，舌质淡白，脉缓；颈椎病见上述证候者。

【使用注意】对本品过敏者、孕妇禁用。脾胃虚弱者及消化道溃疡、肾性高血压患者慎用。宜饭后服用，服药期间饮食宜清淡，忌生冷、油腻食物。

【现代研究】本品具有抗炎、镇痛及改善血液循环的作用。

狗皮膏

【处方】生川乌、生草乌、羌活、独活、青风藤、香加皮、防风、铁丝威灵仙、苍术、蛇床子、麻黄、高良姜、小茴香、肉桂、官桂、当归、赤芍、木瓜、苏木、大黄、油松节、续断、川芎、白芷、丁香、乳香、没药、冰片、樟脑。

【功用主治】祛风散寒，活血止痛。用于感受风寒湿邪，气血瘀滞所致的痹病。症见四肢麻木，腰腿疼痛，筋脉拘挛，或跌打损伤，闪腰岔气，局部肿痛；或寒湿瘀滞所致的脘腹冷痛，行经腹痛，寒湿带下，积聚痞块。

【配伍特点】方中羌活、独活、威灵仙、青风藤、蛇床子除风散寒止痛，共为君药。生川乌、生草乌、肉桂、高良姜温经散寒止痛，苏木、小茴香、丁香行气通络止痛，苍术、木瓜祛风散寒、除湿舒筋，麻黄、防风、白芷疏风散寒，共为臣药。大黄、当归、川芎、乳香、没药、赤芍、樟脑、油松节活血散瘀止痛，续断补肝肾、强筋骨，香加皮祛风湿、强筋骨，共为佐药。冰片辛香走窜，使药物直达病所，为使药。诸药合用，共奏祛风散寒、活血止痛之功。

【剂型规格】膏剂：每张净重 12g，或 15g，或 24g，或 30g。

【用法用量】外用，用生姜擦净患处皮肤，将膏药加温软化，贴于患处或穴位。

【临床应用】

1. 痹病　因风寒湿阻，气血瘀滞所致。症见肢体麻木，肩背、腰腿、筋脉拘挛；风湿性关节炎、类风湿关节炎见上述证候者。

2. 跌仆损伤　因外伤扭挫，气血瘀滞所致。症见伤处肿胀，活动受限；软组织损伤见上述证候者。

3. 闪腰岔气　因外伤扭挫受损，气血阻遏所致。症见腰胁疼痛不能转侧，或痛连背脊，呼吸受限；急性腰扭伤、胸胁挫伤见上述证候者。

4. 脘腹疼痛　因寒湿瘀滞所致。症见脘腹冷痛，喜暖怕冷，或妇女行经腹痛，舌淡苔白，脉迟缓。

5. 带下　因寒湿下注所致。症见带下色白无臭，面色无华，舌淡苔白，脉迟缓；慢性盆腔炎见上述证候者。

【使用注意】孕妇、皮肤破溃或感染处禁用。经期及哺乳期妇女慎用。服药期间忌生冷、油腻食物。本品不宜长期或大面积使用，用药后如出现皮肤过敏现象，应停用。

【现代研究】本品具有抗炎、镇痛、改善血液流变性等作用。

复习思考

1. 试述活血止痛散（片、胶囊）的功用主治。
2. 比较颈舒颗粒和颈复康颗粒的临床应用特点。
3. 试述狗皮膏的使用方法。

扫一扫，知答案

项目三　补肾壮骨类中成药

【学习目标】

　　熟悉骨刺丸（片、胶囊）、仙灵骨葆胶囊的功用主治、配伍特点、临床应用、使用注意和不良反应。

凡是以祛风除湿、补益药为主组成，具有补肾壮骨等作用，主要用于治疗骨质疏松、骨痿、骨痹等骨科疾病的中成药，称为骨科补肾壮骨类中成药。

骨刺丸（片、胶囊）

【处方】制川乌、制草乌、制天南星、秦艽、白芷、当归、甘草、薏苡仁（炒）、穿山龙、绵萆薢、红花、徐长卿。

【功用主治】祛风止痛。用于骨质增生、风湿性关节炎、风湿痛。

【配伍特点】方中川乌、草乌均为辛热之品，通行十二经，能外散风寒，内逐寒湿，有祛风除湿、通痹止痛的功效；天南星、白芷、萆薢，一燥一宣一利，能祛风胜湿、消肿止痛；当归、红花、穿山龙舒筋活络、活血定痛；薏苡仁健脾渗湿除痹；秦艽、徐长卿舒筋活血、散风止痛；甘草补脾益气、祛痰止咳、清热解毒、缓急止痛、调和诸药。诸药合用，共奏疏风胜湿、散寒通痹、活血通络、消肿止痛之功。

【剂型规格】

丸剂：水蜜丸，每 100 丸重 5g 或 20g；大蜜丸，每丸重 9g。

片剂：每片重 0.37g。

胶囊：每粒装 0.35g。

【用法用量】

丸剂：口服。水蜜丸一次 6g，大蜜丸一次 1 丸，一日 2～3 次。

片剂：饭后服用。一次 3 片，一日 3 次，或遵医嘱。

胶囊：口服。一次 3 粒，一日 3 次，或遵医嘱。

【临床应用】

1. 骨痹　因肝肾不足，瘀血阻络，筋骨失养所致。症见关节肿痛、屈伸不利，腰膝酸软；骨关节炎见上述证候者。

2. 风湿痹痛　症见关节疼痛、肿胀、发僵、活动不便或关节红、肿、热、痛明显，疼痛游走不定。

【使用注意】本品含士的宁、乌头碱，应在医生指导下严格服用，不得任意增加服用量，不宜长期连续服用。严重心脏病、高血压病、肝肾疾病患者及孕妇忌服。

仙灵骨葆胶囊

【处方】淫羊藿、续断、丹参、知母、补骨脂、地黄。

【功用主治】滋补肝肾，活血通络，强筋壮骨。用于骨质疏松症，骨关节炎，骨无菌性坏死等。

【配伍特点】方中淫羊藿补肾阳、益精血、强筋骨，续断补肝肾、强筋骨、续折伤，共为君药。补骨脂温补肾阳、通痹止痛，丹参活血化瘀、通络止痛，共为臣药。地黄、知母滋肾阴、补精血，可制君药燥烈之性，使补而不燥，共为佐使药。诸药合用，共奏滋补肝肾、活血通络、强筋壮骨之功。

【剂型规格】胶囊：每粒装 0.5g。

【用法用量】口服。一次 3 粒，一日 2 次，4～6 周为一个疗程，或遵医嘱。

【临床应用】

1. 骨痿　因肝肾不足，瘀血阻络，筋骨失养所致。症见腰脊疼痛，足膝酸软，乏力困倦，骨脆易折；骨质疏松症见上述证候者。

2. 骨痹　因肝肾不足，瘀血阻络，筋骨失养所致。症见关节肿痛、屈伸不利，腰膝酸软；骨关节炎见上述证候者。

3. 骨蚀　因肝肾不足，瘀血阻络，筋骨失养所致。症见髋部疼痛，动则痛甚，肢节屈伸无力，腰膝酸胀；骨无菌性坏死见上述证候者。

【使用注意】对本品过敏者、孕妇禁用。重症感冒期间不宜服用。过敏体质、脾胃虚弱者慎用。服药期间忌生冷、油腻食物。每一疗程均应常规检测肝肾功能。

【不良反应】有服用本品后引起腹痛、恶心、欲吐、胃脘不适、食欲减退、大便秘结、口干、咽痛，少数严重病例出现肝功能异常的文献报道。

【现代研究】本品具有抗骨质疏松和促进骨骼愈合等作用。

复习思考

1. 试述骨刺丸（片、胶囊）的功用主治、用法用量、临床应用和使用注意。

2. 试述仙灵骨葆胶囊的功用主治、用法用量、临床应用和使用注意。

扫一扫，知答案

附 录 一

中医病证中成药用药推荐

内科病证

一、治疗肺病的中成药

病名	证型	主要症状	治法	中成药推荐	处方组成	剂型规格	用法用量
感冒	风寒束表	恶寒重，发热轻，无汗，头项疼痛，肢节酸痛，鼻塞声重，喷嚏，流涕，咳嗽，口不渴，或渴喜热饮，舌苔薄白，脉浮紧	发汗解表，散风祛湿	荆防颗粒	荆芥、防风、羌活、柴胡、川芎、独活、茯苓、甘草、桔梗、前胡、枳壳	颗粒剂，每袋装 15g	开水冲服，一次1袋，一日3次
	风热犯表	恶寒轻，发热重，头胀痛，面赤，咽喉乳蛾红肿疼痛，鼻塞，喷嚏，流稠涕，咳嗽痰稠，口干欲饮，舌边尖红，苔薄黄，脉浮数	疏风解表，清热解毒	银翘解毒片	金银花、连翘、薄荷、淡豆豉、荆芥、牛蒡子、桔梗、淡竹叶、甘草	片剂，每片重 0.55g	口服，一次4片，一日2～3次
	暑湿伤表	发热，微恶风，汗少，汗出热不退，鼻塞流浊涕，头昏重胀痛，胸闷脘痞，泛恶，心烦口渴，小便短赤，口渴黏腻，渴不多饮，苔薄黄腻，脉濡数	解表化湿，理气和中	藿香正气水	藿香、苍术、陈皮、厚朴、白芷、茯苓、半夏、甘草、苏叶、大腹皮	酊剂，每支装 10mL	口服，一次5～10mL，一日2次，用时摇匀
	表寒里热	发热，恶寒，无汗，鼻塞声重，心烦，口渴，咽痛，咳嗽气急，痰黄黏稠，便秘尿赤，苔黄脉数	解表通里，清热解毒	防风通圣颗粒	防风、荆芥、麻黄、薄荷、石膏、桔梗、连翘、黄芩、大黄、芒硝、栀子、当归、川芎、白芍、白术、甘草	颗粒剂，每袋装 3g	口服，一次3g，一日2次
	气虚感冒	恶寒发热，无汗，或热势不高，鼻塞流涕，头痛身楚，咳嗽痰白，咳痰无力，平素神疲体倦，乏力，舌质淡，苔薄白，脉浮无力	益气解表，疏风散寒，祛痰止咳	参苏丸	党参、苏叶、葛根、前胡、茯苓、半夏、陈皮、枳壳、桔梗、木香、甘草、生姜、大枣	丸剂，每袋重 6g	口服，一次6～9g，一日2～3次

续表

病名	证型	主要症状	治法	中成药推荐	处方组成	剂型规格	用法用量
咳嗽	风寒袭肺	咳嗽声重，气急，咽痒，咳痰稀薄色白，鼻塞流清涕，头痛，肢体酸楚，恶寒发热无汗，苔薄白，脉浮紧	解表散寒，宣肺止嗽	通宣理肺丸	紫苏叶、前胡、桔梗、苦杏仁、麻黄、甘草、陈皮、半夏、茯苓、枳壳、黄芩	丸剂，每丸重6g	口服，一次2丸，一日2～3次
	风热犯肺	咳嗽频剧气粗，气粗或咳声嘎哑，咯痰不爽，痰黏稠或稠黄，喉燥咽痛，口渴，鼻流黄涕，头痛，肢楚，恶风身热，苔薄黄，脉浮数或浮滑	疏风清热，宣肺止咳	桑菊感冒片	桑叶、菊花、连翘、薄荷素油、苦杏仁、桔梗、甘草、芦根	片剂，每片重0.5g	口服，一次4～8片，一日2～3次
	风燥伤肺	干咳，连声作呛，咽喉干痛，唇鼻干燥，口干，无痰或痰少而粘连成丝，不易咳出，痰中带血丝，鼻塞，头痛，微寒，身热，舌质红干而少津，苔薄白或薄黄，脉浮数或小数	疏风清肺，润燥止咳	川贝清肺糖浆	枇杷叶、苦杏仁、川贝母、麦冬、地黄、甘草、桔梗、薄荷	糖浆剂，每瓶装100mL	口服，一次15～30mL，一日3次，小儿用量酌减
	痰湿蕴肺	咳嗽反复发作，咳声重浊，痰黏腻，或稠厚成块，痰多易咳，早晨或食后咳甚痰多，进食甘甜油腻物加重，胸闷脘痞，呕恶，食少，体倦，大便时溏，苔白腻，脉濡滑	燥湿化痰，理气止咳	橘红片	化橘红、瓜蒌皮、浙贝母、款冬花、苦杏仁、紫苏子、陈皮、半夏、茯苓、甘草、桔梗、紫菀、地黄、麦冬	片剂，每片重0.6g	口服，一次6片，一日2次
	痰热郁肺	咳嗽气息粗促，或喉中有痰声，痰多，质黏稠色黄，或有腥味，难咯，咯吐血痰，胸胁胀满，咳时引痛，舌质红，苔薄黄腻，脉滑数	清热肃肺，豁痰止咳	清金止嗽化痰丸	黄芩、熟大黄、知母、天花粉、麦冬、化橘红、浙贝母、枳壳、桑白皮、苦杏仁、前胡、百部、桔梗、甘草	丸剂，每100丸重6g	口服，一次6g，一日2～3次
	肝火犯肺	上气咳逆阵作，咳时面赤，口苦咽干，痰少质黏，或如絮条，咯之难出，胸胁胀痛，咳时引痛，症状可随情绪波动而增加，舌红或舌边红，苔薄黄而少津，脉象弦数	清肝泻肺，化痰止咳	泻白丸	紫苏叶、前胡、苦杏仁、紫菀、石膏、麻黄、桑白皮、薄荷、川贝母、款冬花、甘草、瓜蒌子、葶苈子	丸剂，每丸重3g	口服，一次1丸，一日2次，周岁以内酌减
	肺阴亏耗	干咳，咳声短促，痰少黏白，或痰中带血，口干咽燥，或声音逐渐嘶哑，手足心热，午后潮热，颧红，形瘦神疲，舌红，少苔，脉细数	养阴润燥，清肺利咽	养阴清肺丸	地黄、玄参、麦冬、川贝母、牡丹皮、白芍、薄荷、甘草	丸剂，每丸重9g	口服，一次1丸，一日2次

续表

病名	证型	主要症状	治法	中成药推荐	处方组成	剂型规格	用法用量
哮病	冷哮	呼吸急促，喉中哮鸣如水鸡声，胸膈满闷如塞，咳不甚，咯痰量少，痰色白，稀薄而有泡沫，或呈黏沫状，面色晦滞带青，形寒怕冷，口不渴，或渴喜热饮，天冷或受寒易发，苔白滑，脉弦紧或浮紧	温肺散寒，化痰平喘	小青龙颗粒	麻黄、桂枝、半夏、干姜、细辛、五味子、白芍、甘草	颗粒剂，每袋装13g	开水冲服，一次1袋，一日3次
	热哮	喘而气粗息涌，喉中痰鸣如吼，胸高胁胀，咳呛阵作，咯痰黏浊稠厚，排吐不利，或黄或白，烦闷不安，汗出，面赤，口苦，口渴喜饮，不恶寒，舌质红，苔黄腻，脉滑数或弦滑	清热宣肺，化痰平喘	定喘疗肺丸	石膏、麻黄、桔梗、前胡、半夏、黄芩、款冬花、苦杏仁、白果仁、葶苈子、橘红、桑白皮、紫苏子、甘草	丸剂，每丸重10g	口服，一次1丸，一日2次
	肺脾气虚	平时自汗怕风，易于感冒，每因气候变化而诱发，发前喷嚏，鼻塞流清涕，气短声低，咯痰清稀色白，喉中常有哮鸣音，面色白，舌苔淡白，脉象虚细	健脾益气，补土生金	人参保肺丸	人参、石膏、麻黄、陈皮、砂仁、苦杏仁、玄参、枳实、甘草、罂粟壳、五味子、川贝母	丸剂，每丸重6g	口服，一次2丸，一日2～3次
	肺肾两虚	平素短气喘息，动则为甚，吸气不利，痰吐起沫，或痰少质黏，心悸，心慌，脑转耳鸣，腰酸腿软，劳累后易发，或畏寒肢冷，自汗，面色苍白，舌淡苔白，质胖嫩，脉沉细，或颧红，五心烦热，汗出黏手，舌质红少苔，脉细数	滋补肺肾，纳气平喘	参蛤平喘胶囊	异叶青兰、西洋参、蛤蚧、陈皮	胶囊剂，每粒装0.3g	口服，一次2～4粒，一日3次
喘证	风寒壅肺	咳喘气逆，呼吸急促，胸部胀闷，痰多稀薄而带泡沫，色白质黏，兼头痛，鼻塞，无汗，恶寒，发热，舌苔薄白而滑，脉浮紧	宣肺散寒，化痰平喘	小青龙颗粒	麻黄、桂枝、半夏、干姜、细辛、五味子、白芍、甘草	颗粒剂，每袋装13g	开水冲服，一次1袋，一日3次
	痰热郁肺	喘咳气涌，胸部胀痛，痰稠黏色黄，或有血痰，伴胸中烦闷，身热，有汗，口渴喜冷饮，咽干，面红，尿赤便秘，苔黄或腻，脉滑数	清热化痰，宣肺平喘	礞石滚痰丸	金礞石、沉香、黄芩、熟大黄	丸剂，每100粒重6g	口服，一次6～12g（1～2瓶），一日1次
	痰浊阻肺	喘而胸满闷塞，甚则胸盈仰息，咳嗽痰多黏腻色白，咯吐不利，兼呕恶纳呆，口黏不渴，苔白厚腻，脉滑或濡	祛痰降逆，宣肺平喘	二陈丸	陈皮、半夏、茯苓、甘草	丸剂，每8丸相当于原生药3g	口服，一次12～16丸，一日3次

续表

病名	证型	主要症状	治法	中成药推荐	处方组成	剂型规格	用法用量
	肺气虚耗	喘促短气，气怯声低，喉有鼾声，咳声低弱，痰吐稀白，自汗畏风，舌质淡红，脉软弱	补肺益气	玉屏风颗粒	黄芪、白术、防风	颗粒剂，每袋装5g	开水冲服，一次1袋，一日3次
	肺肾两虚	喘促日久，呼多吸少，气不得续，动则喘甚，小便常因咳甚而失禁或尿后余沥，形瘦神疲，汗出肢冷，面唇青紫，或有跗肿，舌淡苔薄，脉沉弱，或见喘咳，面红烦躁，口咽干燥，足冷，汗出如油，舌红少津，脉细	滋阴清肺，止咳定喘	蛤蚧定喘丸	蛤蚧、麻黄、石膏、黄芩、黄连、苦杏仁、紫苏子、瓜蒌子、紫菀、百合、麦冬、甘草	丸剂，每丸重9g	口服，一次1丸，一日2次
肺痈	风热外袭	发热，微恶寒，咳嗽，胸痛，咳时尤甚，呼吸不利，咯白色黏痰，痰量日渐增多，口干鼻燥，苔薄黄，脉浮滑而数	疏风散热，清肺化痰	银翘解毒片	金银花、连翘、薄荷、淡豆豉、荆芥、牛蒡子、桔梗、淡竹叶、甘草	片剂，每片重0.55g	口服，一次4片，一日2～3次
	痰热壅肺	身热转甚，时时振寒，继则壮热不寒，汗出烦躁，咳嗽气急，胸满作痛，转侧不利，咳吐浊痰，呈黄绿色，自觉喉中有腥味，口干咽燥，苔黄腻，脉滑数	清肺解毒，化瘀消痈	复方鱼腥草片	鱼腥草、黄芩、板蓝根、连翘、金银花	片剂，每片重0.2g	口服，一次4～6片，一日3次

二、治疗心脑病的中成药

病名	证型	主要症状	治法	中成药推荐	处方组成	剂型规格	用法用量
	心虚胆怯	心悸，善惊易恐，坐卧不安，如恐人将捕之，多梦易醒，恶闻声响，食少纳呆，苔薄白，脉细略数或细弦	镇惊定志，养心安神	安神定志丸	远志、茯神、茯苓、朱砂、龙齿、党参、石菖蒲	丸剂，每丸重9g	口服，一次1丸，一日2次
心悸	心血不足	心悸气短，失眠多梦，面色无华，头晕目眩，纳呆食少，倦怠乏力，腹胀便溏，舌淡红，脉细弱	补血养心，益气安神	养血安神丸	首乌藤、鸡血藤、熟地黄、生地黄、合欢皮、墨旱莲、仙鹤草	丸剂，每瓶装36g	口服，一次6g，一日3次
	阴虚火旺	心悸易惊，心烦失眠，头晕目眩，耳鸣，口燥咽干，五心烦热，盗汗，急躁易怒，舌红少津，苔少或无，脉细数	滋阴降火，养心安神	交通心肾胶囊	黄连、肉桂、益智、枸杞、山茱萸、女贞子、菟丝子、地黄、石菖蒲、远志、酸枣仁、陈皮、泽泻	胶囊剂，每粒重0.36g	口服，一次3粒，一日3次

续表

病名	证型	主要症状	治法	中成药推荐	处方组成	剂型规格	用法用量
心悸	心阳不振	心悸不安，胸闷气短，动则尤甚，形寒肢冷，面色苍白，舌淡，苔白，脉象虚弱或沉细无力	温补心阳，安神定悸	心力丸	人参、附片、蟾酥、麝香、红花、冰片、灵芝、珍珠、人工牛黄	浓缩丸剂，每10丸重0.4g	含服或嚼后服，一次1～2丸，一日1～3次
	水饮凌心	心悸，眩晕，胸闷痞满，恶心呕吐，流涎，渴不欲饮，小便短少，下肢浮肿，形寒肢冷，舌淡胖，苔白滑，脉象弦滑或沉细而滑	振奋心阳，化气行水，宁心安神	参附强心丸	人参、附子、桑白皮、猪苓、葶苈子、大黄	大蜜丸剂，每丸重3g	口服，一次2丸，一日2～3次
	瘀阻心脉	心悸不安，胸闷不舒，心痛时作，痛如针刺，唇甲青紫，舌质紫暗，或有瘀斑，脉涩，或结或代	活血化瘀，理气通络	通心络胶囊	人参、水蛭、全蝎、赤芍、蝉蜕、蜈蚣、檀香、降香、乳香、冰片、酸枣仁、土鳖虫	胶囊剂，每粒重0.38g	口服，一次2～4粒，一日3次
	痰火扰心	心悸时作时止，受惊易作，烦躁不安，失眠多梦，痰多，胸闷，食少，泛恶，口干口苦，大便秘结，小便短赤，舌红，苔黄腻，脉弦滑	清热化痰，宁心安神	二夏清心片	冬虫夏草、半夏、竹茹、枳实、陈皮、茯苓、炙甘草、石菖蒲、葛根、干姜	糖衣片剂，每片重0.26g	口服，一次3片，一日3次
胸痹心痛	心血瘀阻	心胸疼痛，如刺如绞，痛有定处，入夜为甚，心痛彻背，背痛彻心，或痛引肩背，伴有胸闷，可因暴怒或劳累而加重，舌质紫暗，有瘀斑，苔薄，脉弦涩	活血化瘀，通脉止痛	银杏叶片	银杏叶提取物	片剂，每片重0.4g	口服，一次1片，一日3次
	气滞心胸	心胸满闷，隐痛阵作，痛无定处，遇情志不遂时诱发或加剧，脘胀嗳气，时欲太息，或得嗳气、矢气则舒，苔薄或薄腻，脉细弦	疏肝理气，活血通络	柴胡疏肝丸	柴胡、陈皮、川芎、甘草、芍药、香附、枳壳	丸剂，每丸重9g	口服，一次9g，一日3次
	痰浊闭阻	胸闷重而心痛微，痰多气短，肢体沉重，形体肥胖，遇阴雨天诱发或加重，倦怠乏力，纳呆便溏，咯吐痰涎，舌体胖大边有齿痕，苔浊腻或白滑	宽胸通阳，化痰散结，活血化瘀	丹蒌片	薤白、葛根、川芎、丹参、赤芍、泽泻、黄芪、郁金、骨碎补、瓜蒌皮	片剂，每片重0.3g	口服，一次5片，一日3次，饭后服
	寒凝心脉	卒然心痛如绞，心痛彻背，喘不得卧，多因气候骤冷或骤感风寒而发病或加重，心悸，胸闷气短，手足不温，冷汗出，面色苍白，苔薄白，脉沉紧或沉细	宣痹心阳，散寒化浊	冠心苏合丸	苏合香、冰片、乳香、檀香、土木香	丸剂，每瓶装30丸	嚼碎服，一次1丸，一日1～3次

续表

病名	证型	主要症状	治法	中成药推荐	处方组成	剂型规格	用法用量
胸痹心痛	气阴两虚	心胸隐痛，时作时止，心悸气短，动则益甚，伴倦怠乏力，声低气微，面色白，易于汗出，舌淡红，舌体胖且边有齿痕，脉细缓或结代	益气养阴，活血通脉	益心复脉颗粒	生晒参、川芎、麦冬、五味子、黄芪、丹参	颗粒剂，每袋装15g	开水冲服，一次1袋，一日2～3次
	心肾阴虚	心痛憋闷时作，虚烦不眠，腰膝酸软，头晕耳鸣，口干便秘，舌红少津，苔薄或剥，脉细数或结代	滋阴清火，养心和络	炙甘草颗粒	炙甘草、人参、地黄、阿胶、麦冬、桂枝、生姜、大枣、黑芝麻	颗粒剂，每袋装5g	开水冲服，一次1袋，一日2次
	心肾阳虚	心悸而痛，胸闷气短，动则更甚，自汗，面色白，神倦怯寒，四肢欠温或肿胀，舌质淡胖，边有齿痕，苔白或腻，脉沉细而迟	温补阳气，振奋心阳	参附强心丸	人参、附子、桑白皮、猪苓、葶苈子、大黄	大蜜丸剂，每丸重3g	口服，一次2丸，一日2～3次
眩晕	肝阳上亢	眩晕，耳鸣，头目胀痛，口苦，失眠多梦，遇烦劳郁怒而加重，甚则仆倒，颜面潮红，急躁易怒，肢麻震颤，舌红苔黄，脉弦或数	平肝潜阳，清火息风	天麻钩藤颗粒	天麻、钩藤、石决明、栀子、黄芩、牛膝、杜仲、益母草、桑寄生、首乌藤、茯苓	颗粒剂，每袋装10g	开水冲服，一次1袋，一日3次
	气血亏虚	眩晕动则加剧，劳累即发，面色白，神疲乏力，倦怠懒言，唇甲不华，发色不泽，心悸少寐，纳少腹胀，舌淡苔薄白，脉细弱	补益气血，调养心脾	归脾丸	党参、白术、黄芪、甘草、茯苓、远志、酸枣仁、龙眼肉、当归、木香、大枣	浓缩丸剂，每8丸相当于原生药3g	口服，一次8～10丸，一日3次
	肾精不足	眩晕日久不愈，精神萎靡，腰酸膝软，少寐多梦，健忘，两目干涩，视力减退。或遗精，滑泄，耳鸣，齿摇；或颧红咽干，五心烦热，舌红少苔，脉细数；或面色白，形寒肢冷，舌淡嫩，苔白，脉沉迟	滋养肝肾，益精填髓	左归丸	熟地黄、菟丝子、牛膝、龟板胶、鹿角胶、山药、山茱萸、枸杞子	水蜜丸剂，每袋装9g	口服，一次9g，一日2次
	痰湿中阻	眩晕，头重昏蒙，或伴视物旋转，胸闷恶心，呕吐痰涎，食少多寐，苔白腻，脉濡滑	化痰祛湿，健脾和胃	半夏天麻丸	半夏、天麻、黄芪、人参、苍术、白术、茯苓、陈皮、泽泻、神曲、麦芽、黄柏	丸剂，每袋装6g	口服，一次6g，一日2～3次
	瘀血阻窍	眩晕，头痛，兼见失眠，心悸，精神不振，耳鸣耳聋，面唇紫暗，舌暗有瘀斑，脉涩或细涩	祛瘀生新，活血通窍	活血通脉胶囊	水蛭	胶囊剂，每粒装0.25g	口服，一次2～4粒，一日3次

病名	证型	主要症状	治法	中成药推荐	处方组成	剂型规格	用法用量
中风中经络	风痰入络	肌肤不仁，手足麻木，突然发生口眼歪斜，语言不利，口角流涎，舌强语謇，甚则半身不遂，或兼见手足拘挛，关节酸痛等症，舌苔薄白，脉浮数	祛风化痰通络	再造丸	白术、白芷、豹骨、冰片、草豆蔻、沉香、赤芍、川芎、穿山甲、大黄、当归、地龙、豆蔻、防风、粉草薢、茯苓、附子、甘草、葛根、骨碎补、广藿香、龟甲等58味	丸剂，每丸重9g	口服，一次1丸，一日2次
	风阳上扰	平素头晕头痛，耳鸣目眩，突然发生口眼歪斜，舌强语謇，或手足重滞，甚则半身不遂，舌质红苔黄，脉弦	平肝潜阳，活血通络	天龙熄风颗粒	天麻、钩藤、白芍、地龙、熊胆粉	颗粒剂，每袋装4.5g	开水冲服，一次2袋，一日3次
	阴虚风动	平素头晕耳鸣，腰酸，突然发生口眼歪斜，言语不利，手指瞤动，甚或半身不遂，舌质红，苔腻，脉弦细数	滋阴潜阳，息风通络	软脉灵口服液	熟地黄、五味子、枸杞、牛膝、茯苓、何首乌、白芍、柏子仁、远志、黄芪、陈皮、淫羊藿、当归、川芎、丹参、人参	口服液剂，每瓶装10mL	口服，1次10mL，1日3次
中风中脏腑	痰热腑实	素有头痛眩晕，心烦易怒，突然发病，半身不遂，口舌歪斜，舌强语謇或不语，神识欠清或昏糊，肢体强急，痰多而黏，伴腹胀，便秘，舌质暗红，或有瘀点瘀斑，苔黄腻，脉弦滑或弦涩	通腑泄热，息风化痰	安脑丸	人工牛黄、猪胆汁粉、朱砂、冰片、水牛角浓缩粉、珍珠、黄芩、黄连、栀子、雄黄、郁金、石膏、赭石、珍珠母、薄荷脑	丸剂，每丸重3g	口服，一次1~2丸，一日2次
	痰火瘀闭	突然昏仆，不省人事，牙关紧闭，口噤不开，两手握固，大小便闭，肢体强痉，面赤身热，气粗口臭，躁扰不宁，苔黄腻，脉弦滑而数	息风清火，豁痰开窍	羚羊角口服液	羚羊角	口服液剂，每瓶装5mL	口服，1次5mL，1日2次
	痰浊瘀闭	突然昏仆，不省人事，牙关紧闭，口噤不开，两手握固，大小便闭，肢体强痉，面白唇暗，静卧不烦，四肢不温，痰涎壅盛，苔白腻，脉沉滑缓	化痰息风，宣郁开窍	涤痰丸	牵牛子、大黄、黄芩	水丸剂，每50粒重3g	口服，一次6g，一日1次

病名	证型	主要症状	治法	中成药推荐	处方组成	剂型规格	用法用量
	脱证	突然昏仆，不省人事，目合口张，鼻鼾息微，手撒肢冷，汗多，大小便自遗，肢体软瘫，舌萎，脉细弱或脉微欲绝	回阳救逆，益气固脱	参附注射液	红参、附片	注射液剂，每瓶装10mL、50mL、100mL	①肌内注射，一次2~4mL，一日1~2次；②静脉滴注，一次20~100mL(用5%~10%葡萄糖注射液250~500mL稀释后使用)；③静脉推注，一次5~20mL(用5%~10%葡萄糖注射液20mL稀释后使用)
中风后遗症	气虚血瘀	半身偏枯不用，肢软乏力，面色萎黄，或见肢体麻木，舌淡紫暗或有瘀斑	补气活血，通经活络	偏瘫复原丸	黄芪、人参、当归、川芎、赤芍、丹参、三七、牛膝、天麻、僵蚕、全蝎、钩藤、秦艽、地龙、防风、杜仲、补骨脂、骨碎补等35味	水蜜丸剂，每丸重4.5g	用温开水或温黄酒送服，一次1丸，一日2次
	肝阳上亢	半身不遂，患侧僵硬拘挛，头痛头晕，面赤耳鸣，大便秘结，小便短黄，失眠多梦，舌红苔黄	平肝潜阳，息风通络	天麻钩藤颗粒	天麻、钩藤、石决明、栀子、黄芩、牛膝、杜仲、益母草、桑寄生、首乌藤、茯苓	颗粒剂，每袋装10g	开水冲服，一次1袋，一日3次
	肾虚精亏	半身不遂，口舌歪斜，语言不清，偏身麻木，眩晕耳鸣，腰膝酸软，脉沉细	益肾填精，息风通络	培元通脑胶囊	何首乌、熟地黄、天冬、龟甲、鹿茸、肉苁蓉、肉桂、赤芍、全蝎、水蛭、地龙、山楂、茯苓、甘草	胶囊剂，每粒装0.6g	口服，一次3粒，一日3次
失眠	肝火扰心	失眠多梦，甚则彻夜不眠，性情急躁易怒，伴头晕头胀，目赤耳鸣，口干口苦，便秘尿赤，不思饮食，舌红苔黄，脉弦而数	疏肝泻火，镇心安神	当归龙荟丸	当归、龙胆、芦荟、青黛、栀子、黄连、黄芩、黄柏、大黄、木香、人工麝香	丸剂，每100粒重6g	口服，一次6g，一日2次
	心脾两虚	不易入睡，多梦易醒，心悸健忘，头晕目眩，神疲食少，四肢倦怠，腹胀便溏，面色少华，舌质淡，脉细无力	补益心脾，养血安神	归脾丸	党参、白术、黄芪、甘草、茯苓、远志、酸枣仁、龙眼肉、当归、木香、大枣	浓缩丸剂，每8丸相当于原生药3g	口服，一次8~10丸，一日3次

续表

病名	证型	主要症状	治法	中成药推荐	处方组成	剂型规格	用法用量
	心肾不交	心烦不眠，入睡困难，心悸多梦，头晕，耳鸣，健忘，腰膝酸软，潮热盗汗，五心烦热，咽干少津，男子遗精，女子月经不调，舌红少苔，脉细数	滋阴降火，交通心肾	天王补心丸	丹参、当归、石菖蒲、党参、茯苓、五味子、麦冬、天冬、地黄、玄参、远志、酸枣仁、柏子仁、桔梗、甘草、朱砂	大蜜丸剂，每丸重9g	口服，一次1丸，一日2次
	心胆气虚	虚烦不寐，多梦易醒，触事易惊，终日惕惕，胆怯心悸，伴气短自汗，倦怠乏力，小便清长，舌淡，脉弦细	益气镇惊，安神定志	安神定志丸	远志、茯神、茯苓、朱砂、龙齿、党参、石菖蒲	丸剂，每丸重9g	口服，一次1丸，一日2次
痫病	风痰闭阻	发病前有眩晕，头昏，胸闷，乏力，痰多，心情不悦，喜欠伸，发作呈多样性，或突然跌倒，神志不清，抽搐吐涎，或伴尖叫与二便失禁，或短暂神志不清，双目发呆，茫然所失，谈话中断，持物落地，或精神恍惚而无抽搐，舌质红，苔白腻，脉弦滑有力	涤痰息风，开窍定痫	癫痫康胶囊	天麻、人工牛黄、僵蚕、人参、远志、全蝎、琥珀、冰片、胆南星、石菖蒲、川贝母、丹参、麦冬、淡竹叶、生姜	胶囊剂，每粒装0.3g	口服，一次3粒，一日3次
	痰火扰神	发作时昏仆抽搐，吐涎，或有吼叫，平时急躁易怒，心烦失眠，咯痰不爽，口苦咽干，便秘尿赤，病发后，症情加重，彻夜难眠，目赤，苔黄腻，脉滑数	清热泻火，化痰开窍	羊痫疯丸	白矾、郁金、金礞石、全蝎、黄连、乌梅	丸剂，每100粒重6g	口服，一次6g，一日1~2次
	瘀阻脑络	平素头晕头痛，痛有定处，常伴单侧肢体抽搐，或一侧面部抽动，颜面口唇青紫，多继发于颅脑外伤、产伤、颅内感染性疾患，或先天脑发育不全，舌质暗红或有瘀斑，舌苔薄白，脉弦或涩	活血化瘀，息风通络	消栓再造丸	血竭、赤芍、没药、当归、牛膝、丹参、川芎、桂枝、三七、豆蔻、郁金、枳壳、白术、人参等38味	蜜丸剂，每丸重9g	口服，一次1~2丸，一日2次
	心脾两虚	反复发作，神疲乏力，心悸气短，失眠多梦，面色苍白，形体消瘦，纳呆，大便溏薄，舌质淡，苔白腻，脉沉细而弱	补益气血，健脾养心	六君子丸	白术、半夏、陈皮、党参、茯苓、甘草	水丸剂，每丸重9g	口服，一次1丸，一日2次
	肝肾阴虚	痫病频发，神思恍惚，心悸，健忘失眠，头晕目眩，两目干涩，面色晦暗，耳轮焦枯不泽，腰膝酸软，大便干燥，舌质淡红，脉沉细而数	滋补肝肾，潜阳安神	青阳参片	青阳参总苷	片剂，每片重0.25g	口服，一次4~8片（小儿减半），一日1次。连服2天停1天或隔日服1次

三、治疗脾胃病的中成药

病名	证型	主要症状	治法	中成药推荐	处方组成	剂型规格	用法用量
胃痛	寒邪客胃	胃痛暴作，恶寒喜暖，得温则痛减，遇寒加重，口淡不渴，或喜热饮，苔薄白，脉弦紧	温胃散寒，行气止痛	温胃舒颗粒	党参、附子、黄芪、肉桂、山药、白术、山楂、乌梅、砂仁、陈皮、肉苁蓉、补骨脂	颗粒剂，每袋装10g	开水冲服，一次1～2袋，一日2次
	饮食伤胃	胃脘疼痛，胀满拒按，嗳腐吞酸，呕吐不消化食物，其味腐臭，吐后痛减，不思饮食，大便不爽，苔厚腻，脉滑	消食导滞，和胃止痛	保和丸	焦山楂、茯苓、半夏、六神曲、莱菔子、陈皮、麦芽、连翘	丸剂，每丸重6g	口服，一次1～2丸，一日2次，小儿用量酌减
	肝气犯胃	胃脘胀痛，痛连两胁，遇烦恼则痛作或痛甚，嗳气、矢气则舒，脘闷嗳气，善太息，大便不畅，苔薄白，脉弦	疏肝解郁，理气止痛	胃苏颗粒	紫苏、香附、陈皮、香橼、佛手、枳壳、槟榔、鸡内金	颗粒剂，每袋装5g	开水冲服，一次1袋，一日3次
	瘀血停滞	胃脘疼痛，痛如针刺，或似刀割，痛有定处，按之痛甚，痛时持久，食后或入夜痛甚，或见吐血黑便，舌质紫暗，有瘀斑，脉涩	化瘀通络，理气和胃	元胡止痛片	延胡索、白芷	片剂，每片重0.25g	口服，一次4～6片，一日3次
	胃阴亏虚	胃脘隐隐灼痛，似饥而不欲食，口干咽燥，或口渴思饮，消瘦乏力，大便干结，五心烦热，舌红少津，脉细数	养阴益胃，和中止痛	阴虚胃痛颗粒	北沙参、麦冬、石斛、川楝子、玉竹、白芍、甘草	颗粒剂，每袋装5g	开水冲服，一次1袋，一日3次
	脾胃虚寒	胃痛隐隐，绵绵不休，喜温喜按，空腹痛甚，得食痛减，劳累或受凉后发作或加重，时呕清水，神疲纳少，四肢倦怠乏力，手足不温，大便溏薄，舌淡，脉软弱	温中健脾，和胃止痛	小建中颗粒	白芍、大枣、桂枝、生姜、炙甘草	颗粒剂，每袋装15g	开水冲服，一次1袋，一日3次
吐酸	脾胃虚寒	吐酸时作，兼吐清水，口淡喜暖，脘闷食少，少气懒言，肢倦不温，大便时溏，舌淡苔白，脉沉弱或迟缓	温中散寒，和胃制酸	香砂六君丸	木香、砂仁、陈皮、半夏、党参、白术、茯苓、炙甘草	水丸剂，每袋装9g	口服，一次6～9g，一日2～3次
	肝胃郁热	吐酸时作，胃脘灼热，口苦而臭，心烦易怒，两胁胀闷，舌红，脉弦数	泻肝和胃	加味左金丸	黄连、吴茱萸、延胡索、黄芩、柴胡、木香、香附、郁金、白芍、青皮、枳壳、陈皮、当归、甘草	水丸剂，每瓶装6g	口服，一次6g，一日2次
	湿阻于胃	吐酸时作，喜唾涎沫，时时欲吐，胸脘痞闷，嗳气则舒，不思饮食，舌淡红，苔白滑，脉弦细或濡滑	化湿和胃，理气解郁	越鞠丸	香附、川芎、栀子、苍术、六神曲	水丸剂，每瓶装18g	口服，一次6～9g，一日2次

病名	证型	主要症状	治法	中成药推荐	处方组成	剂型规格	用法用量
呕吐	外邪犯胃	突然呕吐，胸脘满闷，发热恶寒，头身疼痛，舌苔白腻，脉濡缓	疏邪解表，化浊和中	藿香正气水	藿香、苍术、陈皮、厚朴、白芷、茯苓、半夏、甘草、苏叶、大腹皮	酊剂，每支装10mL	口服，一次5～10mL，一日2次，用时摇匀
	食滞内停	呕吐酸腐，脘腹胀满，嗳气厌食，大便或溏或结，苔厚腻，脉滑实	消食化滞，和胃降逆	保和丸	焦山楂、茯苓、半夏、六神曲、莱菔子、陈皮、麦芽、连翘	丸剂，每丸重6g	口服，一次1～2丸，一日2次，小儿用量酌减
	痰饮内阻	呕吐清水痰涎，脘闷不食，头眩，心悸，呕而肠鸣有声，苔白腻，脉滑	温中化饮，和胃降逆	橘半枳术丸	枳实、白术、陈皮、半夏、桔梗、黄芩	水丸剂，每瓶装6g	口服，一次6g，一日1～2次
	肝气犯胃	呕吐吞酸，嗳气频繁，胸胁满闷，可因情志不遂而呕吐吞酸更甚，舌质红，苔薄腻，脉弦	疏肝理气，降逆和胃	疏肝和胃丸	香附、白芍、佛手、木香、郁金、白术、陈皮、柴胡、广藿香、炙甘草、莱菔子、槟榔、乌药	水蜜丸剂，每瓶装180丸	口服，一次45丸(9g)，一日2次
	脾胃气虚	食欲不振，食入难化，饮食稍有不慎，即易呕吐，时作时止，脘部痞闷，面色少华，倦怠乏力，大便不畅或溏泻，舌苔白滑，脉象虚弦	健脾益气，和胃降逆	香砂六君丸	木香、砂仁、陈皮、半夏、党参、白术、茯苓、炙甘草	水丸剂，每袋装9g	口服，一次6～9g，一日2～3次
	脾胃阳虚	饮食稍多即吐，时作时止，面色苍白，倦怠乏力，大便溏薄，恶寒喜暖，四肢不温，口干而不欲饮，舌淡，脉濡弱	温中健脾，和胃降逆	附子理中丸	附子、党参、白术、干姜、甘草	蜜丸剂，每丸重9g	口服，一次1丸，一日2～3次
	胃阴不足	呕吐反复发作，或时作干呕，呕吐量不多，或仅吐涎沫，似饥而不欲食，口燥咽干，舌红少津，脉细数	滋养胃阴，降逆止呕	养胃舒颗粒	党参、陈皮、黄精、山药、玄参、乌梅、山楂、干姜、北沙参、菟丝子、白术	颗粒剂，每袋装10g	开水冲服，一次1～2袋，一日2次
腹痛	寒邪内阻	腹痛拘急，得温痛减，遇寒痛甚，形寒肢冷，手足不温，小便清长，大便清稀，或便秘，舌质淡，苔白腻，脉沉紧	散寒温里，理气止痛	肚痛丸	豆蔻、干姜、砂仁、荜茇、厚朴、肉桂、枳实、木香、乌药、罂粟壳	水丸剂，每20粒重1g	口服，一次60粒，一日2次
	湿热壅滞	腹痛拒按，胀满不适，烦渴引饮或不欲饮，大便秘结，或溏滞不爽，潮热汗出，小便短赤，苔黄腻或黄燥，脉滑数	清热利湿，行气导滞	腹可安片	扭肚藤、火炭母、车前草、救必应、石榴皮	薄膜衣片剂，每片重0.34g	口服，一次4片，一日3次
	饮食积滞	脘腹胀满，疼痛拒按，嗳腐吞酸，厌食，腹痛而泻，臭如败卵，泻后痛减，或大便秘结，苔厚腻，脉滑实	消食导滞，理气止痛	槟榔四消丸	大黄、香附、猪牙皂、牵牛子、牵牛子、槟榔、五灵脂	水丸剂，每丸重6g	口服，一次6g，一日2次

续表

病名	证型	主要症状	治法	中成药推荐	处方组成	剂型规格	用法用量
	肝郁气滞	腹痛胀闷，痛无定处，痛引少腹，或痛窜两胁，时作时止，得嗳气、矢气则舒，遇忧郁恼怒则剧，舌红苔薄白，脉弦	疏肝解郁，理气止痛	柴胡疏肝丸	柴胡、陈皮、川芎、甘草、芍药、香附、枳壳	丸剂，每丸重9g	口服，一次9g，一日3次
	瘀血内停	腹痛较剧，痛如针刺，固定不移，甚则尿血有块，经久不愈，舌质紫暗，脉细涩	活血化瘀，理气止痛	五灵止痛胶囊	五灵脂、蒲黄、冰片	胶囊剂，每粒装0.3g	口服，一次1～2粒，痛时服用
	中虚脏寒	腹痛绵绵，时作时止，喜温喜按，形寒肢冷，神疲乏力，气短懒言，面色无华，胃纳不佳，大便溏泻，舌淡，苔薄白，脉沉细	温中补虚，缓急止痛	小建中颗粒	白芍、大枣、桂枝、甘草、生姜	颗粒剂，每袋装15g	开水冲服，一次1袋，一日3次
泄泻	寒湿泄泻	泄泻清稀，甚至如水样，腹痛肠鸣，脘闷食少，恶寒发热，头痛，肢体酸痛，苔白腻，脉濡缓	散寒化湿	藿香正气水	藿香、苍术、陈皮、厚朴、白芷、茯苓、半夏、甘草、苏叶、大腹皮	酊剂，每支装10mL	口服，一次5～10mL，一日2次，用时摇匀
	湿热伤中	泄泻腹痛，泻下急迫，势如水注，泻而不爽，粪色黄褐，气味臭秽，肛门灼热，身热烦渴，小便短赤，舌质红，苔黄腻，脉滑数或濡数	清热利湿	葛根芩连片	葛根、黄芩、黄连、炙甘草	片剂，每片重0.3g	口服，一次3～4片，一日3次
	食滞肠胃	腹痛肠鸣，脘腹胀满，泻下粪便臭如败卵，泻后痛减，嗳腐吞酸，泻下伴有不消化食物，不思饮食，舌苔垢浊或厚腻，脉滑	消食导滞	保和丸	焦山楂、茯苓、半夏、六神曲、莱菔子、陈皮、麦芽、连翘	丸剂，每丸重6g	口服，一次1～2丸，一日2次，小儿用量酌减
	脾胃虚弱	大便时溏时泻，完谷不化，迁延反复，食少，食后脘闷不适，稍进油腻之物，则便次明显增多，面色萎黄，神疲倦怠，舌淡，苔薄白，脉细弱	健脾益气，化湿止泻	参苓白术散	白术、茯苓、甘草、桔梗、莲子、人参、砂仁、山药、白扁豆、薏苡仁	散剂，每袋装6g	口服，一次6～9g，一日2～3次
	肾阳虚衰	黎明之前，脐腹作痛，肠鸣即泻，完谷不化，泻后则安，腹部喜温，形寒肢冷，腰膝酸软，舌淡苔白，脉沉细	温肾健脾，固涩止泻	四神丸	肉豆蔻、补骨脂、五味子、吴茱萸、大枣	丸剂，每袋装9g	口服，一次9g，一日1～2次
	肝气乘脾	素有胸胁胀闷，嗳气食少，抑郁恼怒或情绪紧张时发生腹痛泄泻，腹中雷鸣，攻窜作痛，矢气频作，舌淡红，脉弦	抑肝扶脾	痛泻宁颗粒	白芍、青皮、薤白、白术	颗粒剂，每袋装5g	开水冲服，一次1袋，一日3次

续表

病名	证型	主要症状	治法	中成药推荐	处方组成	剂型规格	用法用量
痢疾	湿热痢	腹痛，里急后重，痢下赤白脓血，黏稠如胶冻，腥臭，肛门灼热，小便短赤，苔黄腻，脉滑数	清热导滞，调气行血	加味香连丸	木香、黄连、黄芩、黄柏、白芍、当归、厚朴、枳壳、槟榔、延胡索、吴茱萸、炙甘草	水丸剂，每袋装6g	口服，一次1袋，一日3次
	疫毒痢	发病急骤，壮热口渴，头痛烦躁，恶心呕吐，大便频频，痢下鲜紫脓血，腹痛，里急后重较剧，甚者神昏惊厥，舌红绛，苔黄燥，脉滑数	清热解毒，凉血除积	白头翁止痢片	白头翁、黄柏、委陵菜、马齿苋	片剂，每片重0.33g	口服，一次6片，一日2～3次
	寒湿痢	腹痛拘急，痢下赤白黏冻，白多赤少或纯白冻，里急后重，口淡乏味，脘胀腹满，头身困重，舌淡，苔白腻，脉濡缓	温中燥湿，调气和血	不换金正气散	厚朴、半夏、苍术、陈皮、广藿香、炙甘草	散剂，每袋装15g	取生姜、大枣少许炖汤送服，一次15g，一日1～2次
	阴虚痢	痢下赤白，日久不愈，脓血黏稠，或下鲜血，脐下灼痛，虚坐努责，食少，心烦口干，至夜转剧，舌红绛少津，苔腻或花剥，脉细数	坚阴泄热，扶正止痢	驻车丸	黄连、干姜、当归、阿胶	丸剂，每50丸重3g	口服，一次6～9g，一日3次
	虚寒痢	腹部隐痛，缠绵不已，喜温喜按，痢下赤白清稀，无腥臭，甚则滑脱不禁，肛门坠胀，形寒畏冷，四肢不温，食少神疲，腰酸肢冷，舌淡苔薄白，脉沉细而弱	温补脾肾，收涩固脱	泻痢固肠丸	人参、白术、茯苓、甘草、陈皮、肉豆蔻、白芍、罂粟壳、诃子肉	丸剂，每瓶装6g	口服，一次1～1.5瓶，一日2次
	休息痢	下痢时发时止，迁延不愈，常因饮食不当、受凉、劳累而发，发时大便次数增多，夹有赤白黏冻，腹胀食少，倦怠嗜卧，舌质淡苔腻，脉濡软或虚数	温中清肠，调气化滞	久痢丸	椿皮、黄连、厚朴、枳壳、木香、党参、茯苓、白术、当归、鸦胆子、甘草	水丸剂，每瓶装7.5g	口服，一次1瓶，一日2次
便秘	肠胃积热	大便干结，小便短赤，面红身热，腹胀腹痛，口干口臭，心烦，舌红苔黄，脉滑数	泄热导滞，润肠通便	麻仁丸	火麻仁、苦杏仁、大黄、枳实、厚朴、白芍	小蜜丸剂，每瓶装60g	口服，一次9g，一日1～2次
	气机郁滞	大便秘结，欲便不能，嗳气，胁腹痞满，胀痛，舌质薄腻，脉弦	顺气导滞	木香顺气丸	木香、砂仁、香附、槟榔、甘草、陈皮、厚朴、枳壳、苍术、青皮、生姜	丸剂，每瓶装3g	口服，一次6～9g，一日2～3次
	脾肺气虚	粪质并不干硬，虽有便意，但临厕努挣乏力，便难排出，汗出气短，便后乏力，面白神疲，肢倦懒言，舌淡苔白，脉弱	补气润肠	补中益气丸	黄芪、党参、白术、当归、升麻、柴胡、陈皮、炙甘草	丸剂，每袋装6g	口服，一次1袋，一日2～3次

病名	证型	主要症状	治法	中成药推荐	处方组成	剂型规格	用法用量
	血虚	大便干结，面色无华，心悸气短，失眠多梦，健忘，口唇色淡，舌淡苔白，脉细	养血润燥	五仁润肠丸	柏子仁、火麻仁、松子仁、桃仁、郁李仁、肉苁蓉、陈皮、大黄、当归、地黄	丸剂，每丸重9g	口服，一次1丸，一日2次
	阳虚寒凝	大便干或不干，排出困难，小便清长，面色白，四肢不温，腹中冷痛，腰膝酸冷，舌淡苔白，脉沉迟	温阳通便	半硫丸	半夏、硫黄	水丸剂，每15粒重1g	口服，一次3～6g，一日2次

四、治疗肝胆病的中成药

病名	证型	主要症状	治法	中成药推荐	处方组成	剂型规格	用法用量
胁痛	肝郁气滞	胁肋胀痛，走窜不定，甚则引及胸背肩臂，疼痛每因情志变化而增减，胸闷腹胀，嗳气频作，得嗳气而胀痛稍舒，纳少口苦，舌苔薄白，脉弦	疏肝理气	柴胡疏肝丸	柴胡、陈皮、川芎、甘草、芍药、香附、枳壳	丸剂，每丸重9g	口服，一次9g，一日3次
	肝胆湿热	胁肋胀痛或灼热疼痛，口苦口黏，胸闷纳呆，恶心呕吐，小便黄赤，大便不爽，或兼有身热恶寒，身目发黄，舌红苔黄腻，脉弦滑数	清热祛湿利胆	消炎利胆片	穿心莲、溪黄草、苦木	片剂：薄膜衣小片，每片重0.26g；薄膜衣大片，每片重0.52g；糖衣片，片芯重0.25g	口服，一次6片（小片）或3片（大片），一日3次
	瘀血阻络	胁肋刺痛，痛处固定而拒按，入夜更甚，或面色晦暗，舌质紫暗，脉沉弦	祛瘀通络	血府逐瘀胶囊	桃仁、红花、赤芍、川芎、枳壳、柴胡、桔梗、当归、地黄、牛膝、甘草	胶囊剂，每粒装0.4g	口服，一次6粒，一日2次
黄疸（阳黄）	热重于湿	身目俱黄，黄色鲜明，发热口渴，或见心中懊侬，腹部胀闷，口干而苦，恶心呕吐便短少黄赤，大便秘结，舌苔黄腻，脉象弦数	清热通腑，利湿退黄	黄疸茵陈颗粒	茵陈、黄芩、大黄、甘草	颗粒剂，每袋装20g	开水冲服，一次10～20g，一日2次
	湿重于热	身目俱黄，黄色不及前者鲜明，头重身困，胸脘痞满，食欲减退，恶心呕吐，腹胀或大便溏垢，舌苔厚腻微黄，脉象濡数或濡缓	利湿化浊运脾，佐以清热	茵陈五苓丸	茵陈、泽泻、茯苓、猪苓、白术、肉桂	蜜丸剂，每丸重6g	口服，一次1丸，一日2次

续表

病名	证型	主要症状	治法	中成药推荐	处方组成	剂型规格	用法用量
黄疸（阴黄）	胆腑郁热	身目发黄，黄色鲜明，上腹、右胁胀闷疼痛，牵引肩背，咽干，呕吐呃逆，尿赤，大便秘，苔黄舌红，脉弦滑数	疏肝泄热，利胆退黄	大柴胡颗粒	柴胡、大黄、枳实、黄芩、半夏、芍药、大枣、生姜	颗粒剂，每袋装8g	开水冲服，一次1袋，一日3次
	疫毒炽盛	发病急骤，黄疸迅速加深，其色如金，皮肤瘙痒，高热口渴，胁痛腹满，烦躁抽搐，或见衄血，便血，或肌肤瘀斑，舌质红绛，苔黄而燥，脉弦滑或数	清热解毒，凉血开窍	犀角化毒丸	连翘、青黛、黄连、黄芩、大黄、菊花、龙胆、玄参、茯苓、桔梗、甘草、朱砂、冰片、天花粉、水牛角浓缩粉	蜜丸剂，每丸重3g	口服，一次1丸，一日2～3次
	寒湿阻遏	身目俱黄，晦暗如烟熏，脘腹痞胀，纳谷减少，大便不实，神疲畏寒，口淡不渴，舌淡苔腻，脉濡缓或沉迟	温中化湿，健脾和胃	十味黑冰片丸	黑冰片、石榴子、肉桂、豆蔻、荜茇、诃子、光明盐、波棱瓜子、止泻木子、熊胆	丸剂，每丸重1g	口服，一次2～3丸，一日2次
	脾虚湿滞	面目肌肤淡黄，甚则晦暗不泽，肢软乏力，心悸气短，大便溏薄，舌质淡，苔薄白，脉濡细	健脾养血，利湿退黄	黄芪建中丸	黄芪、肉桂、白芍、甘草、大枣、蜂蜜	丸剂，每丸重9g	口服，一次1丸，一日2次
胆石病	肝气郁滞	胁肋疼痛，胃脘胀满，嗳气频繁，大便不畅，B超或CT检查可发现胆囊或肝内胆管、胆管等处结石，因情志因素而发作，舌苔薄白，脉弦	疏肝理气	逍遥丸	柴胡、当归、白芍、白术、茯苓、甘草、薄荷、生姜	浓缩丸剂，每瓶装200丸	口服，一次8丸，一日3次
	肝胆湿热	胁肋疼痛，烦躁易怒，泛酸嘈杂，口干口苦，B超或CT检查可发现胆囊或肝内胆管、胆管等处结石，舌质红苔黄，脉弦或数	疏肝泄热，行气止痛	胆石通胶囊	广金钱草、柴胡、大黄、黄芩、绵茵陈、蒲公英、溪黄草、枳壳、水线草、鹅胆干膏粉	胶囊剂，每粒装0.65g	口服，一次4～6粒，一日3次
	气虚血瘀	胁肋疼痛，痛有定处而拒按，胃脘胀满疼痛，B超或CT检查可发现胆囊或肝内胆管、胆管等处结石，舌质紫暗，脉涩	养血化瘀，疏肝利胆	复方鳖甲软肝片	鳖甲、莪术、赤芍、当归、三七、党参、黄芪、紫河车、冬虫夏草、板蓝根、连翘	片剂，每粒装0.5g	口服，一次4片，一日3次
积聚	肝气郁结	腹中结块柔软，时聚时散，攻窜胀痛，脘胁胀闷不适，苔薄，脉弦	疏肝解郁，行气散结	逍遥丸	柴胡、当归、白芍、白术、茯苓、甘草、薄荷、生姜	浓缩丸剂，每瓶装200丸	口服，一次8丸，一日3次
	瘀血内结	腹部积块明显，质地较硬，固定不移，隐痛或刺痛，形体消瘦，纳谷减少，面色晦暗黧黑，面颈胸臂或有血痣赤缕，舌质紫，或有瘀点瘀斑，脉细涩	通络消积，活血解毒	缩脾胶囊	壁虎、泽兰、丝瓜络、六神曲、山楂、麦芽	胶囊剂，每粒装0.4g	口服，一次5粒，一日2次

续表

病名	证型	主要症状	治法	中成药推荐	处方组成	剂型规格	用法用量
鼓胀	脾气亏虚，痰瘀阻络	肋下积块，两肋不适，隐痛，乏力，纳差，面色晦暗，手掌赤痕，蜘蛛痣，舌质紫暗	益气健脾，活血通络，化痰软坚	通络软坚胶囊	黄芪、鳖甲、丹参、泽兰、牡蛎、桃仁、莪术、地龙、小蓟、郁金、丝瓜络、穿山甲	胶囊剂，每粒装0.4g	口服，一次7粒，一日1～2次
	正虚瘀结	久病体弱，积块坚硬，隐痛或剧痛，饮食大减，肌肉瘦削，神倦乏力，面色萎黄或黧黑，甚则面浮肢肿，舌质淡紫，或光剥无苔，脉细数或弦细	补益气血，活血化瘀	益血宁胶囊	三七、栀子、阿胶、黄芪、当归、黄柏、桑椹、党参、牡丹皮、何首乌、熟地黄、仙鹤草	胶囊剂，每粒装0.4g	口服，一日7～9粒，饭后各3粒或晚上睡前7粒
	水热蕴结	腹大坚满，脘腹胀急，烦热口苦，渴不欲饮，或有面目、皮肤发黄，小便赤涩，大便秘结或溏垢，舌边尖红，苔黄腻或兼灰黑，脉象弦数	清热利湿，攻下逐水	中满分消丸	茯苓、猪苓、黄芩、姜黄、党参、白术、半夏、陈皮、知母、枳实、陈皮、砂仁、厚朴、泽泻、黄连、甘草	丸剂，每100丸重6g	口服，一次6g，一日2次
	脾虚血瘀，水湿内停	腹胀，腹部膨隆，甚则青筋暴露，小便短少，下肢浮肿，乏力，胁痛，纳差，血痣，手掌赤痕	益气健脾，利水渗湿，化瘀通络	消臌软坚丸	黄芪、泽泻、厚朴、白术、丹参、鳖甲、茯苓皮、葶苈子、泽兰、猪苓、车前子、穿山甲	丸剂，每袋装5g	口服，一次1～1.5袋，一日2～3次
	气血两虚，脾肾亏虚，湿热毒瘀	腹大胀满，或青筋暴露，乏力，纳差，胁痛，面色萎黄或晦暗，腰膝酸软	健脾养血，益气补肾，清热解毒	肝复欣胶囊	人参、绿矾、黄柏、灵芝、大黄、白术、五味子、栀子、黑大豆、冰糖、大枣	胶囊剂，每粒装0.4g	饭后口服，一次5粒，一日3次

五、治疗肾膀胱病的中成药

病名	证型	主要症状	治法	中成药推荐	处方组成	剂型规格	用法用量
水肿	风水相搏	眼睑浮肿，继则四肢及全身皆肿，来势迅速，按之水肿凹陷，易恢复，恶寒发热，肢节酸楚，小便不利。偏于风热者，伴咽喉红肿疼痛，舌质红，脉浮滑数。偏于风寒者，兼恶寒，咳喘，舌苔薄白，脉浮滑或浮紧，如水肿较甚，亦可见沉脉	疏解风热，宣肺利水	肾炎解热片	白茅根、连翘、荆芥、苦杏仁、泽泻、陈皮、茯苓、大腹皮、车前子、赤小豆、生石膏、蒲公英	糖衣片剂，每片重0.32g	口服，一次4～5片，一日3次

病名	证型	主要症状	治法	中成药推荐	处方组成	剂型规格	用法用量
	水湿浸渍	全身水肿，下肢明显，按之没指，小便短少，起病缓慢，病程较长，身体困重，胸闷，纳呆，泛恶，苔白腻，脉沉缓	健脾化湿，通阳利水	五苓胶囊	泽泻、茯苓、猪苓、肉桂、白术	胶囊剂，每粒重0.45g	口服，一次3粒，一日2次
	湿热壅盛	遍体浮肿，皮肤绷急光亮，胸脘痞闷，烦热口渴，小便短赤，大便干结，苔黄腻，脉沉数或濡数	清热利尿	肾炎四味片	细梗胡枝子、黄芩、石韦、黄芪	片剂，每片重0.36g	口服，一次8片，一日3次
	脾肾阳虚	面浮身肿，腰以下甚，按之凹陷不起，尿量减少或反多，腰部酸重冷痛，四肢厥冷，怯寒神疲，纳少便溏，面色白，甚者心悸胸闷，喘促难卧，腹大胀满，舌质淡胖，苔脉沉细或沉迟无力	温肾健脾，化气行水	肾炎温阳胶囊	人参、黄芪、附子、党参、茯苓、白术、肉桂、大香、大黄、香加皮、葶苈子	胶囊剂，每粒重0.48g	口服，一次3粒，一日3次
	瘀水互结	水肿延久不退，肿势轻重不一，四肢或全身浮肿或伴血尿，以下肢为主，皮肤瘀斑，腰部刺痛，舌紫暗，苔白，脉沉细涩	活血祛瘀，化气行水	肾元胶囊	瓜子金、水蛭、益母草	胶囊剂，每粒重0.4g	口服，一次4～5粒，一日3次
淋证	热淋	小便频数短涩，灼热刺痛，溺色黄赤，少腹拘急胀痛，或有寒热，口苦，呕恶，或有腰痛拒按，或有大便秘结，苔黄腻，脉滑数	清热利湿通淋	三金片	金樱根、菝葜、羊开口、金沙藤、积雪草	片剂，每片相当于原药材2.1g、3.5g	口服，一次3片，一日3次
	石淋	尿中夹砂石，排尿涩痛，或排尿时突然中断，尿道窘迫疼痛，少腹拘急，往往突发，一侧腰腹绞痛难忍，甚则牵及外阴，尿中带血，舌红，苔薄黄，脉弦或带数。若病久砂石不去，可伴见面色少华，精神委顿，少气乏力，舌淡边有齿印，脉细而弱；或腰腹隐痛，手足心热，舌红少苔，脉细带数	清热利湿，排石通淋	琥珀消石颗粒	琥珀、当归、蒲黄、牛膝、海金沙、金钱草、鸡内金、赤小豆、郁金	颗粒剂，每袋装15g	开水冲服，一次2袋，一日2次
	血淋	小便热涩刺痛，尿色深红，或夹有血块，疼痛满急加剧，或见心烦，舌尖红，苔黄，脉滑数	清热通淋，凉血止血	结石通片	白茅根、车前草、茯苓、广金钱草、海金沙草、石韦、鸡骨草、玉米须	片剂，每片重0.25g	口服，一次5片，一日3次
	气淋	郁怒之后，小便涩滞，淋沥不宣，少腹胀满疼痛，苔薄白，脉弦	理气疏导，通淋利尿	沉香散	沉香、砂仁、苍术、枳实、麦芽、青皮、细辛、川芎、桔梗、茯苓、甘草、栀子、厚朴、香附、木香等	散剂，每袋装15g	煎服或泡茶服，一次9～15g，一日1～2次

病名	证型	主要症状	治法	中成药推荐	处方组成	剂型规格	用法用量
	膏淋	小便浑浊，乳白或如泔水，上有浮油，置之沉淀，或伴有絮状凝块物，或混有血液、血块，尿道热涩疼痛，尿时阻塞不畅，口干，苔黄腻，舌质红，脉濡数	清热利湿，分清泄浊	萆薢分清丸	粉萆薢、石菖蒲、益智仁、乌药、甘草	水丸剂，每丸重6g	口服，一次6～9g，一日2次
	劳淋	小便不甚赤涩，溺痛不甚，但淋沥不已，时作时止，病程缠绵，遇劳即发，腰膝酸软，神疲乏力，舌质淡，脉细弱	补脾益肾	无比山药丸	山药、熟地、杜仲、泽泻、牛膝、茯苓、肉苁蓉、山茱萸、菟丝子、巴戟天、五味子、赤石脂	丸剂，每40丸重3g	口服，一次9g，一日2次
癃闭	膀胱湿热	小便点滴不通，或量极少而短赤灼热，小腹胀满，口苦口黏，或口渴不欲饮，或大便不畅，舌质红，苔黄腻，脉数	清利湿热，通利小便	前列通片	王不留行、黄芪、车前子、关黄柏、两头尖、蒲公英、泽兰、琥珀、八角茴香油、肉桂油	片剂，每片重0.34g、0.6g	口服，大片一次4片，小片一次6片，一日3次
	肝郁气滞	小便不通或通而不爽，情志抑郁，或多烦善怒，胁腹胀满，舌红，苔薄黄，脉弦	疏利气机，通利小便	沉香散	沉香、砂仁、苍术、枳实、麦芽、青皮、细辛、川芎、桔梗、茯苓、甘草、栀子、厚朴、香附、木香等	散剂，每袋装15g	煎服或泡茶服，一次9～15g，一日1～2次
	浊瘀阻塞	小便点滴而下，或尿如细线，甚则阻塞不通，小腹胀满疼痛，舌紫暗，或有瘀点瘀斑，脉涩	行瘀散结，通利水道	泽桂癃爽胶囊	泽兰、皂角刺、肉桂	胶囊剂，每粒重0.44g	口服，一次2粒，一日3次
	脾气不升	小腹坠胀，时欲小便而不得出，或量少而不畅，神疲乏力，食欲不振，气短而语声低微，舌淡，苔薄，脉细	升清降浊，化气行水	尿毒清颗粒	大黄、黄芪、苦参、白术、茯苓、白芍、制何首乌、桑白皮、丹参、车前草、川芎、半夏、柴胡、菊花、甘草	颗粒剂，每袋装5g	开水冲服，一日4次，6、12、18时各服1袋，22时服2袋，每日最大量8袋，也可另定服药时间，但两次服药间隔勿超过8小时
	肾阳衰惫	小便不通或点滴不爽，排出无力，面色白，神气怯弱，畏寒肢冷，腰膝冷而酸软无力，舌淡胖，苔薄白，脉沉细而弱	温补肾阳，化气利水	癃闭舒胶囊	补骨脂、益母草、金钱草、海金沙、琥珀、山慈菇	胶囊剂，每粒重0.3g	口服，一次3粒，一日2次

续表

病名	证型	主要症状	治法	中成药推荐	处方组成	剂型规格	用法用量
阳痿	命门火衰	阳事不举，或举而不坚，精薄清冷，神疲倦怠，畏寒肢冷，面色白，头晕耳鸣，腰膝酸软，夜尿清长，舌淡胖，苔薄白，脉沉细	温肾壮阳	强阳保肾丸	淫羊藿、阳起石、肉苁蓉、胡芦巴、补骨脂、五味子、沙苑子、蛇床子、覆盆子、韭菜子、芡实、肉桂、小茴香、茯苓、制远志	丸剂，每100丸重6g	口服，一次6g，一日2次
	心脾亏虚	阳痿不举，心悸，失眠多梦，神疲乏力，面色萎黄，食少纳呆，腹胀便溏，舌淡，苔薄白，脉细弱	益气健脾，养心补血	归脾丸	党参、白术、黄芪、甘草、茯苓、远志、酸枣仁、龙眼肉、当归、木香、大枣	浓缩丸剂，每8丸相当于原生药3g	口服，一次8～10丸，一日3次
	肝郁不舒	阳事不起，或起而不坚，心情抑郁，胸胁胀痛，脘闷不适，食少便溏，苔薄白，脉弦	疏肝解郁	疏肝益阳胶囊	蒺藜、柴胡、蜂房、地龙、水蛭、远志、肉苁蓉、菟丝子、五味子、巴戟天、九香虫、紫梢花、蛇床子、蜈蚣、石菖蒲	胶囊剂，每粒重0.25g	口服，一次4粒，一日3次
	惊恐伤肾	阳痿不振，心悸易惊，胆怯多疑，夜多噩梦，常有惊吓史，苔薄白，脉弦细	益肾宁神	滋补参茸丸	人参、鹿茸、熟地、龟板、山药、当归、茯苓、朱砂、益智仁、补骨脂、龙眼肉、枸杞、苍术、牛膝、栀子、甘草、黄柏、柏子仁、知母、远志、酸枣仁、肉桂、琥珀、砂仁	大蜜丸剂，每丸重9g	空腹服用，一次1丸，一日2次
	湿热下注	阴茎痿软，阴囊潮湿，瘙痒腥臭，睾丸坠胀作痛，小便赤涩灼痛，胁胀腹闷，肢体困倦，泛恶口苦，舌红苔黄腻，脉滑数	清利湿热	龙胆泻肝丸	龙胆、柴胡、黄芩、栀子、泽泻、木通、车前子、当归、地黄、炙甘草	蜜丸剂，每丸重6g	口服，一次3～6g，一日2次
遗精	君相火旺	少寐多梦，梦则遗精，阳事易举，心中烦热，头晕目眩，口苦胁痛，小溲短赤，舌红苔薄黄，脉弦数	清心泻肝	知柏地黄丸	知母、黄柏、熟地黄、山药、山茱萸、牡丹皮、茯苓、泽泻	丸剂，每瓶装36g	口服，一次6g(30粒)，一日2次
	湿热下注	遗精时作，小溲黄赤，热涩不畅，口苦而腻，舌质红，苔黄腻，脉濡数	清热利湿	萆薢分清丸	粉萆薢、石菖蒲、益智仁、乌药、甘草	水丸剂，每丸重6g	口服，一次6～9g，一日2次
	劳伤心脾	劳则遗精，失眠健忘，心悸不宁，面色萎黄，神疲乏力，纳差便溏，舌淡苔薄，脉弱	调补心脾，益气摄精	人参归脾丸	人参、白术、茯苓、黄芪、当归、木香、远志、甘草、龙眼肉、酸枣仁	蜜丸剂，每丸重9g	口服，一次9g，一日2次
	肾气不固	多为无梦而遗，甚则滑泄不禁，精液清稀而冷，形寒肢冷，面色白，头昏目眩，腰膝酸软，阳痿早泄，夜尿清长，舌淡胖，苔白滑，脉沉细	补肾固精	金锁固精丸	沙苑子、芡实、莲须、龙骨、牡蛎、莲子	浓缩丸剂，每15丸相当于原药材3g	空腹，用淡盐水或温开水送服，一次15丸，一日2次

六、治疗气血津液病的中成药

病名	证型	主要症状	治法	中成药推荐	处方组成	剂型规格	用法用量
贫血	脾胃亏虚	贫血伴纳食减少，神疲乏力，动则尤甚，手足不温，大便溏薄，舌质淡，脉细弱	健脾养胃	黄芪精口服液	黄芪、蜂蜜	口服液剂，每瓶装10mL	口服，1次10mL，1日2次
	气血亏虚	贫血伴面色不华，心悸失眠，神疲懒言，饮食减少，舌质淡，脉细弱	补养气血，健运脾胃	归脾丸	党参、白术、黄芪、甘草、茯苓、远志、酸枣仁、龙眼肉、当归、木香、大枣	浓缩丸剂，每8丸相当于原生药3g	口服，一次8～10丸，一日3次
	肝肾阴虚	贫血伴头晕目眩，耳鸣健忘，急躁易怒，或精神紧张，失眠多梦，咽干颧红，腰膝酸软，甚或遗精，大便干结，舌红苔少，脉细数	滋补肝肾，育阴清热	杞菊地黄丸	枸杞子、菊花、熟地黄、山茱萸、牡丹皮、山药、茯苓、泽泻	蜜丸剂，每丸重9g	口服，一次1丸，一日2次
	脾肾阳虚	贫血伴面色白，畏寒肢冷，倦怠少力，表情呆钝，健忘，纳差，腹胀，浮肿便溏，腰膝及少腹冷痛，舌体胖大，舌质淡，苔薄白，脉细弱或沉迟	温肾健脾	参桂养荣丸	党参、炙黄芪、熟地黄、当归、白术、肉桂、陈皮、白芍、茯苓、远志、五味子、炙甘草	丸剂，每丸重9g	口服，一次1丸，一日2次
汗证	肺卫不固	汗出恶风，稍劳汗出尤甚，或表现半身、某一局部出汗，易于感冒，体倦乏力，面色少华，苔薄白，脉细弱	益气固表	玉屏风颗粒	黄芪、白术、防风	颗粒剂，每袋装5g	开水冲服，一次1袋，一日3次
	心血不足	自汗或盗汗，心悸少寐，神疲气短，面色不华，舌质淡，脉细	养血补心敛汗	当归补血丸	当归、黄芪	水蜜丸剂，每袋装6g	口服，一次6g，一日2次
	阴虚火旺	夜寐盗汗，或有自汗，五心烦热，午后潮热，两颧色红，口渴，舌红少苔，脉细数	滋阴降火	知柏地黄丸	知母、黄柏、熟地黄、山药、山茱萸、牡丹皮、茯苓、泽泻	丸剂，每瓶装36g	口服，一次6g(30粒)，一日2次

266

病名	证型	主要症状	治法	中成药推荐	处方组成	剂型规格	用法用量
消渴	邪热郁蒸	蒸蒸汗出，汗液易使衣服黄染，面赤烘热，烦躁，口苦，小便色黄，苔薄黄，脉弦数	清肝泄热，化湿和营	龙胆泻肝丸	龙胆、柴胡、黄芩、栀子、泽泻、木通、车前子、当归、地黄、炙甘草	蜜丸剂，每丸重6g	口服，一次3～6g，一日2次
	肺热津伤	口渴多饮，口舌干燥，尿频量多，烦热多汗，舌边尖红，苔薄黄，脉洪数	清热润肺，生津止渴	消渴丸	葛根、地黄、黄芪、天花粉、玉米须、南五味子、山药、格列本脲	水丸剂，每10丸重2.5g	口服，一次5～10丸，一日2～3次
	胃热炽盛	多食易饥，口渴，尿多，形体消瘦，大便干燥，苔黄，脉滑实有力	清胃泻火，养阴增液	金芪降糖片	黄连、黄芪、金银花	片剂，每片重0.42g	饭前半小时口服，一次7～10片，一日3次
	中气亏虚	口渴引饮，能食与便溏并见，或饮食减少，精神不振，四肢乏力，舌质淡，苔白而干，脉弱	益气健脾，生津止渴	参芪降糖胶囊	人参（茎叶）皂苷、五味子、黄芪、山药、地黄、覆盆子、麦冬、茯苓、天花粉、泽泻、枸杞子	胶囊剂，每粒装0.35g	口服，一次3粒，一日3次，一个月为一疗程；治疗前症状较重者，每次用量可达8粒，一日3次
	肾阴亏虚	尿频量多，混浊如脂膏，或尿甜，腰膝酸软，乏力，头晕耳鸣，口干唇燥，皮肤干燥，瘙痒，舌红苔少，脉细数	滋阴固肾	六味地黄丸	熟地黄、山茱萸、牡丹皮、山药、茯苓、泽泻	浓缩丸剂，每瓶装200丸	口服，一次8丸，一日3次
	阴阳两虚	小便频数，混浊如膏，甚至饮一溲一，面容憔悴，耳轮干枯，腰膝酸软，四肢欠温，畏寒肢冷，阳痿或月经不调，舌苔淡白而干，脉沉细无力	滋阴温阳，补肾固涩	金匮肾气丸	地黄、茯苓、山药、山茱萸、牡丹皮、泽泻、桂枝、附子	水蜜丸剂，每丸重6g	口服，一次6g，一日2～3次
内伤发热	阴虚发热	午后潮热，或夜间发热，不欲近衣，手足心热，烦躁，少寐多梦，盗汗，口干咽燥质红，或有裂纹，苔少甚至无苔，脉细数	滋阴清热	青蒿鳖甲片	青蒿、鳖甲、地黄、知母、牡丹皮	片剂，每片重0.45g	口服，一次4～6片，一日3次
	血虚发热	发热，多为低热，头晕眼花，身倦乏力，心悸不宁，面白少华，唇甲色淡，舌质淡，脉细弱	益气养血	归脾丸	党参、白术、黄芪、甘草、茯苓、远志、酸枣仁、龙眼肉、当归、木香、大枣	浓缩丸剂，每8丸相当于原生药3g	口服，一次8～10丸，一日3次

病名	证型	主要症状	治法	中成药推荐	处方组成	剂型规格	用法用量
内伤发热	气虚发热	发热，热势或低或高，常在劳累后发作或加剧，倦怠乏力，气短懒言，自汗，易于感冒，食少便溏，舌质淡，苔白薄，脉细弱	益气健脾，甘温除热	补中益气丸	黄芪、党参、白术、当归、升麻、柴胡、陈皮、炙甘草	丸剂，每袋装6g	口服，一次1袋，一日2～3次
	阳虚发热	发热而欲近衣，形寒怯冷，四肢不温，头晕嗜卧，腰膝酸软，纳少便溏，少气懒言，面色白，舌质淡胖，或有齿痕，苔白润，脉沉细无力	温补阳气，引火归原	金匮肾气丸	地黄、茯苓、山药、山茱萸、牡丹皮、泽泻、桂枝、附子	水蜜丸剂，每丸重6g	口服，一次6g，一日2～3次
	气郁发热	发热多为低热或潮热，热势常随情绪波动而起伏，精神抑郁，胁肋胀满，烦躁易怒，口干而苦，纳食减少，舌红，苔黄，脉弦数	疏肝理气，解郁泄热	丹栀逍遥丸	丹皮、栀子、柴胡、白芍、当归、茯苓、白术、薄荷、甘草	水丸剂，每袋装6g	口服，一次6～9g，一日2次
	痰湿郁热	低热，午后热甚，心内烦热，胸闷脘痞，不思饮食，渴不欲饮，呕恶，大便稀薄或黏滞不爽，苔白腻或黄腻，脉濡数	燥湿化痰，清热和中	三仁合剂	苦杏仁、豆蔻、薏苡仁、滑石、淡竹叶、半夏、通草、厚朴	口服液剂，每瓶装100mL	口服，1次20～30mL，1日3次
	血瘀发热	午后或夜晚发热，或自觉身体某些部位发热，口燥咽干，但不多饮，肢体或躯干有固定痛处或肿块，面色萎黄或晦暗，舌质青紫或有瘀点、瘀斑，脉弦或涩	活血化瘀	血府逐瘀胶囊	桃仁、红花、赤芍、川芎、枳壳、柴胡、桔梗、当归、地黄、牛膝、甘草	胶囊剂，每粒装0.4g	口服，一次6粒，一日2次
厥证	气厥实证	多因情志异常，精神刺激而发作，突然昏倒，不知人事，四肢厥冷，呼吸气粗，口噤拳握，舌苔薄白，脉伏或沉弦	开窍顺气解郁	通关散	猪牙皂、鹅不食草、细辛	散剂，每瓶装1.5g	每用少许，吹鼻取嚏

续表

病名	证型	主要症状	治法	中成药推荐	处方组成	剂型规格	用法用量
厥证	气厥虚证	发病前有明显的情绪紧张、恐惧、疼痛或站立过久等诱发因素，发作时眩晕昏仆，面色苍白，呼吸微弱，汗出肢冷，舌淡，脉沉细微	补气回阳醒神	参附注射液	红参、附片	注射液剂，每瓶装10mL、50mL、100mL	①肌内注射，一次2～4mL，一日1～2次；②静脉滴注，一次20～100mL(用5%～10%葡萄糖注射液250～500mL稀释后使用)；③静脉推注，一次5～20mL(用5%～10%葡萄糖注射液20mL稀释后使用)
	血厥实证	多因急躁恼怒而发，突然昏倒，不知人事，牙关紧闭，面赤唇紫，舌暗红，脉弦有力	开窍活血，顺气降逆	清开灵注射液	胆酸、珍珠母、猪去氧胆酸、栀子、水牛角、板蓝根、黄芩苷、金银花	注射液剂，每瓶装2mL、5mL、10mL	肌内注射，一日2～4mL；重症患者静脉滴注，一日20～40mL，以10%葡萄糖注射液200mL或氯化钠注射液100mL稀释后使用
	血厥虚证	因失血过多而发，突然昏厥，面色苍白，口唇无华，四肢震颤，自汗肢冷，目陷口张，呼吸微弱，舌质淡，脉芤或细数无力	补养气血	人参多糖注射液	人参多糖	注射液剂，每瓶装4mL	肌内注射，一次4mL，一日2次
	痰厥	素有咳喘宿痰，多湿多痰，恼怒或剧烈咳嗽后突然昏厥，喉有痰声，或呕吐涎沫，呼吸气粗，舌苔白腻，脉沉滑	行气豁痰	苏合香丸	苏合香、安息香、冰片、水牛角、人工麝香、檀香、沉香、丁香、香附、木香、乳香、荜茇、白术、诃子肉、朱砂	蜜丸剂，每丸重3g	口服，一次1丸，一日1～2次
虚劳	气血亏虚	神疲乏力，动则加剧，面色苍白，唇甲不华，心悸失眠，神疲懒言，饮食减少	补养气血，健运脾胃	八珍颗粒	白芍、白术、川芎、当归、党参、茯苓、甘草、熟地黄	颗粒剂，每袋装8g	开水冲服，一次1袋，一日2次
	肝郁脾虚	神疲乏力，头晕心悸，胸胁胀满，纳呆腹胀，便溏不爽，肠鸣矢气，或时有腹痛腹泻	疏肝解郁，健脾养血	逍遥丸	柴胡、当归、白芍、白术、茯苓、薄荷、生姜、炙甘草	丸剂，每瓶装200丸	口服，一次8丸，一日3次
	心脾两虚	神疲乏力，多梦易醒，心悸健忘，头晕目眩，肢倦神疲，饮食无味，面色少华	补益心脾，养血安神	归脾丸	党参、白术、黄芪、甘草、茯苓、远志、酸枣仁、龙眼肉、当归、木香、大枣	浓缩丸剂，每8丸相当于原生药3g	口服，一次8～10丸，一日3次

病名	证型	主要症状	治法	中成药推荐	处方组成	剂型规格	用法用量
	肝肾阴虚	神疲乏力，头晕目眩，耳鸣健忘，急躁易怒，或见失眠多梦，五心烦热，腰膝酸软，甚至遗精	滋补肝肾	杞菊地黄丸	枸杞、菊花、熟地黄、山茱萸、牡丹皮、山药、茯苓、泽泻	蜜丸剂，每丸重9g	口服，一次9g，一日2次
	心肾不交	神疲乏力，心烦不宁，多梦健忘，心悸，腰膝酸软，甚至遗精	滋阴降火	宁心补肾丸	党参、补骨脂、枸杞子、沙苑子、何首乌、韭菜子、续断、续断、菟丝子、酸枣仁、覆盆子等	蜜丸剂，每丸重11.3g	口服，一次1丸，一日2次
肥胖	胃热滞脾	多食，消谷善饥，形体肥胖，脘腹胀满，面色红润，心烦头昏，口干口苦，胃脘灼痛嘈杂，得食则缓，舌红苔黄腻，脉弦滑	清胃泻火，佐以消导	降脂通便胶囊	大黄、玄明粉、人参、灵芝、肉桂、甘草	胶囊剂，每粒装0.5g	口服，一次2~4粒，一日2次
	脾虚湿阻	肥胖浮肿，疲乏无力，肢体困重，纳差，腹满，舌苔腻，脉沉细	健脾利湿	香砂六君丸	木香、砂仁、陈皮、半夏、党参、白术、茯苓、炙甘草	水丸剂，每袋装9g	口服，一次6~9g，一日2~3次
	痰浊中阻	肥胖，头目眩晕，头痛头重，胸闷，心悸，食欲不振，呕恶痰涎，肢体困重，女子闭经，舌苔白腻，脉滑	祛湿化痰	五苓散	茯苓、泽泻、猪苓、肉桂、白术	散剂，每袋装12g	口服，一次6~9g，一日2次
	肝胆湿热	肥胖，胁肋胀痛，口苦纳呆，口气臭秽，呕恶腹胀，大便不调，舌苔黄腻，脉弦数	清泄湿热，疏肝利胆	茵栀黄口服液	茵陈、栀子、黄芩、金银花	口服液剂，每瓶装10mL	口服，一次10mL，一日3次
	肝郁气滞	肥胖，胸胁胀闷，胃脘痞闷，月经不调或闭经，失眠多梦，舌质淡，苔薄，脉弦细	疏肝理气，行气消滞	逍遥丸	柴胡、当归、白芍、白术、茯苓、薄荷、生姜、炙甘草	丸剂，每瓶装200丸	口服，一次8丸，一日3次
	气血亏虚	肥胖，少气懒言，乏力自汗，面色苍白或微黄，心悸失眠，舌淡而嫩，脉细弱	气血双补	八珍颗粒	白芍、白术、川芎、当归、党参、茯苓、甘草、熟地黄	颗粒剂，每袋装8g	开水冲服，一次1袋，一日2次

续表

病名	证型	主要症状	治法	中成药推荐	处方组成	剂型规格	用法用量
脾肾阳虚		形体肥胖，颜面虚浮，神疲嗜卧，气短乏力，腹胀便溏，自汗气喘，动则更甚，畏寒肢冷，下肢浮肿，尿昼少夜频，舌淡胖，苔薄白，脉沉细	温补脾肾，利水化饮	济生肾气丸	熟地黄、山茱萸、牡丹皮、山药、茯苓、泽泻、肉桂、附子、牛膝、车前子	水蜜丸剂，每丸重6g	口服，一次6g，一日2～3次

七、治疗经络肢体病的中成药

病名	证型	主要症状	治法	中成药推荐	处方组成	剂型规格	用法用量
头痛	风寒头痛	头痛连及项背，常有拘急收紧感，或伴恶风畏寒，遇风尤剧，口不渴，苔薄白，脉浮	疏散风寒止痛	川芎茶调颗粒	白芷、薄荷、川芎、防风、甘草、荆芥、羌活、细辛	颗粒剂，每袋装4g	开水冲服，一次1袋，一日2次
	风热头痛	头痛而胀，甚则头胀如裂，发热或恶风，面红目赤，舌尖红，苔薄黄，脉浮数	疏风清热和络	清眩片	川芎、白芷、薄荷、石膏、荆芥穗	片剂，每片重0.48g	口服，一次4片，一日2次
	风湿头痛	头痛如裹，肢体困重，胸闷，纳呆，大便溏薄，苔白腻，脉濡	祛风胜湿通窍	云香祛风止痛酊	白芷、皂角、桂枝、木香、莪术、五味藤、白木香、虎杖、过江龙、鸡骨香、薄荷脑、樟脑	酊剂，每瓶装30mL	口服，一次0.5～2mL，一日2～3次；外用取适量，搽抹患处
	肝阳头痛	头昏胀痛，两侧为重，心烦易怒，夜寐不宁，口苦面红，或兼胁痛，舌红苔黄，脉弦数	平肝潜阳息风	正天丸	钩藤、白芍、川芎、当归、地黄、白芷、防风、羌活、桃仁、红花、细辛、独活、麻黄、附片、鸡血藤	水丸剂，每袋装6g	饭后服，一次6g，一日2～3次
	瘀血头痛	头痛经久不愈，痛处固定不移，痛如锥刺，或有头部外伤史，舌紫暗，或有瘀斑，苔薄白，脉细或细涩	活血化瘀，通窍止痛	通天口服液	川芎、赤芍、天麻、羌活、白芷、细辛、菊花、薄荷、防风、茶叶、甘草	口服液剂，每瓶装10mL	口服。第1日服法：分即刻、服药1小时、2小时、4小时后各服10mL，以后每6小时服10mL。第2日、第3日服法：一次10mL，一日3次

病名	证型	主要症状	治法	中成药推荐	处方组成	剂型规格	用法用量
	痰浊头痛	头痛昏蒙，胸脘满闷，纳呆呕恶，舌苔白腻，脉滑或弦滑	健脾燥湿，化痰降逆	半夏天麻丸	半夏、天麻、黄芪、人参、苍术、白术、茯苓、陈皮、泽泻、神曲、麦芽、黄柏	丸剂，每袋装6g	口服，一次6g，一日2～3次
	血虚头痛	头痛隐隐，痛时昏晕，心悸失眠，面色少华，神疲乏力，遇劳加重，舌质淡，苔薄白，脉细弱	养血滋阴，和络止痛	天麻头痛片	天麻、白芷、川芎、荆芥、当归、乳香	片剂，每片重0.3g	口服，一次4～8片，一日3次
	肾虚头痛	头痛且空，眩晕耳鸣，心悸失眠，腰膝酸软，面色少华，神疲乏力，遇劳加重，舌质淡，苔薄白，脉细弱	补肾益精，滋阴助阳	苁蓉益肾颗粒	五味子、肉苁蓉、菟丝子、茯苓、车前子、巴戟天	颗粒剂，每袋装2g	开水冲服，一次1袋，一日2次
痹证	风寒湿痹	肌肉关节疼痛酸麻，或有肿胀，遇阴雨寒冷则疼痛加剧，得热痛减，口淡不欲饮或喜热饮，舌质淡苔白腻，脉弦紧	祛风散寒，除湿通络	小活络丸	胆南星、制川乌、制草乌、地龙、乳香、没药	蜜丸剂，每丸重3g	黄酒或温开水送服，一次1丸，一日2次
	风湿热痹	游走性关节疼痛，可涉及一个或多个关节，活动不便，局部灼热红肿，痛不可触，得冷则舒，可有皮下结节或红斑，常伴有发热、恶风、汗出、口渴、烦躁不安等全身症状，舌质红，苔黄或黄腻，脉滑数或浮数	清热通络，祛风除湿	湿热痹颗粒	苍术、地龙、防风、防己、黄柏、连翘、桑枝、忍冬藤、川牛膝、威灵仙、粉萆薢、薏苡仁	颗粒剂：每袋装3g（无糖型）或5g（减糖型）	开水冲服，一次3g（无糖型）或5g（减糖型），一日3次
	痰瘀痹阻	痹证日久，肌肉关节刺痛，固定不移，或关节肌肤紫暗、肿胀，按之较硬，肢体顽麻或重着，或关节僵硬变形，屈伸不利，有硬结、瘀斑，面色暗黧，眼睑浮肿，或胸闷痰多，舌质紫暗或有瘀斑，舌苔白腻，脉弦涩	化痰行瘀，蠲痹通络	瘀血痹片	乳香、红花、丹参、没药、黄芪、川芎、当归、姜黄、香附、威灵仙、川牛膝	片剂，每片重0.5g	口服，一次5片，一日3次

病名	证型	主要症状	治法	中成药推荐	处方组成	剂型规格	用法用量
腰痛	肝肾两虚	痹证日久不愈，关节屈伸不利，肌肉瘦削，腰膝酸软，或畏寒肢冷，阳痿，遗精，或骨蒸劳热，心烦口干，舌质淡红，舌苔薄白或少津，脉沉细弱或细数	补益肝肾，舒筋止痛	独活寄生合剂	独活、防风、秦艽、细辛、桂枝、桑寄生、熟地黄、当归、白芍、党参、杜仲、川牛膝等	口服液剂，每瓶装15mL	口服，一次15～20mL，一日3次，用时摇匀
	寒湿腰痛	腰部冷痛重着，转侧不利，逐渐加重，静卧病痛不减，寒冷和阴雨天则加重，舌质淡苔白腻，脉沉而迟缓	散寒行湿，温经通络	寒湿痹颗粒	白芍、白术、当归、附子、甘草、桂枝、黄芪、麻黄、木瓜、威灵仙、细辛、川乌	颗粒剂：每袋装3g（无糖型）或5g（减糖型）	开水冲服，一次3g（无糖型）或5g（减糖型），一日3次
	湿热腰痛	腰部疼痛，重着而热，暑湿阴雨天气症状加重，苔黄腻，脉濡数或弦数	清热利湿，舒筋止痛	湿热痹颗粒	苍术、地龙、防风、防己、黄柏、连翘、桑枝、忍冬藤、川牛膝、威灵仙、粉萆薢、薏苡仁	颗粒剂：每袋装3g（无糖型）或5g（减糖型）	开水冲服，一次3g（无糖型）或5g（减糖型），一日3次
	瘀血腰痛	腰痛如刺，痛有定处，痛处拒按，日轻夜重，舌质暗紫，或有瘀斑，脉涩。部分患者有跌仆闪挫病史	活血化瘀，通络止痛	三七伤药片	三七、草乌、雪上一枝蒿、骨碎补、红花、接骨木、赤芍、冰片	片剂，每片重0.3g	口服，一次3片，一日3次
	肾阳虚腰痛	腰部隐隐作痛，酸软无力，缠绵不愈，局部发凉，反复发作，少腹拘急，面色白，肢冷畏寒，舌质淡，脉沉细无力	补肾壮阳，温煦筋脉	右归丸	熟地、附子、肉桂、山药、山茱萸、菟丝子、鹿角胶、枸杞、当归、杜仲	大蜜丸剂，每丸重9g	口服，一次1丸，一日3次
	肾阴虚腰痛	腰部隐隐作痛，酸软无力，缠绵不愈，心烦少寐，口燥咽干，面色潮红，手足心热，舌红少苔，脉弦细数	滋补肾阴，濡养筋脉	左归丸	熟地黄、菟丝子、牛膝、龟板胶、鹿角胶、山药、山茱萸、枸杞子	水蜜丸剂，每袋装9g	口服，一次9g，一日2次

外科病证

病名	证型	主要症状	治法	中成药推荐	处方组成	剂型规格	用法用量
疮疡	热毒蕴结	局部肿块渐渐焮热红肿硬痛，肿块范围较小，全身伴有发热，口渴，溲赤，便秘，苔黄，脉数	清热解毒	五福化毒丸	水牛角、牛蒡子、连翘、青黛、黄连、玄参、地黄、桔梗、芒硝、赤芍、甘草	水蜜丸剂，每袋装6g	口服，一次2g(约20丸)，一日2～3次
	湿热蕴毒	局部皮肤红赤肿胀，或发生水疱，伴有发热，苔黄腻，脉洪数	清热利湿解毒	清血内消丸	金银花、蒲公英、连翘、栀子、拳参、大黄、黄芩、黄柏、木通、玄明粉、赤芍、乳香、没药、桔梗、瞿麦、玄参、薄荷、雄黄、甘草	丸剂，每100丸重6g	口服，一次6g，一日3次
	湿热毒瘀	局部皮肤红肿热痛较重，夜晚尤甚，并伴有发热，口渴，尿赤便秘，硬肿拒按，舌暗红或绛红，脉滑数	清热化湿，行瘀活血	紫金锭	山慈菇、红大戟、五倍子、人工麝香、千金子霜、朱砂、雄黄	锭剂，每锭重0.3g	口服，一次0.6～1.5g，一日2次；外用，醋磨调敷患处
	热盛肉腐	局部皮肤红肿明显，疼痛剧烈，肉腐为脓，或溃后肿痛不消，脓液不断，舌红，苔黄，脉数	清热透脓托毒	拔毒膏	金银花、木鳖子、连翘、大黄、栀子、黄柏、赤芍、川芎、蓖麻子、蜈蚣、红粉、轻粉等	膏剂，每张重0.5g	加热软化，贴于患处，隔日换药1次，溃脓时每日换药1次
	余毒未清	局部红热肿痛不甚或不红不热，漫肿无边界，或痛有稀脓外渗，久而不愈，舌淡，苔薄白，脉沉细或沉细无力	解毒生肌	生肌散	寒水石、密陀僧、海螵蛸、淀粉、枯矾、龙骨、滑石、干胭脂	散剂，每袋装3g	患部用温开水洗净后，撒药少许，或用温开水调敷
瘰疬	气滞痰凝	结块肿大如豆粒，一个或数个不等，皮色不变，按之坚实，推之能动，不热不痛，无明显全身症状，苔腻，脉弦滑	散结消肿，化瘀止痛	小金丸	人工麝香、木鳖子、制草乌、枫香脂、乳香、没药、五灵脂、当归、地龙、香墨	糊丸剂，每100丸重6g	打碎后口服，一次1.2～3g，一日2次，小儿用量酌减
	阴虚火旺	结块逐渐增大，皮肤粘连，皮色暗红，全身见潮热，盗汗，咳嗽或痰中带血丝，心烦失眠，舌红，少苔，脉细数	滋阴降火，软坚散结	内消瘰疬丸	夏枯草、玄参、大青盐、海藻、浙贝母、薄荷、天花粉、蛤壳、白蔹、连翘、熟大黄、甘草、地黄、桔梗、枳壳、当归、玄明粉	丸剂，每瓶装9g	口服，一次9g，一日1～2次

病名	证型	主要症状	治法	中成药推荐	处方组成	剂型规格	用法用量
乳痈	气血两虚	溃后或经切开后脓出清稀，淋沥不尽，或夹败絮样物，创面灰白，形成窦道，不易收口，兼见面色苍白，头晕，精神疲乏，胃纳不香，舌质淡红，苔薄，脉细弱	益气养血	人参养荣丸	人参、白术、茯苓、黄芪、当归、熟地、白芍、陈皮、远志、肉桂、五味子、甘草	水蜜丸剂，每袋装6g	口服，一次1袋，一日1～2次
	热毒炽盛	壮热，乳房肿痛，皮肤焮红灼热，肿块变形，有应指感，或切开排脓后引流不畅，红肿热痛不消，有"传囊"现象，舌红，苔黄腻，脉洪数	清热解毒，托里透脓	活血解毒丸	乳香、没药、蜈蚣、黄米、石菖蒲清膏、雄黄粉	糊丸剂，每袋装3g	温黄酒或温开水送服，一次3g，一日2次
	正虚毒恋	溃脓后乳房肿痛虽轻，但创口脓水不断，脓汁清稀，愈合缓慢或形成乳漏，全身乏力，面色少华，或低热不退，饮食减少，舌淡苔薄，脉弱无力	解毒消肿，生肌止痛	生肌玉红膏	白芷、当归、甘草、轻粉、血竭、虫白蜡、紫草	软膏剂，每盒装12g	疮面洗清后外涂本膏，一日1次
乳癖	肝郁痰凝	乳房肿块随喜怒消长，伴有胸闷胁胀，善郁易怒，失眠多梦，心烦口苦，苔薄黄，脉弦滑	疏肝解郁，化痰散结	乳增宁片	艾叶、淫羊藿、柴胡、川楝子、天冬、土贝母	薄膜衣片剂，每片重0.6g	口服，一次4～6片，一日3次
	气滞血瘀	乳房肿块，刺痛拒按，胸胁胀闷，走窜疼痛，急躁易怒，妇女可见月经闭止，或痛经，经色紫暗有块，舌质紫暗或见瘀斑，脉涩	疏肝理气，活血化瘀，消散乳块	乳块消胶囊	橘叶、丹参、皂角刺、王不留行、川楝子、地龙	胶囊剂，每粒装0.3g	口服，一次4～6粒，一日3次
	痰热互结	乳房结节，数目不等，大小形态不一，质地柔软，或产后乳房结块，红热疼痛，伴有心烦不眠，口干口渴，尿黄便结，舌红苔黄而腻，脉数有力	软坚散结，活血消痛，清热解毒	乳癖消片	鹿角、蒲公英、昆布、天花粉、鸡血藤、三七、赤芍、海藻、漏芦、木香、玄参、牡丹皮、夏枯草、连翘、红花	薄膜衣片剂，每片重0.34g	口服，一次5～6片，一日3次
痔疮	湿热瘀阻	大便出血，便血较多，或疼痛，有下坠感，肛门灼热，舌苔黄腻，脉弦数	清热燥湿，活血消肿，去腐生肌	马应龙麝香痔疮膏	人工麝香、人工牛黄、珍珠、煅炉甘石、硼砂、冰片、琥珀	软膏剂，每支装5g、10g、20g	外用，取适量涂搽患处
	血热风盛	大便带血，滴血或喷射状出血，血色鲜红，并见大便秘结不通，肛门肿痛，或兼见肛门部皮肤皲裂瘙痒，瘀肿疼痛，舌红，苔薄黄，脉浮数	疏风凉血，泄热润燥	地榆槐角丸	地榆炭、蜜槐角、槐花、大黄、黄芩、地黄、当归、赤芍、红花、防风、荆芥穗、枳壳	大蜜丸剂，每丸重9g	口服，一次1丸，一日2次

续表

病名	证型	主要症状	治法	中成药推荐	处方组成	剂型规格	用法用量
	血热瘀阻	肛门坠胀，瘙痒不适，肛门有异物感，或轻微便血，瘀阻作痛，舌暗红，苔黄，脉弦涩	清热泻火，凉血止血，消肿止痛，润肠通便	痔康片	金银花、槐花、地榆、黄芩、大黄	片剂，每片重0.3g	口服，一次3片，一日3次
	大肠湿热	肛门坠胀灼痛，便血，大便干结，小便短赤，口苦咽干，舌边尖红，苔黄厚腻，脉弦数	清热燥湿，收涩止血	化痔栓	次没食子酸铋、苦参、黄柏、洋金花、冰片	栓剂，每粒重1.4g	将药栓单个撕开，再从塑料片分离处撕开取出药栓，患者取侧卧位，置入肛门2～2.5cm深处，一次1粒，一日1～2次
脱疽	寒湿阻络	患趾（指）喜暖怕冷，肤色苍白冰凉，麻木疼痛，遇冷痛剧，步履不利，多走则疼痛加剧，小腿酸胀，稍歇则痛缓，苔白腻，脉沉细，趺阳脉减弱或消失	温经通络，消肿散结	阳和丸	熟地黄、鹿角胶、肉桂、炮姜、麻黄、白芥子、甘草	蜜丸剂，每丸重3g	口服，一次1丸，一日1～2次
	血脉瘀阻	患趾（指）酸胀疼痛加重，步履沉重乏力，活动艰难，患趾（指）肤色由苍白转为暗红，下垂时更甚，抬高则见苍白，小腿可有游走性红斑、结节或硬索，疼痛持续加重，彻夜不能入睡，舌暗红或有瘀斑，脉弦或涩，趺阳脉消失	活血化瘀，通经活络	脉管复康片	丹参、鸡血藤、郁金、乳香、没药	片剂，每片重0.3g、0.6g	口服，一次4片(0.6g)或8片(0.3g)，一日3次
	热毒伤阴	皮肤干燥，毫毛脱落，趾（指）甲增厚变形，肌肉萎缩，趾（指）多呈干性坏疽，舌红，苔黄，脉弦细数	清热养阴，活血祛瘀	脉络宁颗粒	牛膝、玄参、石斛、金银花	颗粒剂，每袋装10g	开水冲服，一次10g，一日3次
	气血两虚	面容憔悴，萎黄消瘦，神情倦怠，坏死组织脱落后疮面久不愈合，肉芽暗红或淡红而不鲜，舌淡胖，脉细无力	补气养血	十全大补丸	党参、白术、茯苓、熟地、当归、白芍、川芎、黄芪、肉桂、甘草	水蜜丸剂，每袋装6g	口服，一次6g，一日2次

续表

病名	证型	主要症状	治法	中成药推荐	处方组成	剂型规格	用法用量
烧烫伤	热毒灼肤	局部皮肤红肿，渗液较多而形成大小不等水疱，创面湿润，创底鲜红，水肿，剧痛，舌质红而干，舌苔黄或黄燥，或舌光无苔，脉洪数或弦细而数	活血解毒，消肿止痛，去腐生肌	京万红软膏	地榆、当归、桃仁、紫草、金银花、五倍子、白芷、血竭、木鳖子、冰片、地黄、黄连、罂粟壳、血余炭等	软膏剂，每支装10g、20g	用生理盐水清理创面，涂敷本品或将本品涂于消毒纱布上，敷盖创面，消毒纱布包扎，每日换药1次
毒蛇咬伤	火毒	咬伤的局部迅速肿胀，并不断向近侧发展，伤口剧痛，流血不止，伤口周围的皮肤常伴有水疱或血疱，皮下瘀斑，组织坏死，严重时全身广泛性出血，如结膜下瘀血、鼻衄、呕血、咯血及尿血等	清热解毒，消肿止痛	季德胜蛇药片	七叶一枝花、蟾蜍皮、蜈蚣、地锦草等	片剂，每片重0.4g	口服，第一次20片，以后每隔6小时续服10片；危急重症者将剂量增加10～20片并适当缩短服药间隔时间

妇科病证

病名	证型	主要症状	治法	中成药推荐	处方组成	剂型规格	用法用量
月经先期	阳盛血热	月经提前，量多色深红，心胸烦闷，面红口干，尿黄便结，舌红苔黄	清热凉血	宫血宁胶囊	重楼	胶囊剂，每粒装0.13g	口服，一次1～2粒，一日3次
	阴虚血热	月经提前，量少色红，两颧潮红，手足心热，舌红苔少	养阴清热	固经丸	白芍、椿皮、龟甲、黄柏、黄芩、香附	水丸剂，每袋装6g	口服，一次6g，一日2次
	肝郁化热	月经提前，量或多或少，色红或紫，或夹有血块，经行不畅，乳房、胸胁、小腹胀痛，心烦易怒，口苦咽干	疏肝清热	丹栀逍遥丸	丹皮、栀子、柴胡、白芍、当归、茯苓、白术、薄荷、甘草	水丸剂，每袋装6g	口服，一次6～9g，一日2次
	气血两虚	月经提前，量多色淡，神疲肢软，心悸气短，或见纳少便溏，小腹空坠感	补气摄血	归脾丸	党参、白术、黄芪、甘草、茯苓、远志、酸枣仁、龙眼肉、当归、木香、大枣	浓缩丸剂，每8丸相当于原生药3g	口服，一次8～10丸，一日3次

续表

病名	证型	主要症状	治法	中成药推荐	处方组成	剂型规格	用法用量
月经后期	肾虚	经期错后，量少，色淡暗，质清稀，腰酸腿软，头晕耳鸣，带下清稀，面色晦暗，或面部暗斑，舌淡暗，苔薄白，脉沉细	补肾益气，养血调经	乌鸡养血糖浆	乌鸡、当归、川芎、白芍、黄芪、党参、山药、茯苓、续断、香附、女贞子、巴戟天、菟丝子、熟地黄、甘草	糖浆剂，每瓶装20mL、60mL、120mL	口服，一次20mL，一日3次
	血虚	经期错后，量少，色淡质稀，小腹空痛，头晕眼花，心悸失眠，皮肤不润，面色苍白或萎黄，舌淡，苔薄，脉细无力	补血养营，益气调经	八珍益母丸	益母草、熟地黄、党参、白术、茯苓、甘草、当归、白芍、川芎	水蜜丸剂，每丸重6g	口服，一次6g，一日2次
	虚寒	经期错后，量少，色淡质稀，小腹隐痛，喜热喜按，腰酸无力，小便清长，面色白，舌淡，苔白，脉沉迟无力	温经扶阳，养血调经	艾附暖宫丸	艾叶、香附、肉桂、当归、川穹、白芍、地黄、黄芪、续断、吴茱萸	水蜜丸剂，每丸重6g	口服，一次6g，一日2～3次
	实寒	经期错后，量少，经色紫暗有块，小腹冷痛拒按，得热痛减，畏寒肢冷，舌暗，苔白，脉沉紧或沉迟	温经散寒，活血调经	温经丸	党参、黄芪、茯苓、白术、附子、肉桂、干姜、沉香、郁金、厚朴、吴茱萸	大蜜丸剂，每丸重9g	口服，一次1丸，一日2次
	气滞	经期错后，量少，经色暗红或有血块，小腹胀痛，精神抑郁，胸闷不舒，苔白，脉弦	理气行滞，活血调经	七制香附丸	香附、地黄、茯苓、当归、熟地黄、益母草、川芎、白术、白芍、艾叶、黄芩、山茱萸、天冬、阿胶、酸枣仁、砂仁、延胡索、粳米、人参、小茴香、甘草	水丸剂，每袋装6g	口服，一次1袋，一日2次
痛经	气滞血瘀	经前或经期小腹疼痛，伴有乳胁胀痛，经量少而不畅，色黑有血块，舌紫暗，或有瘀点，脉弦或弦涩有力	行气活血，祛瘀止痛	调经丸	当归、白芍、川芎、熟地黄、艾炭、香附、陈皮、半夏、茯苓、甘草、白术、吴茱萸、小茴香、延胡索、没药、益母草、牡丹皮、续断、黄芩、麦冬、阿胶	大蜜丸剂，每丸重9g	口服，一次1丸，一日2次
	寒凝血瘀	经期小腹冷痛，得热痛减，或见畏寒肢冷，经量少，色紫暗，有血块，伴有四肢不温，小便清长，舌暗，苔白，脉沉紧	温经散寒，祛瘀止痛	痛经丸	当归、白芍、川芎、香附、木香、青皮、山楂、延胡索、熟地黄、炮姜、肉桂、丹参、茺蔚子、红花、益母草、五灵脂	丸剂，每袋装6g	口服。一次6～9g，一日1～2次，临经时服用
	气血两虚	经期或经后，小腹隐痛喜按，月经量少，色淡质稀，神疲乏力，头晕心悸，失眠多梦，面色苍白，舌淡苔白，脉细弱	补气养血，和中止痛	妇康片	益母草、延胡索、阿胶、当归、人参、熟地黄、白芍、川芎、白术、茯苓、炙甘草	片剂，每片重0.5g	口服，一次5片，一日2次

续表

病名	证型	主要症状	治法	中成药推荐	处方组成	剂型规格	用法用量
崩漏	肾气亏损	经期或经后，小腹隐隐作痛，喜按，月经量少，色淡质稀，头晕耳鸣，腰酸腿软，小便清长，面色晦暗，舌淡苔白，脉沉细	补肾填精，养血止痛	妇科再造丸	当归、香附、白芍、熟地黄、阿胶、茯苓、党参、黄芪、山药、白术、女贞子、龟板、山茱萸、杜仲、续断、肉苁蓉、覆盆子、鹿角霜、川芎、丹参、牛膝、延胡索、益母草等	浓缩丸剂，每10丸重2.6g	口服，一次10丸，一日2次，1个月经周期为一个疗程，经前1周开始服用
	肾阴虚	经血非时而下，出血量少或多，淋沥不断，血色鲜红，质稠，头晕耳鸣，腰酸膝软，手足心热，颧赤唇红，舌红，苔少，脉细数	滋肾益阴，固冲止血	固经丸	白芍、椿皮、龟甲、黄柏、黄芩、香附	水丸剂，每袋装6g	口服，一次6g，一日2次
	肾阳虚	经血非时而下，出血量多，淋沥不尽，色淡质稀，腰痛如折，畏寒肢冷，小便清长，大便溏薄，面色晦暗，舌淡暗，苔薄白，脉沉弱	温肾助阳，固冲止血	健身全鹿丸	黄芪、人参、鹿角、鹿茸、淫羊霍、肉苁蓉	大蜜丸剂，每丸重9g	口服，一次1丸，一日2次
	脾虚	经血非时而下，量多如崩，或淋沥不断，色淡质稀，神疲体倦，气短懒言，不思饮食，四肢不温，或面浮肢肿，面色淡黄，舌淡胖苔薄白，脉缓弱	健脾益气，固冲止血	人参归脾丸	人参、白术、茯苓、黄芪、当归、木香、远志、甘草、龙眼肉、酸枣仁	蜜丸剂，每丸重9g	口服，一次9g，一日2次
	血热	经血非时而下，量多如崩，或淋沥不断，血色深红，质稠，心烦少寐，渴喜冷饮，头晕面赤，舌红，苔黄，脉滑数	清热凉血，固冲止血	十灰丸	大蓟、小蓟、茜草、栀子、牡丹皮、棕榈叶、侧柏叶、白茅根、大黄、荷叶	水丸剂，每瓶装60g	口服，一次3～9g，一日1～2次
	血瘀	经血非时而下，量多或少，淋沥不净，血色紫暗有块，小腹疼痛拒按，舌紫暗或有瘀点，脉涩或弦涩有力	活血祛瘀，固冲止血	益母丸	益母草、川芎、赤芍、归身、木香	大蜜丸剂，每丸重9g	口服，一次1丸，一日2次
闭经	肝肾不足	闭经或由经少渐至闭经，体质虚弱，腰酸腿软，头晕耳鸣，舌红，脉细弱	补肾养肝通经	归肾丸	熟地、山茱萸、山药、菟丝子、枸杞子、杜仲、当归、茯苓	丸剂，每丸重9g	口服，一次1丸，一日2～3次
	气血虚弱	闭经，头晕目花，神疲气短，面色萎黄，形体瘦弱，舌淡，脉细数	补气养血通经	十全大补丸	党参、白术、茯苓、熟地、当归、白芍、川芎、黄芪、肉桂、甘草	水蜜丸剂，每袋装6g	口服，一次6g，一日2次

续表

病名	证型	主要症状	治法	中成药推荐	处方组成	剂型规格	用法用量
闭经	阴虚血燥	闭经，五心烦热，两颧潮红，低热盗汗，或咳嗽吐血，舌红少苔，脉细数	养阴清热通经	大补阴丸	熟地、知母、黄柏、龟甲、猪脊髓	水蜜丸剂，每瓶装60g	口服，一次6g，一日2～3次
	气滞血瘀	闭经，抑郁烦怒，胸胁胀满，少腹胀痛或拒按，舌紫暗，脉弦	理气活血通经	大黄䗪虫丸	熟大黄、土鳖虫、水蛭、虻虫、蛴螬、干漆、桃仁、苦杏仁、黄芩、地黄、白芍、甘草	丸剂，每100粒重10g	口服，一次3g，一日1～2次
	痰湿阻滞	闭经，肥胖多痰，胸胁满闷，倦怠浮肿，带多黏腻，苔白腻，脉滑	豁痰除湿通经	礞石滚痰丸	金礞石、沉香、黄芩、熟大黄	丸剂，每100粒重6g	口服，一次6～12g(1～2瓶)，一日1次
经断前后诸证	肾阴虚	头晕耳鸣，失眠多梦，心烦易怒，烘热汗出，五心烦热，腰膝酸软，口干便结，尿少色黄，舌红少苔，脉细数	滋阴柔肝，育阴潜阳	更年安片	地黄、泽泻、麦冬、玄参、茯苓、仙茅、磁石、丹皮、珍珠母、五味子、首乌藤、何首乌、熟地黄、浮小麦、钩藤	片剂，每片重0.31g	口服，一次6片，一日2～3次
	肾阳虚	面色晦暗，精神萎靡，形寒肢冷，纳差腹胀，大便溏薄，面浮肢肿，尿意频数，舌淡苔薄，脉沉细无力	温肾扶阳	右归丸	熟地、附子、肉桂、山药、山茱萸、菟丝子、鹿角胶、枸杞、当归、杜仲	大蜜丸剂，每丸重9g	口服，一次1丸，一日3次
带下病	脾虚湿盛	带下量多，色白或淡黄，质稀薄，无臭气，绵绵不断，神疲倦怠，四肢不温，纳少便溏，两足跗肿，面色白，舌质淡，苔白腻，脉缓弱	除湿健脾	除湿白带丸	党参、白术、山药、白芍、芡实、当归、苍术、陈皮、白果仁、荆芥炭、车前子、柴胡、黄柏炭、茜草、海螵蛸、煅牡蛎	水丸剂，每20粒重1g	口服，一次6～9g，一日2次
	脾肾两虚	带下量多，色白清冷，稀薄如水，淋沥不断，头晕耳鸣，腰痛如折，畏寒肢冷，小腹冷感，小便频数，夜间尤甚，大便溏薄，面色晦暗，神疲乏力，舌淡润，苔薄白，脉沉细而迟	健脾补肾，调经止带	千金止带丸	白芍、香附、木香、砂仁、延胡索、续断、补骨脂、青黛、白术、党参、小茴香、杜仲、当归、鸡冠花、椿根皮、川芎、牡蛎	水丸剂，每瓶装6g	口服，一次6～9g，一日2～3次
	阴虚夹湿	带下量不甚多，色黄或赤白相兼，质稠或有臭气，阴部干涩不适，或有灼热感，腰膝酸软，头晕耳鸣，颧赤唇红，五心烦热，失眠多梦，舌红，苔少或黄腻，脉细数	滋阴益肾，清热祛湿	知柏地黄丸	知母、黄柏、熟地黄、山药、山茱萸、牡丹皮、茯苓、泽泻	丸剂，每瓶装36g	口服，一次6g(30粒)，一日2次

续表

病名	证型	主要症状	治法	中成药推荐	处方组成	剂型规格	用法用量
	湿热下注	带下量多，色黄，黏稠，有臭气，或伴阴部瘙痒，胸闷心烦，口苦咽干，纳食较差，小腹或少腹作痛，小便短赤，舌红，苔黄腻，脉濡数	清热利湿止带	白带丸	白芍、椿皮、当归、黄柏、香附	水丸剂，每袋装6g	口服，一次6g，一日2次
	湿热瘀阻	带下量多，色黄质稠，臭秽，小腹疼痛，腰骶酸痛，神疲乏力，舌红，苔黄腻，脉弦涩	清热除湿，化瘀止带	妇科千金片	千斤拔、单面针、金樱根、穿心莲、功劳木、党参、鸡血藤、当归	薄膜衣片剂，每片重0.32g	口服，一次6片，一日3次
胎动不安	肾虚	妊娠期腰酸腹痛，胎动下坠，或伴阴道少量流血，色暗淡，头晕耳鸣，两膝酸软，小便频数，或曾屡有堕胎，舌淡，苔白，脉沉细而滑	补肾益气，固冲安胎	滋肾育胎丸	菟丝子、桑寄生、白术、杜仲、续断、人参、熟地黄、何首乌、艾叶、阿胶、鹿角霜、砂仁、巴戟天、枸杞子	丸剂，每瓶装60g	口服，一次5g（约2/3瓶盖），一日3次，淡盐水或蜂蜜水送服
	气血亏虚	妊娠期腰酸腹痛，小腹空坠，或伴阴道少量流血，色淡质稀，精神倦怠，头晕眼花，气短懒言，心悸失眠，面色白，舌淡，苔薄，脉缓或细滑	补气养血，保产安胎	保胎丸	黄芪、艾叶、白术、白芍、当归、黄芩、砂仁、熟地黄、槲寄生、荆芥穗、菟丝子、厚朴、贝母、枳壳、黄芩、厚朴、甘草、川芎、羌活	大蜜丸剂，每丸重9g	口服，一次1丸，一日2次
恶露不绝	气血亏虚	恶露不绝，量多，色淡红，质清稀，无臭味，面色白，神疲食少，小腹空坠，大便溏薄，舌淡红，苔薄白，脉缓弱	益气养血，摄血固冲	产复康颗粒	人参、黄芪、白术、熟地、当归、蒲黄、桃仁、香附、何首乌、益母草、黑木耳、昆布	颗粒剂，每袋装5g	开水冲服，一次1袋，一日3次，7天为一个疗程，产褥期可长期使用
	血热	恶露不止，量较多，色深红，质稠黏，气臭秽，口燥咽干，面色潮红，舌红，苔少，脉细数无力	养阴清热，凉血止血	宫血宁胶囊	重楼	胶囊剂，每粒装0.13g	口服，一次1~2粒，一日3次
	血瘀	恶露不止，淋沥量少，色暗有块，小腹疼痛拒按，块下痛减，舌质紫暗，有瘀斑，脉弦涩	活血化瘀，理血归经	新生化颗粒	当归、益母草、川芎、红花、桃仁、甘草、干姜炭	颗粒剂，每袋装6g	开水冲服，一次2袋，一日2~3次
产后缺乳	气血虚弱	产后乳少，甚或全无，乳汁清稀，乳房柔软，无胀感，神疲少食，舌淡少苔，脉虚细	补益气血，通络下乳	通乳颗粒	黄芪、熟地、通草、瞿麦、天花粉、路路通、漏芦、党参、当归、川芎、白芍、王不留行、柴胡、穿山甲、鹿角霜	颗粒剂，每袋装5g	开水冲服，一次10g，一日3次

续表

病名	证型	主要症状	治法	中成药推荐	处方组成	剂型规格	用法用量
	肝郁气滞	产后乳汁分泌少，甚或全无，胸胁胀闷，情志闷闷不乐，食欲不振，舌苔薄黄，脉弦细或细数	疏肝解郁，通络下乳	下乳涌泉散	当归、川芎、白芍、生地、柴胡、青皮、漏芦、桔梗、木通、白芷、通草、天花粉、穿山甲、王不留行、甘草	散剂，每袋装30g	每服6～9g，临卧时用黄酒调下
	湿热下注	外阴及阴道内瘙痒，甚则奇痒难忍，坐卧不安，带下量多，色白或黄，或有秽气，伴口苦，咽干，苔黄腻，脉弦数	清热解毒，燥湿止痒	妇炎平胶囊	苦参、蛇床子、苦术、珍珠层粉、冰片、盐酸小檗碱、枯矾、薄荷脑、硼酸	胶囊剂，每粒装0.28g	外用，睡前洗净阴部，置胶囊于阴道内，一次2粒，一日1次
阴痒	血虚生风	外阴或阴道瘙痒，阴部干燥，或局部皮肤变白，饮食少思，精神倦怠，夜眠不安，舌淡白，脉细	养血祛风，燥湿止痒	乌蛇止痒丸	乌梢蛇、防风、蛇床子、苦参、黄柏、苍术、人参须、牡丹皮、蛇胆汁、人工牛黄、当归	浓缩水丸剂，每瓶装30g	口服，一次2.5g，一日3次
	肝肾阴虚	阴部干涩，灼热瘙痒，或带下量不多，色赤白相兼，头晕目眩，五心烦热，时有烘热汗出，口干不欲饮，腰酸耳鸣，舌红少苔，脉细数无力	调补肝肾，滋阴降火	知柏地黄丸	知母、黄柏、熟地黄、山药、山茱萸、牡丹皮、茯苓、泽泻	丸剂，每瓶装36g	口服，一次6g(30粒)，一日2次

儿科病证

病名	证型	主要症状	治法	中成药推荐	处方组成	剂型规格	用法用量
感冒	风寒束表	发热恶寒，无汗头痛，鼻塞流涕，咳嗽喷嚏，口不渴，咽不红，舌苔薄白，脉浮紧	辛温解表，疏风散寒	小儿清感灵片	羌活、防风、苍术、白芷、葛根、川芎、地黄、黄芩、甘草、苦杏仁、荆芥穗、牛黄	素片剂，每片重0.23g；薄膜衣片剂，每片重0.24g	口服，1岁以内儿童一次1～2片，1～3岁儿童一次2～3片，3岁以上儿童一次3～5片，一日2次
	风热袭表	发热重，恶寒轻，有汗或无汗，头痛鼻塞流稠涕，咳嗽咽红，或目赤流泪，烦热口渴，舌红少津，苔薄黄，脉浮数	辛凉解表，疏风清热	小儿感冒颗粒	广藿香、菊花、连翘、大青叶、板蓝根、地黄、地骨皮、白薇、薄荷、石膏	颗粒剂，每袋装6g	开水冲服，1岁以内一次半袋，1～3岁一次半袋～1袋，4～7岁一次1～1.5袋，8～12岁一次2袋，一日2次

续表

病名	证型	主要症状	治法	中成药推荐	处方组成	剂型规格	用法用量
感冒	外寒内热	发热恶寒,无汗头痛,面白鼻塞,咳嗽痰盛,气促作喘,咽红肿痛,乳蛾焮红,口渴欲饮,舌质偏红,舌苔白,脉浮滑数	清热解表,止嗽化痰	宝咳宁颗粒	紫苏、桑叶、前胡、贝母、麻黄、桔梗、天南星、陈皮、苦杏仁、黄芩、青黛、天花粉、枳壳、山楂、甘草、牛黄	颗粒剂,每袋装5g	开水冲服,一次2.5g,一日2次,周岁以内小儿用量酌减
	暑湿夹食	发热无汗,头痛鼻塞,身重困倦,咳嗽不剧,胸闷泛恶,食欲不振,呕吐酸腐,口气秽浊,大便酸臭,或腹痛泄泻,或大便秘结,舌质红,苔黄垢腻,脉滑数	清暑解表,消食导滞	消食退热糖浆	柴胡、黄芩、荆芥穗、知母、青蒿、水牛角、牡丹皮、槟榔、厚朴、大黄	糖浆剂,每瓶装60mL、100mL、120mL	口服,1岁以内一次5mL,1～3岁一次10mL,4～6岁一次15mL,7～10岁一次20mL,10岁以上一次25mL,一日2～3次
	气虚感冒	面色欠华,常自汗出,恶风怕冷,鼻塞流涕,发热不甚,反复感邪,舌质淡,苔薄白,脉缓弱	益气固表	馥感啉口服液	鬼针草、野菊花、黄芪、西洋参、板蓝根等	口服液剂,每支装10mL	口服,1岁以内一次5mL,一日3次;1～3岁一次10mL,一日3次;4～6岁一次10mL,一日4次;7～12岁一次10mL,一日5次
咳嗽	风寒袭肺	咳嗽声重,咳痰稀薄色白,鼻塞,流清涕,头痛,发热怕冷,无汗,肢体酸楚,舌淡红,苔薄白,脉浮紧	疏散风寒,宣肺止咳	解肌宁嗽丸	紫苏、前胡、葛根、桔梗、半夏、陈皮、贝母、枳壳、茯苓、天花粉、苦杏仁、甘草、木香、玄参	大蜜丸剂,每丸重3g	口服,小儿1岁以内一次半丸,2～3岁一次1丸,一日2次
	风热犯肺	频咳,气粗,咽痛,咳痰稠黄或黏稠不爽,畏风,身热,鼻流黄浊涕,口渴,头痛,微汗出,舌红,苔薄黄,脉浮数	疏风清肺,止咳化痰	小儿咳喘灵冲剂	麻黄、石膏、苦杏仁、瓜蒌、板蓝根、金银花、甘草	颗粒剂,每袋装10g	开水冲服,2岁以内一次1g,3～4岁一次1.5g,5～7岁一次2g,一日3～4次
	痰湿蕴肺	咳嗽重浊,痰多壅盛,色白而稀,胸闷纳呆,舌苔白腻,脉濡	化痰燥湿	清热化湿口服液	黄芩、半夏、滑石、青蒿、淡豆豉、射干、芦根、冬瓜子、薏苡仁、苦杏仁、葶苈子、枇杷叶、郁金	口服液剂,每支装10mL	口服,1～2岁一次3～5mL,3～5岁一次5～10mL,6～14岁一次20mL,一日3次

病名	证型	主要症状	治法	中成药推荐	处方组成	剂型规格	用法用量
	痰热阻肺	咳嗽痰黄，稠黏难咯，面赤唇红，口苦作渴，或有发热、烦躁不宁，尿少色黄，舌红苔黄腻，脉滑数，指纹色紫	清肺化痰	儿童咳液	紫菀、百部、枇杷叶、麻黄、苦杏仁、前胡、蓼大青叶、桔梗、甘草	口服液剂，每支装10mL	口服。1～3岁一次半支，4岁以上一次1支，一日4次
	阴虚	干咳无痰，或痰少而黏，不易咯出，口渴咽干，喉痒声嘶，手足心热，或咳嗽带血，午后潮热，舌红少苔，脉细数	滋阴润肺	蜜炼川贝枇杷膏	川贝母、枇杷叶、桔梗、陈皮、水半夏、北沙参、五味子、款冬花、杏仁水、薄荷脑	膏剂，每瓶装75mL、100mL、150mL、300mL	口服，小儿一次半汤匙，一日3次
	气虚	咳而无力，痰白清稀，面色苍白，气短懒言，语声低微，喜温畏寒，体虚多汗，舌质淡嫩，脉细少力	健脾益气，补肺止咳	儿康宁糖浆	党参、黄芪、白术、茯苓、山药、薏苡仁、麦冬、何首乌、大枣、焦山楂、炒麦芽、桑枝	糖浆剂，每瓶装100mL、150mL、300mL、500mL	口服，一次10mL，一日3次，20～30天为一个疗程
喉痹	风热外侵	咽部微红肿，有干燥灼热感，微痛，或痒咳，吞咽不利，可伴有发热，微恶寒，头痛，咳嗽痰黄，舌质正常或稍红，苔薄白或薄黄，脉浮数	疏风清热，解毒利咽	小儿热速清口服液	柴胡、黄芩、板蓝根、葛根、金银花、水牛角、连翘、大黄	口服液剂，每支装10mL	口服，1岁以内，一次2.5～5mL，1～3岁一次5～10mL，3～7岁一次10～15mL，7～12岁一次15～20mL，一日3～4次
	风寒袭肺	咽部微痛或痒，黏膜淡红不肿，吞咽不顺，伴恶寒微热，无汗，鼻流清涕，咳嗽，痰清稀，舌质淡红，苔薄白而润，脉浮紧	疏风散寒，理肺清咽	清咽六味散	丁香、石膏、甘草、木香、诃子、玉簪花	散剂，每袋装10g	口服，一次1.5～3g，小儿减半，一日1～2次
	肺胃热盛	咽部红肿疼痛较剧，软腭及悬雍垂亦红肿，吞咽困难，痰多而黄，不易咯出，颌下有瘰核，压痛，发热，口干，头痛，大便干结，小便黄，舌红，苔黄腻，脉洪数	泄热解毒，利咽消肿	小儿咽扁冲剂	金银花、射干、金果榄、桔梗、玄参、麦冬、牛黄、冰片	颗粒剂，每袋装8g	开水冲服，1～2岁一次4g，一日2次；3～5岁一次4g，一日2～3次；6～14岁一次8g，一日2～3次
积滞	乳食内积	乳食不思，食欲不振或拒食，脘腹胀满，疼痛拒按，或有嗳腐恶心，呕吐酸馊乳食，烦躁哭闹，夜卧不安，低热，肚腹热甚，大便秽臭，舌红苔腻	消乳消食，化积导滞	小儿消食片	槟榔、陈皮、鸡内金、六神曲、麦芽、山楂	片剂，每片重0.3g	口服，1～3岁一次2～3片，3～7岁一次3～5片，一日3次

病名	证型	主要症状	治法	中成药推荐	处方组成	剂型规格	用法用量
疳证	脾虚夹积	神倦乏力，面色萎黄，形体消瘦，夜寐不安，不思乳食，食则饱胀，腹满喜按，呕吐酸馊乳食，大便溏薄，夹有乳凝块或食物残渣，舌淡红，苔白腻，脉沉细而滑	健脾助运，消补兼施	小儿健脾丸	人参、白术、茯苓、甘草、陈皮、法半夏、白扁豆、山药、莲子、南山楂、桔梗、砂仁、六神曲、麦芽、玉竹	大蜜丸剂，每丸重3g	口服，一次2丸，一日3次
	积滞伤脾	面黄肌瘦，毛发稀疏，烦躁口渴，乳食减少，或多吃善饥，或食则呕吐，腹满拒按，大便干结，或溏泻臭秽，小便黄浊，或午后潮热，舌苔厚腻，脉象滑数，指纹紫滞	消积理脾	化积口服液	鸡内金、三棱、莪术、槟榔、雷丸、茯苓、海螵蛸、红花、鹤虱、使君子仁	口服液剂，每支装10mL	口服，1岁以内，一次5mL，一日2次；2～5岁以内，一次10mL，一日2次；5岁以上，一次10mL，一日3次
	脾气虚弱	形体枯瘦，面黄发枯，精神萎靡，纳呆厌食，食而不化，脘腹胀满，或有低热，或四肢不温，便溏不化，舌淡苔白腻，脉濡细滑，指纹淡紫	和脾健运	儿康宁糖浆	党参、黄芪、白术、茯苓、山药、薏苡仁、麦冬、何首乌、大枣、焦山楂、炒麦芽、桑枝	糖浆剂，每瓶装100mL、150mL、300mL、500mL	口服，一次10mL，一日3次，20～30天为一个疗程
	气血两虚	骨瘦如柴，面色苍白，神疲乏力，睡卧露睛，啼哭无力，腹陷如舟，纳呆便溏，唇舌色淡，脉细无力，指纹淡	补益气血	八珍颗粒	白芍、白术、川芎、当归、党参、茯苓、甘草、熟地黄	颗粒剂，每袋装8g	开水冲服，一次1袋，一日2次
厌食	积食伤脾	面黄肌瘦，毛发稀疏，精神不振，困倦喜卧，脘腹胀满，食则呕吐，手足心热，烦躁易怒，口干，夜寐不宁，大便溏薄或干结，舌苔浊腻，脉滑	消积理脾	肥儿丸	肉豆蔻、六神曲、木香、麦芽、胡黄连、槟榔、使君子仁	大蜜丸剂，每丸重3g	口服，一次1～2丸，一日1～2次，3岁以内小儿用量酌减
	虫积伤脾	面黄肌瘦，毛发稀疏，精神不振，困倦喜卧，脘腹胀满，时有腹痛，位于脐周，大便常规可见虫卵，舌淡，苔薄，脉细弱	健脾消食杀虫	驱虫消食片	槟榔、使君子仁、雷丸、鸡内金、茯苓、牵牛子、芡实、甘草	片剂，每片重0.4g	口服，一次4～5片，一日2次
	脾胃气弱	面色黄暗无华，形体消瘦，发结如穗，精神萎靡，纳呆厌食，睡卧露睛，脘腹胀满，大便完谷不化，舌质淡红，苔腻，脉濡细而滑	益气健脾消积	参苓白术散	白术、茯苓、甘草、桔梗、莲子、人参、砂仁、山药、白扁豆、薏苡仁	散剂，每袋装6g	口服，一次6～9g，一日2～3次

续表

病名	证型	主要症状	治法	中成药推荐	处方组成	剂型规格	用法用量
	气血两虚	面色白，唇干口渴，头大颈细，骨瘦如柴，腹部凹陷，发育迟缓，神疲困倦，哭声无力，纳呆厌食，大便溏薄，脉细弱无力	益气养血	八珍颗粒	白芍、白术、川芎、当归、党参、茯苓、甘草、熟地黄	颗粒剂，每袋装8g	开水冲服，一次1袋，一日2次
	胃阴不足	面色萎黄，多饮少食，口燥咽干，倦怠无力，肌肉消瘦，皮肤干燥，大便干结，小便短少，舌红少津，脉细无力	滋阴和胃，健脾消食	小儿健脾颗粒	黄芪、桂枝、白芍、干姜、麦芽、山楂、大枣、六神曲	颗粒剂，每袋装5g	开水冲服，一次5～10g，一日2～3次
	下元虚寒	遗尿，遇冷尤甚，面色白，腰膝酸软，肢冷恶寒，舌质淡，脉沉细	温补肾阳，固摄下元	金匮肾气丸	地黄、茯苓、山药、泽泻、山茱萸、牡丹皮、桂枝、附子	水蜜丸剂，每丸重6g	口服，一次6g，一日2～3次
泄泻	湿热泄泻	起病急骤，泻势急迫，便下稀薄，或如水样，色黄而气味秽臭，或夹黏液，肛门灼红，发热烦闹，口渴喜饮，腹痛阵哭，恶心呕吐，食欲减退，小便黄少，舌质红，苔黄腻，指纹紫滞，脉象滑数	清热利湿，健脾止泻，解痉止痛	小儿泻速停颗粒	地锦草、儿茶、乌梅、北山楂、茯苓、白芍、甘草	颗粒剂，每袋装3g	开水冲服，1岁以内一次1.5g，1～3岁一次3～6g，3～7岁一次6～9g，一日3～4次
	风寒泄泻	泄泻清稀，多泡沫，色淡黄，腹部切痛，肠鸣辘辘，喜按喜暖，常伴鼻塞，微恶风寒，或有发热，唇舌色淡，舌苔薄白或腻，指纹淡红，脉象浮紧	解表化湿，理气和中	藿香正气水	藿香、苍术、陈皮、厚朴、白芷、茯苓、半夏、甘草、苏叶、大腹皮	酊剂，每支装10mL	口服，一次5～10mL，一日2次，用时摇匀
	伤食泄泻	脘腹胀满疼痛，痛则欲泻，泻后痛减，大便酸臭或如败卵，夹食物残渣，嗳气酸馊，泛恶呕吐，纳呆恶食，矢气臭秽，夜寐不宁，舌苔垢腻，或见微黄，指纹沉滞，脉象滑数	消食化积、理气降逆	小儿香橘丸	木香、甘草、白扁豆、莲子、薏苡仁、山楂、麦芽、砂仁、泽泻、苍术、白术、茯苓、陈皮、山药、香附、半夏、枳实、厚朴、六神曲	丸剂，每丸重3g	口服，一次1丸，一日3次，1岁以内小儿酌减
	脾胃气虚	病程迁延，时轻时重或时发时止，大便稀溏，色淡不臭，夹未消化之乳食，每于食后即泻，多食则脘痞，便多，食欲不振，面色萎黄，神疲倦怠，形体消瘦，舌质淡，苔薄白，指纹淡，脉缓弱	健脾益气，助运化湿	健脾康儿片	人参、白术、茯苓、甘草、使君子肉、鸡内金、山楂、山药、陈皮、黄连、木香	片剂，每片重0.2g	口服，1岁以内一次1～2片，1～3岁一次2～4片，3岁以上一次5～6片，一日2次

续表

病名	证型	主要症状	治法	中成药推荐	处方组成	剂型规格	用法用量
	脾肾阳虚	久泻不止，缠绵不愈，粪质清稀，澄澈清冷，下利清谷，或有五更作泻，食欲不振，腹软喜暖，形寒肢冷，面白无华，精神萎软，甚则寐时露睛，舌质淡，苔薄白，指纹淡，脉细弱	壮火散寒，温补脾肾	附子理中丸	附子、党参、白术、干姜、甘草	蜜丸剂，每丸重9g	口服，一次1丸，一日2～3次，小儿用量酌减
惊风	风热动风	发热骤起，头痛身痛，咳嗽流涕，烦躁不宁，四肢拘急，目睛上视，牙关紧闭，舌红苔白，脉浮数或弦数	疏风清热，息风止痉	回春丹	麝香、牛黄、天麻、全蝎、僵蚕、川贝母、半夏、钩藤、胆南星、木香、豆蔻、檀香、陈皮、沉香、枳壳、甘草、天竺黄、清宁、朱砂	水丸剂，每12丸重约1g	口服，1岁以内一次1丸，2岁一次2丸，3～4岁一次3丸，5岁以上一次4～6丸，一日2次
	邪陷心肝	高热烦躁，手足躁动，反复抽搐，项背强直，四肢拘急，口眼相引，神识昏迷，舌质红绛，脉弦滑	清心开窍，平肝息风	安宫牛黄丸	牛黄、水牛角浓缩粉、人工麝香、珍珠、朱砂、雄黄、黄连、黄芩、栀子、郁金、冰片	大蜜丸剂，每丸重3g	口服，一次1丸，一日1次；小儿3岁以内一次1/4丸，4～6岁一次1/2丸，一日1次
	痰食惊风	起病急骤，突然壮热，烦躁谵妄，神志昏迷，手足抽搐，角弓反张，食积痞满，呕吐腹痛，大便腥臭，或夹脓血，舌质红，苔黄腻，脉滑数	镇惊清热，涤痰消积	小儿太极丸	胆南星、天竺黄、僵蚕、大黄、朱砂、冰片、麝香	丸剂，每丸重1g	口服，小儿一次1丸，一日2次，1岁以内酌减
	惊恐惊风	暴受惊恐后突然抽搐，惊跳惊叫，神志不清，四肢欠温，舌苔薄白，脉乱不齐	镇惊安神，平肝息风	琥珀抱龙丸	山药、朱砂、甘草、琥珀、天竺黄、檀香、枳壳、茯苓、胆南星、枳实、红参	大蜜丸剂，每丸重1.8g	口服，一次1丸，一日2次；婴儿每次1/3丸，化服
癫痫	惊痫	发作时尖叫惊啼，面色发青，神志恍惚，惊惕不安，如人将捕之状，喜投母怀，四肢抽搐，或睡中惊恐啼叫，舌红苔白，脉弦数或滑，指纹青紫	镇惊清心安神	小儿镇惊散	胆南星、枳壳、朱砂、天竺黄、茯苓、全蝎、蝉蜕、僵蚕、琥珀、硝石、白附子、甘草	散剂，每瓶装0.55g	口服，1～2岁一次2瓶，1岁以下小儿一次1瓶
	风痫	发作前可有眩晕等先兆，发作时有两眼发花，神昏跌仆，口唇及面色发青，颈项及全身强直，继而四肢抽搐，两眼上视或斜视，牙关紧闭，口吐白沫，舌苔白，脉弦数或弦滑，指纹青紫	息风化痰定痫	医痫丸	白附子、天南星、半夏、猪牙皂、僵蚕、乌梢蛇、蜈蚣、全蝎、白矾、雄黄、朱砂	水丸剂，每瓶装3g	口服，一次3g，一日2～3次，小儿用量酌减

病名	证型	主要症状	治法	中成药推荐	处方组成	剂型规格	用法用量
	痰浊痫	发作时痰涎壅盛，喉间痰鸣，口吐涎沫，瞪目直视，神志模糊，犹如痴呆，手足抽搐不甚明显，或仅有局部抽搐，舌苔白腻，脉滑数	涤痰息风开窍	小儿抗痫胶囊	太子参、茯苓、天麻、九节菖蒲、川芎、胆南星、半夏、橘红、青果、琥珀、沉香、六神曲、枳壳、羌活	胶囊剂，每粒装0.5g	口服，3～6岁一次5粒，7～13岁一次8粒，一日3次；本品胶囊较大，患儿不习惯或吞服有困难者，可从胶囊中取出药粉冲服
	痰火痫	平素性情急躁，冲动任性，多动易怒，发作时神志异常，痴笑发狂，大声喊叫，或奔跑多动，面红目赤，肢体抽动，喉中有痰，舌质红，舌苔黄，脉弦滑或弦数	泻火祛痰定痫	羊痫疯癫丸	清半夏、厚朴、天竺黄、羌活、郁金、橘红、天南星、天麻、香附、延胡索、细辛、枳壳、三棱、青皮、降香、芥子、沉香、莪术、乌药、防风、羚羊角	水丸剂，每瓶装3g	口服，成人一次3g，4～10岁小儿一次1g，10～15岁儿童一次1.5g，一日2次
儿童多动综合征	心肾不足	记忆力欠佳，自控能力差，多动不安，注意力不集中，遗尿，梦多，腰酸乏力，面色黧黑，苔薄，脉细软	补益心肾，开窍益智	小儿智力糖浆	龟甲、龙骨、远志、石菖蒲、雄鸡	糖浆剂，每支装10mL	口服，一次10～15mL，一日3次
	肝肾阴虚	神思涣散，烦躁多动，冲动任性，难以自控，睡眠不安，遇事善忘，五心烦热，口干唇红，形体消瘦，颧红盗汗，大便干结，舌红少津，苔少，脉弦细数	滋阴潜阳，宁神益智	静灵口服液	熟地黄、山药、茯苓、牡丹皮、泽泻、远志、龙骨、女贞子、黄柏、知母、五味子、石菖蒲	口服液剂，每支装10mL	口服，3～5岁，一次半瓶，一日2次；6～14岁，一次1瓶，一日2次；14岁以上，一次1瓶，一日3次
	心脾两虚	神思涣散，多动不安，动作笨拙，情绪不稳，头晕健忘，思维缓慢，面色萎黄，神疲乏力，多梦少寐，食欲不振，大便溏泻，舌淡苔白，脉细弱	补益心脾，养血安神	归脾颗粒	党参、白术、黄芪、茯苓、远志、酸枣仁、龙眼肉、当归、木香、大枣、炙甘草	颗粒剂，每袋装3g	开水冲服，一次1袋，一日3次，小儿用量酌减
佝偻病	肺脾气虚	多汗易惊，睡眠不安，面色少华，肌肉松软，纳呆便溏，发稀枕秃，囟门开大，或形体虚胖，反复感冒，舌质淡，苔薄白，脉软无力	健脾益气，补肺固表	玉屏风颗粒	黄芪、白术、防风	颗粒剂，每袋装5g	开水冲服，一次1袋，一日3次，小儿用量酌减

续表

病名	证型	主要症状	治法	中成药推荐	处方组成	剂型规格	用法用量
	肾精亏损	面白虚烦，形瘦神疲，筋骨萎软，坐立行迟，头颅方大，肋骨串珠，手镯脚镯，鸡胸龟背，下肢弯曲，舌质淡，舌苔少，脉细无力	补肾填精，佐以健脾	龙牡壮骨颗粒	党参、黄芪、麦冬、龟甲、白术、山药、五味子、龙骨、牡蛎、茯苓、大枣、甘草、鸡内金、乳酸钙、维生素D$_3$、葡萄糖酸钙	颗粒剂，每袋装5g	开水冲服，2岁以下一次5g，2～7岁一次7g，7岁以上一次10g，一日3次
遗尿	脾肺气虚	遗尿，多发于病后，尿频量少，面白神疲，四肢乏力，食欲不振，舌淡，脉缓或沉细	健脾补肺	补中益气口服液	黄芪、党参、白术、当归、升麻、柴胡、陈皮、炙甘草	口服液剂，每瓶装10mL	口服，一次1支，一日2～3次
	肝经湿热	睡中遗尿，小便黄臭，性情急躁，或见夜间磨牙，面赤唇红，舌苔薄黄，脉弦滑	泻肝清热	龙胆泻肝口服液	龙胆、柴胡、黄芩、栀子、泽泻、木通、车前子、当归、地黄、甘草	口服液剂，每瓶装10mL	口服，一次1支，一日3次
营养性缺铁性贫血	脾胃虚弱	长期纳食不振，神疲乏力，形体消瘦，面色苍黄，唇淡甲白，大便不调，舌淡苔白，脉细无力，指纹淡红	健运脾胃，益气养血	六君子丸	白术、半夏、陈皮、党参、茯苓、甘草	水丸剂，每丸重9g	口服，一次1丸，一日2次，小儿用量酌减
	心脾两虚	面色萎黄或苍白，唇淡甲白，发黄稀疏，时有头晕目眩，心悸心慌，夜寐欠安，甚则语音低微，气短懒言，体倦乏力，纳食不振，舌淡红，脉细弱，指纹淡红	补养心脾，益气养血	健脾生血颗粒	党参、茯苓、白术、鸡内金、硫酸亚铁、甘草、黄芪、山药、龟甲、麦冬、五味子、龙骨、牡蛎、大枣	颗粒剂，每袋装5g	饭后开水冲服，1岁以内小儿一次2.5g，1～3岁一次5g，3～5岁一次7.5g，5～12岁一次10g，一日3次
	肝肾阴虚	面色皮肤黏膜苍白，两颧潮红，爪甲色白易脆，发育迟缓，常见头晕目眩，潮热盗汗，毛发枯黄，四肢震颤抽动，舌红，苔少或光剥，脉弦数或细数	滋养肝肾，益精生血	左归丸	熟地黄、菟丝子、牛膝、龟板胶、鹿角胶、山药、山茱萸、枸杞子	水蜜丸剂，每袋装9g	口服，一次9g，一日2次，小儿用量酌减
	脾肾阳虚	面色苍白，唇舌爪甲苍白，精神萎靡不振，纳谷不香，或大便溏泻，发育迟缓，毛发稀疏，舌淡苔白，脉沉细无力，指纹淡	温补脾肾，益精养血	右归丸	熟地、附子、肉桂、山药、山茱萸、菟丝子、鹿角胶、枸杞、当归、杜仲	大蜜丸剂，每丸重9g	口服，一次1丸，一日3次，小儿用量酌减
痄腮	温毒在表	轻微发热恶寒，一侧或双侧耳下腮部、颌下漫肿疼痛，边缘不清，咀嚼不便，或有咽红，舌苔薄白或薄黄，舌质红，脉浮数	疏风清热，解毒消肿	银翘解毒片	金银花、连翘、薄荷、淡豆豉、荆芥、牛蒡子、桔梗、淡竹叶、甘草	片剂，每片重0.55g	口服，一次4片，一日2～3次，小儿用量酌减

病名	证型	主要症状	治法	中成药推荐	处方组成	剂型规格	用法用量
	热毒蕴结	壮热头痛，口渴引饮，食欲不振，或伴呕吐，腮部漫肿，胀痛，坚硬拒按，咀嚼困难，咽红肿痛，大便干结，小便短赤，舌红苔黄，脉象滑数	清热解毒，软坚散结	腮腺炎片	蓼大青叶、板蓝根、连翘、蒲公英、夏枯草、人工牛黄	片剂，每片重0.3g	口服，一次4片，一日3次
	风热犯肺	咳嗽喷嚏，鼻塞流涕，或有发热，咳嗽日渐加剧，日轻夜重，痰稀色白，痰量不多，或痰稠难咯，咳声不畅，但尚无典型痉咳，舌苔薄白或薄黄，脉浮有力	疏风祛邪，宣肺止咳	小儿肺热咳喘颗粒	麻黄、苦杏仁、生石膏、甘草、金银花、连翘、板蓝根、知母、黄芩、麦冬、鱼腥草	颗粒剂，每袋装3g	开水冲服，3岁以下一次3g，一日3次；3岁以上一次3g，一日4次；7岁以上一次6g，一日3次
百日咳	痰火阻肺	咳嗽连作，持续难止，日轻夜重，咳剧时咳后伴有深吸气样鸡鸣声，吐出痰涎及食物后，痉咳才能暂时缓解，但不久又复发作。轻则昼夜痉咳5～6次，重症多达40～50次。每次痉咳多出于自发，亦可由外因，如进食、用力活动、闻到刺激性气味、情绪激动引发。一般痉咳3周后，可伴有目睛红赤，两胁作痛，舌系带溃疡。舌红苔黄，脉数有力	泻肺清热，涤痰镇咳	鹭鸶咯丸	麻黄、苦杏仁、石膏、甘草、细辛、紫苏子、芥子、牛蒡子、瓜蒌皮、射干、青黛、蛤壳、天花粉、栀子、人工牛黄	丸剂，每丸重1.5g	梨汤或温开水送服，一次1丸，一日2次
	气阴耗伤	痉咳缓解，咳嗽逐渐减轻，仍有干咳无痰，或痰少而稠，声音嘶哑，伴低热，午后颧红，烦躁不宁，盗汗口干，舌红苔少或无苔，脉象细数；或表现为咳声无力，痰白清稀，神倦乏力，气短懒言，纳差食少，自汗或盗汗，大便不实，舌淡苔白，脉细无力	养阴润肺	二冬膏	天冬、麦冬	膏剂，每瓶装62g	口服，一次9～15g，一日2次，小儿用量酌减

其他科常见病证

病名	证型	主要症状	治法	中成药推荐	处方组成	剂型规格	用法用量
天行赤眼	风热	目涩微痒，怕光少泪，白睛赤脉少量布生，眵稀不黏，或有鼻塞流涕，周身不舒，脉浮数，苔薄黄	散风清热	明目蒺藜丸	黄连、川芎、白芷、蒺藜、地黄、荆芥、旋覆花、菊花、薄荷、蔓荆子、黄柏、连翘、密蒙花、防风、赤芍、栀子、当归、甘草、决明子、黄芩、蝉蜕、石决明、木贼	丸剂，每袋装9g	口服，一次9g，一日2次
	肺胃壅热	两目刺痛，怕光难睁，泪出如汤，眵稠粘睫，白睛赤脉满布，兼有点状、片状溢血，或见白睛浮壅高起，耳前肿核作痛，身热口渴，大便干结，小便黄赤，舌红苔黄燥，脉数	清热解毒	熊胆滴眼液	熊胆粉、硼砂、硼酸、氯化钠	滴眼剂，每支装5mL、10mL	外用，滴入眼睑内，一次1～3滴，一日3～5次
圆翳内障	肝热上扰	视力缓降，晶珠混浊，目涩胀，或有眵泪，时有头昏痛，口苦咽干，便结，舌红苔薄黄，脉弦或弦数	清热平肝，明目退障	和血明目片	蒲黄、丹参、地黄、墨旱莲、菊花、黄芩、决明子、车前子、茺蔚子、女贞子、夏枯草、龙胆、郁金、木贼、赤芍、牡丹皮、山楂、当归、川芎	片剂，每片重0.3g	口服，一次5片，一日3次
	肝肾不足	视力缓降，晶珠混浊，头晕耳鸣，少寐健忘，腰酸腿软，口干，舌红苔少，脉细	补益肝肾，退翳明目	障眼明片	肉苁蓉、枸杞子、熟地黄、山茱萸、蕤仁、密蒙花、菊花、决明子、青葙子、川芎、黄芪、黄精、石菖蒲、葛根、党参、蔓荆子、车前子、白芍、山茱萸、甘草、菟丝子、升麻、黄柏	片剂，每片重0.21g	口服，一次4片，一日3次
	阴虚火炎	视力缓降，晶珠混浊，耳鸣耳聋，潮热盗汗，虚烦不寐，口咽干痛，小便黄少，大便秘，舌红少津，舌苔薄黄，脉细弦数	滋阴降火，明目退障	知柏地黄丸	知母、黄柏、熟地黄、山药、山茱萸、牡丹皮、茯苓、泽泻	丸剂，每瓶装36g	口服，一次6g(30粒)，一日2次
	阴虚湿热	视力缓降，晶珠混浊，烦热口臭，大便不爽，舌红苔黄腻	养阴清热，利湿明目	参苓白术散	白术、茯苓、甘草、桔梗、莲子、人参、砂仁、山药、白扁豆、薏苡仁	散剂，每袋装6g	口服，一次6～9g，一日2～3次
	脾气虚弱	视力缓降，晶珠混浊，伴面色萎黄，少气懒言，肢体倦怠，舌淡苔白，脉缓弱	益气健脾，利水渗湿	补中益气丸	黄芪、党参、白术、当归、升麻、柴胡、陈皮、炙甘草	丸剂，每袋装6g	口服，一次1袋，一日2～3次

病名	证型	主要症状	治法	中成药推荐	处方组成	剂型规格	用法用量
脓耳	肝胆火盛，邪热外侵	病初起耳内胀塞感、微痛，随病情发展而出现耳内剧烈疼痛，呈跳痛或如锥刺样疼痛。耳内流脓，脓液初起可带有血性，脓质较稠，量由少至多。伴有发热恶寒、头痛、鼻塞流涕，或见口苦咽干、小便黄赤、大便秘结、舌红苔黄、脉弦数等。小儿患者，症状较成人重，多有高热、啼哭、烦躁不安，甚至出现神昏、抽搐、颈强等症状	清热解毒，消肿止痛	滴耳油	核桃油、黄柏、五倍子、薄荷油、冰片	油剂，每瓶装8mL	滴耳用，先搽净脓水，每次2～3滴，一日3～5次
耳鸣耳聋	肝肾阴虚	耳鸣，听力下降，甚至耳聋，且伴有头晕目眩、失眠健忘，急躁易怒，五心烦热，咽干颧红，腰膝酸软，便秘，舌红苔少，脉细数	滋补肝肾，育阴潜阳	耳聋左慈丸	磁石、熟地黄、山药、山茱萸、茯苓、牡丹皮、竹叶、柴胡、泽泻	大蜜丸剂，每丸重9g	口服，一次1丸，一日2次
	心脾两虚	耳鸣，听力下降，甚至耳聋，且伴有多梦易醒，心悸健忘，头晕目眩，神疲肢倦，饮食无味，面色少华，舌质淡，苔薄，脉细弱	补益心脾，养血安神	归脾颗粒	党参、白术、黄芪、茯苓、远志、酸枣仁、龙眼肉、当归、木香、大枣、炙甘草	颗粒剂，每袋装3g	开水冲服，一次1袋，一日3次
	肝胆湿热	耳鸣，听力下降，甚至耳聋，且伴有脘闷食少，口苦口干，大便秘结，小便短黄，舌红苔黄腻，脉弦	清肝泻火，利湿通窍	耳聋丸	龙胆、黄芩、地黄、泽泻、木通、栀子、当归、九节菖蒲、甘草、羚羊角	蜜丸剂，每丸重7g	口服，一次1丸，一日2次
伤风鼻塞	风寒外袭，肺失宣肃	鼻塞声重，喷嚏频作，流涕清稀，可有头痛、恶寒发热，舌质淡，舌苔薄白，脉浮紧	辛温解表，散寒通窍	鼻通丸	苍耳子、辛夷、白芷、薄荷、鹅不食草、黄芩、甘草	大蜜丸剂，每丸重9g	口服，一次1丸，一日2次
	风热袭肺，壅遏鼻窍	鼻塞较重，鼻流黏稠黄涕，鼻痒气热，喷嚏时作，可有发热、头痛、恶风，口渴，咽痛，咳嗽痰黄，舌质红，舌苔薄黄，脉浮数	疏风清热，宣肺通窍	辛夷鼻炎丸	辛夷、薄荷、紫苏叶、甘草、广藿香、苍耳子、鹅不食草、板蓝根、山白芷、防风、鱼腥草、菊花、三叉苦	丸剂，每10丸重0.75g	口服，一次3g，一日3次

续表

病名	证型	主要症状	治法	中成药推荐	处方组成	剂型规格	用法用量
鼻渊	肺经风热	鼻流黄涕或黏白量多，嗅觉减退，发热、恶寒，头痛，咳嗽，痰多，舌红，苔微黄，脉浮数	祛风散热通窍	鼻渊舒口服液	辛夷、薄荷、白芷、黄芩、栀子、柴胡、细辛、川芎、黄芪、桔梗、苍耳子、木能、茯苓	口服液剂，每瓶装10mL	口服，一次10mL，一日3次
	胆经郁热	鼻流浊涕，黄稠如脓样，嗅觉差，头痛，发热，口苦咽干，耳鸣，烦躁，舌红，苔黄，脉弦数	清胆泄热，利湿通窍	藿胆丸	广藿香叶、猪胆粉、滑石粉、黑氧化铁	水丸剂，每瓶装60g	口服，一次3～6g(即外盖的半盖至一盖)，一日2次
	脾经湿热	鼻流黄涕，浊而量多，鼻塞，嗅觉减退，头晕头重，胸腔胀闷，小便黄，舌红，苔黄腻，脉滑数	清脾泄热，利湿祛浊	康乐鼻炎片	苍耳子、辛夷、白芷、麻黄、穿心莲、黄芩、防风、广藿香、牡丹皮、薄荷脑、马来酸氯苯那敏	糖衣片剂，每片重0.35g	口服，一次4片，一日3次
	肺脾气虚	鼻涕黏稠白浊，长湿无干，时多时少，鼻塞，嗅觉减退，检查见鼻窍肌膜淡红肿胀，脓涕自鼻道上方向下流出；全身症见头晕头胀，气短乏力，面色白，肢倦纳呆，或咳嗽痰黏而白，舌淡红，苔薄白	补脾益肺，升阳通窍	参苓白术散	白术、茯苓、甘草、桔梗、莲子、人参、砂仁、山药、白扁豆、薏苡仁	散剂，每袋装6g	口服，一次6～9g，一日2～3次
	肾阴不足	鼻渊日久，反复不愈，鼻塞，流浊涕或黄或白，嗅觉差，全身症见头目眩晕，耳鸣耳聋，手足心热或颧红口干，腰膝酸软，舌红，脉细数	补肾填精	左归丸	熟地黄、菟丝子、牛膝、龟板胶、鹿角胶、山药、山茱萸、枸杞子	水蜜丸剂，每袋装9g	口服，一次9g，一日2次
乳蛾	风热外袭	咽喉干燥，灼热、疼痛，吞咽时加剧，可兼见头痛，发热，微恶风，咳嗽，舌质红，苔薄黄，脉浮数	疏风清热，利咽消肿	慢严舒柠(清喉利咽颗粒)	黄芩、桔梗、竹茹、橘红、枳壳、桑叶、香附、沉香、胖大海、西青果、紫苏子、紫苏梗、薄荷	颗粒剂，每袋装5g	开水冲服，一次1袋，一日2～3次
	肺胃热盛	咽痛剧烈，痛连耳窍、耳根，吞咽困难，呼吸不利，面赤气粗，口气热臭喷人，高热神烦，口渴引饮，咳嗽，痰黄稠，腹胀，大便燥结，小便短赤，舌质红，苔黄厚，脉洪大而数	泄热解毒，利咽消肿	喉症丸	板蓝根、人工牛黄、冰片、猪胆汁、玄明粉、青黛、雄黄、硼砂、酒制蟾酥、百草霜	丸剂，每瓶装60粒	含化，3～10岁一次3～5粒，成人每次5～10粒，一日2次

续表

病名	证型	主要症状	治法	中成药推荐	处方组成	剂型规格	用法用量
乳蛾	肺肾阴虚	咽部干燥灼热，异物感，疼痛不盛，哽咽不利，午后症状加重，或可兼见唇赤颧红，潮热盗汗，手足心热，失眠多梦，耳鸣眼花，腰膝酸软，舌质干红少苔，脉细数	滋养肺肾，清利咽喉	百合固金丸	百合、生地、熟地、麦冬、玄参、贝母、当归、白芍、桔梗、甘草	大蜜丸剂，每丸重9g	口服，一次1丸，一日2次
	脾胃虚弱	咽部不适，异物感，咽干，不欲饮，口淡，纳呆，咽痒，咳嗽痰白，可兼见脘腹痞闷，恶心呕吐，少气懒言，四肢倦怠，形体消瘦，大便溏薄，舌质淡，苔白腻，脉缓弱。小儿可伴见鼾眠，吞咽不利，纳呆，反复发作头昏痛，发育迟缓等	健脾和胃，祛湿利咽	六君子丸	白术、半夏、陈皮、党参、茯苓、甘草	水丸剂，每丸重9g	口服，一次1丸，一日2次
	痰瘀互结	咽干不适，咽部异物感，吞咽不利，或咽部刺痛，痰涎黏稠量多，不易咯出，喉核肿痛反复发作，迁延不愈，舌质暗有瘀点，苔白腻，脉细涩	活血化瘀，祛痰利咽	利咽灵片	穿山甲、土鳖虫、僵蚕、牡蛎、玄参	片剂：糖衣片，片芯重0.3g；薄膜衣片，每片重0.32g	口服，一次3～4片，一日3次
喉痹	肺经风热	咽部微红肿，干燥灼热感，微痛，或痒咳，吞咽不利，可伴有发热，微恶寒，头痛，咳嗽痰黄，舌质正常或稍红，苔薄白或薄黄，脉浮数	疏风清热，解毒利咽	复方草珊瑚含片	肿节风浸膏、薄荷脑、薄荷素油	片剂，每片重1g	含服，一次1片，每隔2小时一次，一日6次
	肺胃热盛	咽喉红肿疼痛较剧，可放射到两耳及颈，吞咽困难，如有物噎塞，痰多黏稠，不易咯出，软腭及悬雍垂肿胀，喉底淋巴滤泡肿大，颌下有核，压痛；全身可有高热，口干，头痛，小便黄，大便秘结，舌质红，苔黄腻，脉洪数	泄热解毒，利咽消肿	蓝芩口服液	板蓝根、黄芩、栀子、黄柏、胖大海	口服液剂，每瓶装10mL	口服，一次2支，一日3次
	肺阴亏虚	咽燥，咽痒，咳嗽，发声不扬，讲话乏力，喉底、喉关暗红，或有帘珠突起，或有黏痰、脓痰附着；全身或见午后颧红，恶心，干呕，舌质红，少苔，脉细数	养阴清肺	养阴清肺丸	地黄、麦冬、玄参、川贝母、白芍、牡丹皮、薄荷、甘草	水蜜丸剂，每瓶装30g	口服，一次6g，一日2次

续表

病名	证型	主要症状	治法	中成药推荐	处方组成	剂型规格	用法用量
	肾阴亏虚	咽部微红，灼热，喉底及其周围黏膜肥厚暗红，或干燥，光亮，附着痂皮；全身或见头晕眼花，心烦失眠，五心烦热，盗汗，腰膝酸软，舌质红嫩，脉细或细数	滋阴降火，清利咽喉	知柏地黄丸	知母、黄柏、熟地黄、山药、山茱萸、牡丹皮、茯苓、泽泻	丸剂，每瓶装36g	口服，一次6g(30粒)，一日2次
	风寒外袭	卒然声音不扬或失声，喉内发胀不适，微痛微痒，咳嗽声重，或发热恶寒，无汗，头痛，鼻塞，流清涕，口不渴，舌苔薄白，脉浮紧	疏风散寒，宣肺开音	三拗片	麻黄、苦杏仁、甘草、生姜	片剂，每片重0.5g	口服，一次2片，一日3次
喉瘖	风热外袭	卒然声音嘶哑，喉痛不适，干痒而咳，或有发热，微恶寒，头痛，口微渴，舌边尖红，苔薄白，脉浮数	疏风清热，肃肺开音	黄氏响声丸	薄荷、浙贝母、连翘、蝉蜕、胖大海、酒大黄、川芎、儿茶、桔梗、诃子肉、甘草、薄荷脑	糖衣丸剂，每瓶装400粒	饭后口服，一次20粒，一日3次
	肺肾阴虚	声嘶日久，喉干微痛，喉痒干咳，痰黏难出，清嗓频作，或颧红唇赤，口干少饮，失眠多梦，腰膝酸软，舌红，苔薄，脉细数	润肺利咽，生津止渴	铁笛丸	桔梗、甘草、麦冬、玄参、诃子肉、青果、浙贝母、瓜蒌皮、茯苓、凤凰衣	大蜜丸剂，每丸重3g	口服或含化，一次2丸，一日2次
	肺脾气虚	声嘶日久，语音低微，不能持久，遇劳加重，或伴面色无华，少气懒言，倦怠乏力，食少便溏，舌质胖，有齿痕，苔白，脉细弱	补土生金，益气开音	补中益气丸	黄芪、党参、白术、当归、升麻、柴胡、陈皮、炙甘草	丸剂，每袋装6g	口服，一次1袋，一日2~3次
	痰凝血瘀	声嘶日久，发音费力，喉涩微疼，痰少而黏，清嗓频作，胸闷不舒，查见声带肥厚肿胀，或有声带小结，声带息肉，或声门固定，活动受限，舌质暗红，或有瘀点，苔薄白，脉滑或涩	化痰活血，利喉开音	金嗓散结丸	马勃、莪术、金银花、桃仁、玄参、三棱、红花、丹参、板蓝根、麦冬、浙贝母、泽泻、炒鸡内金、蝉蜕、木蝴蝶、蒲公英	水蜜丸剂，每瓶装360粒	口服，一次60~120粒，一日2次
牙痛	外感风热	牙齿疼痛，呈阵发性，遇风发作，患处得冷则痛减，受热则痛增，牙龈红肿，全身或有发热，恶寒，口渴，舌红，苔白干，脉浮数	疏散风热，消肿止痛	穿心莲片	穿心莲	片剂，每片重0.105g	口服，一次1~2片，一日3次

续表

病名	证型	主要症状	治法	中成药推荐	处方组成	剂型规格	用法用量
	肺胃热炽	牙齿疼痛剧烈，牙龈红肿较甚，或出脓渗血，肿连腮颊，头痛，口渴引饮，口气臭秽，大便秘结，舌苔黄厚，脉象洪数	清热解毒，消肿止痛	牙痛一粒丸	蟾酥、朱砂、雄黄、甘草	丸剂，每125丸重0.3g，每瓶装30粒	每次取1~2丸，填入龋齿洞内或肿痛的齿缝处，外塞一块消毒棉花，防止药丸滑脱
	虚火上炎	牙齿隐隐作痛或微痛，牙龈微红、微肿，久则龈肉萎缩，牙齿浮动，咬物无力，午后疼痛加重，全身可兼见腰膝酸痛，头晕眼花，口干不欲饮，舌质红嫩，脉细数	滋阴清热，解毒消肿	口炎清颗粒	天冬、麦冬、玄参、山银花、甘草	颗粒剂，每袋装10g	开水冲服，一次2袋，一日1~2次
口疮	心经热盛	口腔多处溃疡，心中烦热，急躁失眠，口渴饮冷，小便短黄灼热，舌红苔薄黄	清心导热	导赤丸	赤芍、大黄、滑石、黄连、黄芩、连翘、天花粉、关木通、玄参、栀子	丸剂，每丸重3g	口服，一次1丸，一日2次，周岁以内小儿用量酌减
	肺胃热炽	口腔多处溃疡，口渴饮冷，大便秘结，小便短黄，舌红，苔黄	清泻肺胃	牛黄解毒片	人工牛黄、雄黄、石膏、大黄、黄芩、桔梗、冰片、甘草	片剂，每片重0.27g	口服，一次3片，一日2~3次
	阴虚火旺	口腔肌膜溃烂成点，溃点数量较少，溃面呈灰白色，周围肌膜颜色淡红或不红，溃点不融合成片，但易于反复发作，此愈彼起，绵延不断，微有疼痛，饮食时疼痛较明显，口不渴饮，舌质红，无津少苔，脉细数	滋阴降火	知柏地黄丸	知母、黄柏、熟地黄、山药、山茱萸、牡丹皮、茯苓、泽泻	丸剂，每瓶装36g	口服，一次6g(30粒)，一日2次
颈椎病	寒湿痹阻	颈背强痛，肢体窜痛麻木，遇寒加重，入夜尤甚，舌淡，苔薄白，脉沉弦或沉细	疏风散寒，祛湿通络	颈复康颗粒	羌活、川芎、葛根、秦艽、苍术、丹参、白芍、地龙、红花、乳香、黄芪、党参、地黄、威灵仙、石决明、花蕊石、黄柏、王不留行、桃仁、没药	颗粒剂，每袋装5g	开水冲服，饭后服，一次1~2袋，一日2次
	气血瘀滞	颈项强痛，刺痛，痛点固定不移，肢端麻木，舌红，脉弦	活血化瘀，通络止痛	伸筋丹胶囊	地龙、红花、乳香、防己、没药、马钱子、香加皮、骨碎补	胶囊剂，每粒装0.5g	饭后服用，一次5粒，一日3次
	肝肾两虚	项背酸沉，时有眩晕，视物不清，腰膝酸软无力，步履不稳，舌红少苔，脉沉弦细	补益肝肾，强筋壮骨	抗骨质增生丸	熟地黄、鸡血藤、淫羊藿、骨碎补、狗脊、女贞子、肉苁蓉、牛膝、莱菔子	蜜丸剂，每袋装3g	口服，一次3g，一日3次

续表

病名	证型	主要症状	治法	中成药推荐	处方组成	剂型规格	用法用量
骨折	初期	伤后1~2周内，疼痛剧烈，患部瘀血肿胀，断骨征象显著，且伴有发热等全身症状	活血化瘀，消肿止痛	回生第一丹胶囊	土鳖虫、当归、乳香、血竭、自然铜、麝香、朱砂	胶囊剂，每粒装0.2g	用温黄酒或温开水送服，一次5粒，一日2~3次
	中期	一般在伤后6周，损伤症状渐渐改善，肿胀瘀斑渐趋消退，疼痛逐步减轻，但瘀阻虽消而未尽，断骨尚未连接，动则作痛	和营生新，接骨续筋	接骨七厘片	大黄、当归、骨碎补、没药、硼砂、乳香、土鳖虫、血竭、自然铜	薄膜衣片剂，每瓶装30片	用黄酒送服，一次5片，一日2次
	后期	一般在受伤7~8周以后，瘀肿已消，断骨虽初步愈合而未坚实，筋肉萎弱无力，功能尚未恢复	补养气血，强壮筋骨	骨松宝颗粒	续断、赤芍、川芎、知母、莪术、三棱、地黄、淫羊藿、牡蛎	颗粒剂，每袋装10g	开水冲服，一次1袋，一日3次
痤疮	肺胃热盛	面部尤其是鼻部，有较多鲜红丘疹，结节，大小不一，部分顶端有脓疱，肿胀，疼痛，口干苦，大便秘结，肛裂出血，小便短赤，或伴咽红肿痛，吞咽困难，挤压后疔疮走黄，面肿发热，舌红苔黄干，脉数或洪大	清热泻火，解毒消肿	金花消痤丸	金银花、栀子、大黄、黄芩、黄连、黄柏、薄荷、桔梗、甘草	丸剂，每袋装4g	口服，一次4g，一日3次
	瘀热痰结	面部以大小不一的红色或暗红色结节、囊肿和凹凸不平的疤痕为主，自觉疼痛，可伴有脓疱、红色丘疹、粉刺或色素沉着，舌红或暗红，有瘀点，苔薄黄，脉弦滑或细弦	清热解毒，化瘀散结	清热暗疮丸	穿心莲、牛黄、金银花、蒲公英、大黄浸膏、山豆根、栀子、珍珠层粉、甘草	浓缩丸剂，每丸重0.2g	口服，一次2~4丸，一日3次
瘙痒症	风热郁滞	瘙痒好发于夏秋季节，气温干燥时可诱发或加重，或夜间卧床时加重，身热，微恶风寒，口渴，出汗，大便干结，小便色黄，舌质红，苔薄黄或干，脉浮数	疏风清热，调和营卫	甘霖洗剂	甘草、苦参、白鲜皮、土荆皮、冰片、薄荷脑	洗剂，每瓶装80mL、150mL	外用，取本品适量，稀释20倍外搽患处，一日3次
	湿毒蕴结	瘙痒好发于肛门周围、阴囊及女阴部位，痒时难以控制，引起过度搔抓，抓后局部可有抓痕、红肿，日久则肥厚、苔藓化，汗出、摩擦及食物刺激等可诱发或加重，妇人可伴有带下腥臭，口苦口臭，舌质红，苔黄腻，脉滑数	清热除湿止痒	复方苦参洗剂	苦参、白鲜皮、地肤子、黄柏、土荆皮、金银花、蛇床子、苍术、防风、黄芩、百部、石菖蒲、野菊花、鸦胆子、甘草	洗剂，每瓶装200mL	用30%~50%药液擦洗患处，一日1~2次

病名	证型	主要症状	治法	中成药推荐	处方组成	剂型规格	用法用量
	血热风盛	周身瘙痒剧烈，肌肤灼热，抓破出血，遇热痒剧，得凉则安，身热心烦，口燥咽干，多见于青壮年，春夏好发，舌质红苔黄干，脉数	清热凉血，消风止痒	冰黄肤乐软膏	大黄、姜黄、硫黄、黄芩、甘草、冰片、薄荷脑	软膏剂，每支装15g	外用，涂搽患处，一日3次
	血虚风燥	多见于年老羸弱者，皮肤瘙痒，发无定处，夜间尤甚，难以入眠，周身皮肤干燥脱屑，抓痕累累，经久不愈，冬重夏轻，伴倦怠无力，大便艰涩，面色无华，舌质淡，苔薄，脉细无力	养血润燥，祛风止痒	润燥止痒胶囊	何首乌、生地黄、桑叶、苦参、红活麻	胶囊剂，每粒装0.5g	口服，一次4粒，一日3次
湿疹	风热侵袭	皮肤出现红斑，丘疹，瘙痒，发无定处，局部灼热，舌质淡红，舌苔薄黄	祛风清热	皮敏消胶囊	苦参、苍术、防风、荆芥、蒺藜、白鲜皮、蛇床子、苍耳子、蜈蚣、青黛、蒲公英、紫花地丁、黄芩、黄柏、黄连、蝉蜕、地黄、牡丹皮、西河柳、紫草、地骨皮	胶囊剂，每粒装0.4g	口服，一次4粒，一日3次
	湿热蕴结	皮损潮红，有水疱、糜烂、渗出，边界不清，瘙痒剧烈，伴胸闷纳呆，便干溲赤，口苦口干，舌红苔黄腻，脉滑数	清热利湿	皮肤康洗液	金银花、蒲公英、马齿苋、土茯苓、大黄、赤芍、地榆、蛇床子、白鲜皮、甘草	洗剂，每瓶装50mL	一次适量，外搽皮损处，有糜烂面者可稀释5倍后湿敷，一日2次
	血热犯肤	皮损以红斑、丘疹、抓痕、血痂为主，瘙痒明显，脱屑不多，伴口干心烦，舌红苔薄，脉数	清热凉血利湿	当归苦参丸	当归、苦参	水蜜丸剂，每瓶装6g	口服，一次6g，一日2次
黄褐斑	肝郁气滞	颜面晦暗及浅褐色斑片，一般见于初起阶段。症见性情急躁易怒，胸胁胀满，口苦咽干，经期乳房胀痛，月经延迟，舌红薄黄，脉弦	疏肝理气兼清郁热	丹栀逍遥丸	丹皮、栀子、柴胡、白芍、当归、茯苓、白术、薄荷、甘草	水丸剂，每袋装6g	口服，一次6~9g，一日2次
	气滞血瘀	面部色斑颜色较深，长斑日久。症见少腹疼痛，胸胁刺痛，月经延后，量少色黑或有血块，舌质红，舌边可见瘀点、瘀斑，苔薄，脉细涩	活血化瘀，理气消斑	化瘀祛斑胶囊	柴胡、薄荷、黄芩、当归、红花、赤芍	胶囊剂，每粒装0.32g	口服，一次5粒，一日2次

续表

病名	证型	主要症状	治法	中成药推荐	处方组成	剂型规格	用法用量
	肝肾阴虚	颜面黧黑，每逢经期色斑加深，日久不退。症见口苦咽干，头晕耳鸣，心悸不宁，手足心热，腰膝酸软，舌红苔薄，脉弦细	补益肝肾，滋阴清热	六味地黄丸	熟地黄、山茱萸、牡丹皮、山药、茯苓、泽泻	浓缩丸剂，每瓶装200g	口服，一次8丸，一日3次
	气血亏虚	面色晦暗无华，色斑不浅不深。症见少气无力，心悸失眠，月经量少，色淡，舌淡红苔薄白，脉濡细	补益气血，调养心脾	归脾丸	党参、白术、黄芪、甘草、茯苓、远志、酸枣仁、龙眼肉、当归、木香、大枣	浓缩丸剂，每8丸相当于原生药3g	口服，一次8～10丸，一日3次
斑秃	肝肾不足	平常头皮焦黄或花白，头发大片而均匀脱落，年龄多为40岁以上，伴面色苍白，肢冷畏寒，头晕耳鸣，腰膝酸软，舌淡，脉沉细	滋补肝肾，养血生发	益肾生发丸	何首乌、女贞子、熟地黄、当归、大枣	丸剂，每10丸重1.6g	口服，一次9g，一日2次
	血虚生风	脱发多在久病或产后，面色苍白，失眠多梦，女子经少或经闭，舌质淡苔白，脉细弱	养血祛风，益肾填精	养血生发胶囊	熟地黄、何首乌、当归、川芎、白芍、菟丝子、天麻、木瓜、羌活	胶囊剂，每粒装0.5g	口服，一次4粒，一日2次

附 录 二

方名笔画索引